FUNDAMENTOS DE CLÍNICA E CIRURGIA DE JOELHO

GUIA DE ESTUDO PARA O RESIDENTE EM ORTOPEDIA

Aloísio Fernandes Bonavides Júnior

LEMOS EDITORIAL

FUNDAMENTOS DE CLÍNICA E CIRURGIA DE JOELHO

GUIA DE ESTUDO PARA O RESIDENTE EM ORTOPEDIA

Aloísio Fernandes Bonavides Júnior

Fundamentos de Clínica e Cirurgia de Joelho –
Guia de estudo para o residente em ortopedia

Lemos Editorial & Gráficos Ltda.

Diretor-presidente:
Paulo Lemos

Projeto editorial e gráfico:
Lemos Publicidade

Contato comercial:
(11) 3371-1871

Distribuição de livros:
(11) 3371-1872

Rua Rui Barbosa, 70 – Bela Vista
São Paulo, SP – CEP 01326-010
Telefax: (11) 3371-1855
E-mail: lemos@lemos.com.br

Dados Internacionais de Catalogação na Publicação (CIP)
(Câmara Brasileira do Livro, SP, Brasil)

Bonavides Júnior, Aloísio Fernandes

Fundamentos de clínica e cirurgia de joelho – Guia de estudo para o residente em ortopedia/Aloísio Fernandes Bonavides Júnior. – São Paulo: Lemos Editorial, 2004.

Bibliografia.

ISBN 85-7450-157-3

1. Clínica médica 2. Joelho – Cirurgia 3. Joelho – Doenças 4. Joelho – Fraturas 5. Ortopedia I. Título. II. Título: Guia de estudo para o residente em ortopedia.

CDD 616.72
03-5194 NLM-WE 870

Índice para catálogo sistemático:

1. Joelho: Articulação: Patologias: Ortopedia: Medicina 616.72

Impresso no Brasil
2004

Aloísio Fernandes Bonavides Júnior

Médico Ortopedista da Secretaria de Saúde do Distrito Federal/Hospital de Taguatinga.

Ex-residente em Ortopedia-Traumatologia no Hospital SARAH, Brasília, Distrito Federal, 1993-1996.

Ex-estagiário do Grupo de Joelho do Instituto de Ortopedia e Traumatologia do Hospital das Clínicas da Faculdade de Medicina da Universidade de São Paulo – Serviço do Professor Marco Amatuzzi, 1998.

Ex-*fellow* em Cirurgia de Joelho, Serviço do Dr. John Insall (Insall-Scott-Kelly Institute – Beth Israel Medical Center – Albert Einstein College of Medicine), Nova York, EUA, 1999.

Membro Titular da Sociedade Brasileira de Ortopedia e Traumatologia, da Sociedade Brasileira de Cirurgia do Joelho, e da Sociedade Brasileira de Artroscopia.

Este livro é dedicado...

Aos meus pais, Tereza e Aloísio Bonavides, o exemplo maior de minha vida.

Ao Dr. Arnaldo Hernandez, amigo e grande mestre.

Ao Dr. John Insall, cientista que honra e dignifica a Cirurgia de Joelho (*in memorian*).

À Andréa Schappo, pelo carinho e incentivo, sempre compartilhando sonhos.

Apresentação da Obra

Com imensa satisfação estou apresentando o livro *Fundamentos de Clínica e Cirurgia de Joelho – Guia de estudo para o residente em ortopedia.*

Esta obra do Dr. Aloísio Fernandes Bonavides Júnior vem ao encontro das necessidades dos médicos em formação, mas também das de todos os ortopedistas brasileiros.

Neste livro encontramos todas as novidades sobre a anatomia, fisiologia e tratamento das patologias da articulação do joelho. O autor mostra os conceitos universalmente aceitos baseados em evidências da clínica e da literatura ortopédica, o que representa uma grande contribuição para a prática clínica. A leitura torna-se agradável pela forma clara e didática de apresentar os diversos assuntos, com figuras que realmente mostram a experiência do autor.

Com certeza é uma enorme contribuição para a atualização no tratamento das lesões da articulação do joelho e vai auxiliar muito a SBOT 2003 no seu ano da recertificação. Bons resultados são obtidos por diferentes métodos de tratamento, porém a experiência pessoal, associada a uma análise criteriosa de todas as informações científicas recebidas de livros como este, deve ajudar na obtenção de melhor método terapêutico, pois a conseqüência da conduta médica é responsabilidade intransferível do médico.

Prof. Dr. José Sérgio Franco

Presidente da Sociedade Brasileira de Ortopedia e Traumatologia – SBOT – 2003

Coordenador do Curso de Pós-Graduação do Departamento de Ortopedia e Traumatologia da Faculdade de Medicina da Universidade Federal do Rio de Janeiro

Apresentação do Autor

Conheci o Dr. Aloísio Bonavides Júnior, quando ele se especializava em Cirurgia de Joelho, no Instituto de Ortopedia e Traumatologia do Hospital das Clínicas de São Paulo, no ano de 1998. No término do seu curso, após rápida passagem por Brasília, ele se estabeleceu em Nova York, onde, no Insall-Scott-Kelly Institute, foi lapidar todos os seus conhecimentos adquiridos durante sua estada na Escola de São Paulo.

O que me impressionou em relação à sua personalidade foi a obstinação e a seriedade com que persegue os seus ideais. Quando retornou para o Brasil, começamos a trabalhar juntos e logo pude constatar que este jovem médico, devido à sua excelente formação, trazia consigo conhecimentos maduros e concretos, síntese dos contatos que ele teve com os mais renomados cirurgiões daqui e dos Estados Unidos.

Aloísio soube absorver e filtrar, com o cuidado de um pesquisador incansável, todas as qualidades que ele encontrou em cada um desses cirurgiões de joelho. Trabalhar junto com ele com certeza engrandeceu o meu trabalho, quando partilhamos o seu senso crítico e monumental conhecimento teórico com a minha prática cirúrgica.

Agora, ele nos brinda com este livro, no qual encontramos uma miríade de informações que, na verdade, é uma amostra do que ele aprendeu durante todos esses anos nas suas leituras de trabalhos reconhecidos, livros e convívio com as mais diversas escolas.

Esta obra esmera-se em esmiuçar o que de importante precisamos saber em relação aos detalhes da cirurgia atual relacionada ao joelho, servindo como fonte segura para consultas, não apenas dos residentes de Ortopedia que visam realizar o exame anual da SBOT, como também para qualquer ortopedista que queira se dedicar à Cirurgia de Joelho.

Dr. Aloísio, o Brasil, Brasília, a regional da SBOT do Distrito Federal, se engrandecem com jovens como você, por isso continue sonhando e concretizando os seus sonhos.

Dr. Murilo Reis Gonçalves

Delegado da Sociedade Brasileira de Cirurgia do Joelho – Centro-Oeste – 2001-2002.

Introdução

Estas páginas surgiram como uma coletânea de aulas para residentes em Ortopedia-Traumatologia no programa de preceptoria médica. Empenhado em cumprir a programação de forma organizada, percebi o interesse despertado pelas minhas anotações, e assim resolvi reuní-las em forma de livro.

O estudo da Cirurgia de Joelho reveste-se de grande importância no contexto das lesões degenerativas, traumáticas e esportivas. Visando a uma exposição de diversos temas relacionados à patologia do joelho, este livro é uma proposta didática e direcionada principalmente aos colegas com formação generalista e médicos residentes em preparação ao exame da Sociedade Brasileira de Ortopedia e Traumatologia – SBOT. É uma pequena contribuição para a formação do jovem ortopedista que se inicia na difícil tarefa de diagnosticar e tratar os distúrbios que acometem o joelho.

Manifesto o meu agradecimento aos colegas de Brasília que, com sugestões abalizadas, prestigiaram os originais deste livro. Dr. Cláudio Sollacci, do Hospital SARAH, com a sua extraordinária experiência em tumores ósseos, contribuiu e acrescentou informações valiosas ao respectivo capítulo. Dr. João Luiz Fernandes, do Hospital Santa Lúcia, radiologista com visão clínica excepcional para os problemas musculoesqueléticos, adicionou sua vasta cultura médica também com sugestões para o capítulo de Radiologia, colaborando com grande parte das imagens radiológicas. Diversos colegas também estão presentes nesta obra, por meio da cessão de fotos de seus arquivos pessoais, com especial menção a Dr. Caio Vicente da Silva (Hospital de Base), Dr. Murilo Reis (Hospital de Sobradinho), e Dr. Renato Sérgio Lyrio Mello (Hospital do Gama). Todas as ilustrações foram realizadas também com o perfeccionismo de dois excelentes artistas, Sr. David Müller e o ortopedista Dr. Eduardo Lima, que com sensibilidade souberam expressar com clareza o que queríamos mostrar.

Ainda preciso ressaltar a gratidão que tenho para com os meus próprios pacientes, sejam os atendidos na clínica privada ou em hospitais públicos, como o Hospital de Taguatinga e o Hospital de Base. Finalmente, sinto-me bastante honrado pelas palavras edificantes expostas pelo Dr. Murilo Reis, as quais refletem a forte amizade e o respeito profissional. Um agradecimento especial ao importante nome da Ortopedia nacional, Prof. Dr. José Sérgio Franco, que abrilhanta a obra com as suas considerações na apresentação deste livro e que me incentivou na concretização deste projeto. A todos, o meu muito obrigado.

Aloísio Bonavides Júnior

Sumário

Capítulo 1

ANATOMIA

"Algo só é impossível até que alguém duvide e acabe provando o contrário".

(Albert Einstein)

Introdução

A anatomia do joelho será vista abordando-se os seguintes tópicos: anatomia de superfície, anatomia óssea, estruturas intra-articulares, cápsula articular, compartimentos e estruturas vasculonervosas.

Anatomia de superfície

A pele que cobre o joelho apresenta uma forma bastante peculiar e uma anatomia vascular cutânea escassa. A pele e o tecido subcutâneo protegem mais externamente e também fornecem sensibilidade ao joelho. Para o cirurgião é importante conhecer as principais características da anatomia superficial compostas por três fatores: vascularização arterial, inervação, e orientação das linhas de força.

O suprimento sanguíneo intrínseco na pele do joelho é totalmente aleatório, com múltiplos pequenos vasos que se superpõem e que podem ser interrompidos por meio de incisões múltiplas. Na pele ao redor da patela, o suprimento sanguíneo intrínseco é fornecido pelos ramos perfurantes das artérias geniculares superior e inferior. Lateralmente, um ramo da artéria genicular superior lateral penetra subcutaneamente, 2 cm a 3 cm da patela. O ramo superficial da artéria genicular inferior lateral penetra 12 mm a 15 mm lateralmente ao ligamento patelar. Medialmente, a artéria genicular superior medial costuma gerar um ramo perfurante para a pele; a artéria genicular inferior medial é bastante inconstante, mas a artéria safena oferece mais ramos em sua perfusão na pele. Já o suprimento extrínseco advém de três fontes: o ramo genicular descendente da artéria femoral superficial (que envia suas perfurantes para a pele mediante a inserção do vasto medial na patela), o ramo recorrente da artéria tibial anterior (com perfurantes na área da pele sobrejacente ao ligamento patelar), e o ramo descendente da artéria circunflexa femoral lateral (com múltiplas perfurantes na pele sobrejacente à fáscia lata e à face lateral do joelho).

A perfusão arterial da pele na região posterior do joelho ou região poplítea é feita com o ramo ascendente da artéria poplítea, que perfunde a pele acima da origem do músculo gastrocnêmio. Na região lateral da face posterior do joelho pode haver, em alguns casos, duas pequenas artérias originadas da superfície do músculo bíceps. A artéria para a cabeça lateral do músculo gastrocnêmio fornece dois ramos para a perfusão cutânea. Na região medial da fossa poplítea, a artéria inferior para o músculo semimembranoso oferece dois ou três ramos que também irrigam a pele.

Em relação à inervação sensitiva na pele, tem-se: ramos anteriores do nervo cutâneo femoral lateral na região proximal lateral da coxa; ramos anteriores do nervo cutâneo femoral anterior na região anterior da coxa, acima do joelho; ramos cutâneos do nervo obturatório na região medial e superior da coxa; ramo medial do nervo cutâneo femoral anterior na região medial e superior do joelho; ramos do nervo safeno (o infrapatelar e o sartorial) na região ântero-medial inferior do joelho; nervo cutâneo sural lateral (um ramo do nervo fibular comum) na região lateral do joelho; e nervo cutâneo femoral posterior na região póstero-superior da coxa e da perna.

As linhas de tensão da pele (também conhecidas como linhas de força ou linhas de Langer) são perpendiculares à direção das fibras musculares. De forma prática, ao apertar a pele usando o polegar e o dedo indicador, ocorre o aparecimento de linhas que se tornam visíveis ao ser formada uma dobra transversa na pele. As incisões feitas na mesma direção dessas linhas produzirão uma cicatriz de menor tensão. Os ferimentos ou cicatrizes perpendiculares às linhas de força ficam submetidos a variações constantes de tensão; conquanto, a maior tensão da pele ao redor do joelho tende a se localizar na região da patela e proximalmente. Assim, as incisões transversas no joelho apresentam melhor efeito cosmético, em razão da orientação das linhas de tensão.

Anatomia óssea

Será estudada a relação topográfica existente nos três grandes ossos que formam o joelho: patela (ou rótula), fêmur distal e tíbia proximal.

Patela

A patela é o maior osso sesamóide do corpo humano (pois se desenvolve em um tendão, apresenta em seu centro de ossificação uma delimitação nodular e é composta de tecido esponjoso denso coberto por lâmina de tecido compacto). O seu centro de ossificação aparece entre os terceiro e quarto anos, com a oclusão na puberdade. É localizada na frente do joelho e apresenta uma forma triangular, com a extremidade proximal denominada "base da patela", e a extremidade distal denominada "ápice da patela". Tem duas superfícies, sendo uma posterior e a outra anterior convexa. Apresenta o contato maior com a tróclea femoral aos 45º de flexão do joelho.

A superfície posterior é dividida em duas partes: a parte superior ou articular (que se divide nas três quartas-partes em facetas) e a parte inferior ou não articular (o quarto restante inferior). A parte articular tem as três seguintes facetas: medial, lateral (que se dividem pela crista mediana) e ímpar (no extremo da borda medial, encontrada em 70% dos casos). As facetas medial e lateral estão subdivididas verticalmente, cada uma em três facetas.

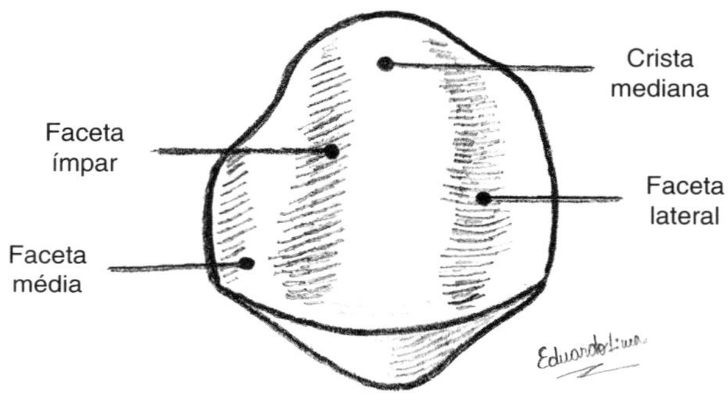

Figura 1.1. *Superfície posterior da patela com a sua divisão em facetas*

Wiberg e Baumgartl classificaram a patela de acordo com a morfologia das facetas em quatro tipos: tipo 1 – com facetas lateral e medial de tamanhos aproximadamente iguais e côncavas; tipo 2 – com faceta medial plana ou ligeiramente convexa e menor que a lateral; tipo 3 – com uma faceta medial convexa ou quase vertical e muito reduzida no tamanho; tipo 4 – com ausência da crista central e da faceta medial (aspecto da "boina de caçador").

A superfície anterior incorpora o tendão do quadríceps em seus dois terços superiores, e a inserção do ligamento patelar em seu um terço inferior. Assim, a patela está estabilizada no joelho por causa de quatro estruturas em disposição cruciforme: superiormente pelo tendão do quadríceps, infe-

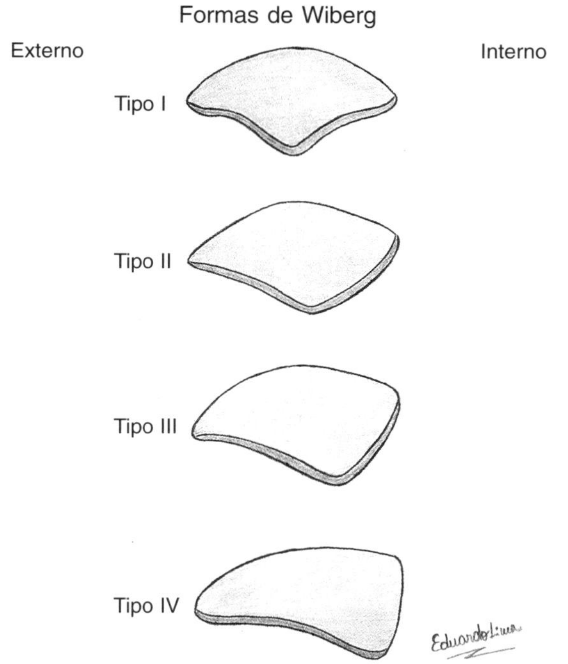

Figura 1.2. *Classificação de Wiberg*

riormente pelo ligamento patelar, medialmente pelo retináculo medial e vasto medial, lateralmente pelo retináculo lateral e bandeleta iliotibial.

A patela apresenta em sua superfície articular uma espessura cartilaginosa de cerca de 5 mm, sendo considerada, em termos proporcionais, a maior do corpo humano.

Fêmur distal

A extremidade distal do fêmur revestida de cartilagem para se articular com a tíbia é composta de duas proeminências chamadas côndilos lateral e medial, os quais são unidos anteriormente pela tróclea femoral, e posteriormente pela fossa ou chanfradura intercondiliana. Essa chanfradura é delimitada superiormente pela linha intercondiliana, a qual forma a base de um triângulo: a superfície ou face poplítea. Os lados desse triângulo representam a continuação das margens da linha áspera (crista longitudinal na borda posterior da diáfise que cobre o terço médio do osso), que são conhecidas como linhas supracondilianas medial e lateral.

A tróclea constitui a região do fêmur distal que entra em contato com a patela durante a flexoextensão e é composta de duas facetas (medial e lateral). A faceta troclear lateral é caracteristicamente mais extensa e previne a lateralização da patela.

Os epicôndilos são duas proeminências ásperas situadas proximalmente aos côndilos. O epicôndilo medial protue medialmente acima do côndilo medial e recebe a inserção do ligamento colateral medial apresentando na sua parte proximal uma elevação conhecida como tubérculo do adutor. O epicôndilo lateral, menor e menos proeminente, dá inserção ao ligamento colateral lateral, sendo demarcado no côndilo lateral pelo sulco do poplíteo.

Os côndilos diferem entre si no tamanho e no formato, divergindo distal e também posteriormente. O côndilo lateral é mais largo anteriormente, com maior comprimento ântero-posterior e na largura medial lateral. O côndilo medial apresenta um raio de curvatura mais simétrico.

O fêmur distal apresenta também pontos de inserção para o ligamento cruzado anterior (canto póstero-lateral da face medial do côndilo femoral lateral) e para o ligamento cruzado posterior (face lateral do côndilo femoral medial).

Tíbia proximal

A tíbia proximal expande-se em duas eminências conhecidas como côndilos medial e lateral. As faces articulares desses côndilos apresentam determinadas peculiaridades anatômicas. Os platôs tibiais são compostos pelas faces articulares dos côndilos medial e lateral e são cobertos por cartilagem articular. O platô medial é maior e côncavo ântero-posterior e látero-lateralmente. O platô lateral é menor e mais alto, sendo convexo ântero-posterior e látero-lateralmente. O platô tibial normal tem uma inclinação posterior entre 7º e 10º.

As porções centrais das faces articulares articulam-se com o fêmur, e as porções periféricas dão sustentação aos meniscos. O menisco lateral cobre uma proporção maior de superfície articular do que o menisco medial. Entre as faces articulares dos

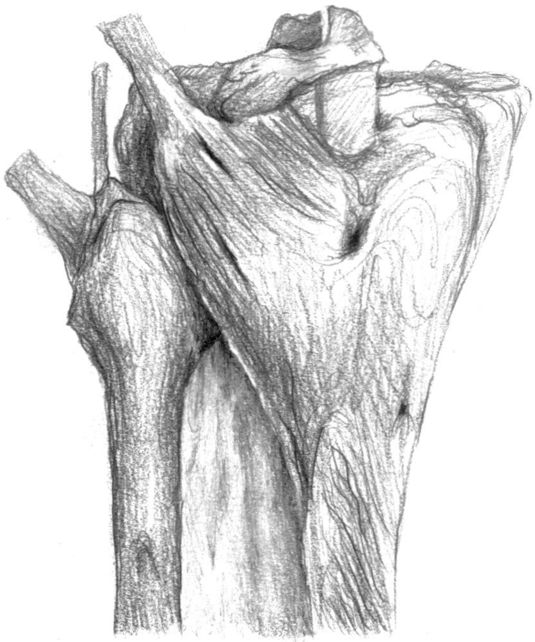

Figura 1.3. *Aspecto posterior da articulação do joelho, com o fêmur desarticulado. Observar o poplíteo posteriormente e a sua relação com o menisco lateral na tíbia proximal*

côndilos tibiais existe a eminência intercondiliana (onde se localizam as duas "espinhas da tíbia"), que serve de inserção tibial aos ligamentos cruzados.

Os reparos extra-articulares importantes na tíbia proximal são: tuberosidade de Gerdy (local de inserção da faixa ou bandeleta iliotibial, localizada 2 cm a 3 cm lateralmente à tuberosidade anterior da tíbia), tuberosidade anterior da tíbia (local de inserção do tendão ou ligamento patelar), e região da "pata de ganso" (confluência da inserção dos tendões dos músculos sartório, grácil e semitendinoso).

Articulação

Ligamento cruzado anterior

O LCA é uma importante estrutura ligamentar (formada por tecido colágeno denso unindo osso a osso), intra-articular e responsável pela estabilização primária anterior do joelho. Apresenta aproximadamente 38 mm de comprimento (25 mm a 41 mm) por 1 cm de largura (7 mm a 12 mm). É rodeado na sua macroscopia por um paratendão. Possui anteriormente um envoltório parcial de membrana sinovial, sendo portanto uma estrutura extra-sinovial. Esta sinovial é ricamente dotada de vasos, originados a partir da artéria genicular média. As inserções ósseas não fornecem um suprimento sanguíneo importante às áreas proximal e distal do LCA.

Tem dois tipos de feixes quanto à direção que assumem: ântero-medial (tenso em todo o seu arco de movimento, especialmente flexão) e póstero-lateral (tenso em extensão). Alguns autores, com base na anatomia das inserções do ligamento na tíbia, referem um terceiro feixe intermediário que se encontra frouxo próximo aos 90º de flexão do joelho.

O LCA insere-se na tíbia em uma fossa à frente e lateral à espinha tibial anterior, cuja área tem 11 mm por 17 mm na direção ântero-posterior. O LCA origina-se do fêmur, como já referido, em um canto póstero-lateral da face medial do côndilo femoral lateral.

Quanto à inervação, a recebe através do plexo poplíteo derivado do nervo articular posterior, que é ramo do nervo tibial posterior. Apresenta estruturas responsáveis pela propriocepção, como os mecanorreceptores de Golgi tendinosos, corpúsculos de Vater-Pacini, terminações de Ruffini e terminações nervosas livres. Essas estruturas que compreendem 1% da área do ligamento cruzado anterior, além de ter função sensitiva, fornecem ao sistema nervoso central as informações de posição e de movimento do joelho.

Ligamento cruzado posterior

O LCP, responsável pela estabilização posterior, origina-se na face lateral do côndilo femoral medial, e insere-se posteriormente no dorso do platô tibial, a 1 cm da linha articular. Apresenta uma largura média de 13 mm e um comprimento médio de 38 mm. Tem dois tipos de faixas: ântero-lateral (95%) e póstero-medial (5%). Com o joelho em extensão, as fibras mais posteriores do LCP são

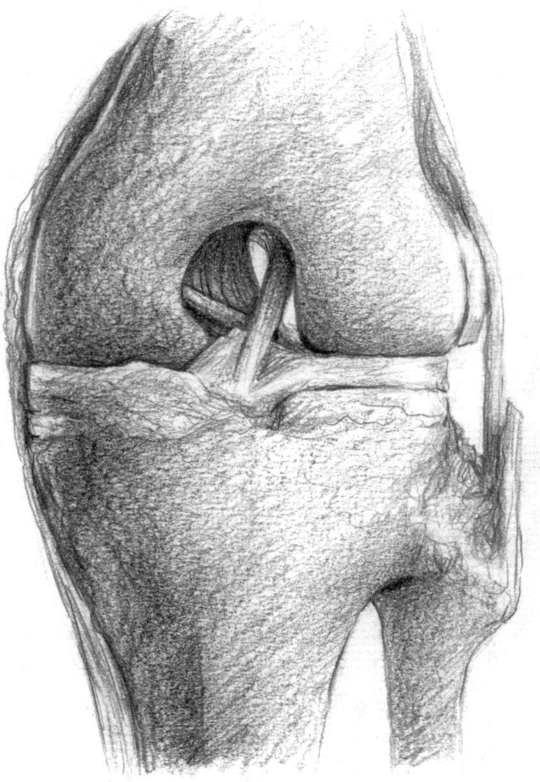

Figura 1.4. *Visão anterior da articulação, com os ligamentos cruzados*

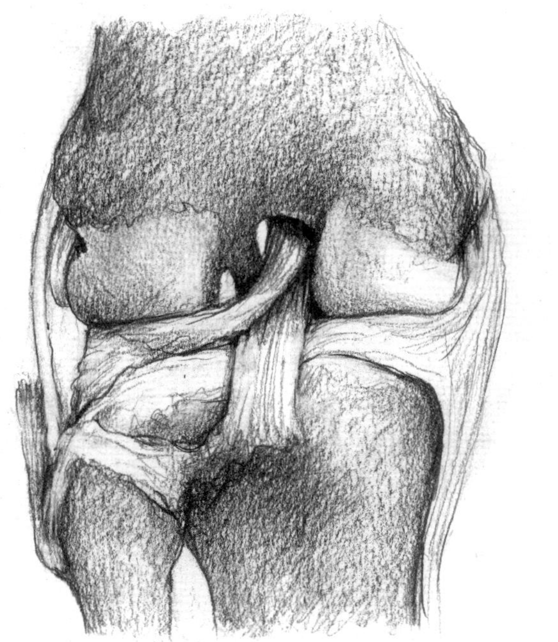

Figura 1.5. *Visão posterior da articulação mostrando LCP em detalhe*

colocadas em tensão, mas com o joelho em flexão, as fibras anteriores ficam tensas quando comparadas com as mais posteriores.

Possui também um envoltório parcial de membrana sinovial e é rodeado por um panículo adiposo. O suprimento sanguíneo também é fornecido pela artéria genicular média, bem como é inervado pelo nervo tibial, e apresenta em sua substância (de forma semelhante ao LCA) os mecanorreceptores responsáveis pela propriocepção.

Meniscos

O menisco medial é uma estrutura fibrocartilaginosa em forma de crescente, com maior tamanho que o menisco lateral, mas com menor mobilidade, e com periferia vascular aderida às bordas da tíbia e cápsula anterior pelos ligamentos coronários. O seu corno anterior insere-se no platô tibial, na área da fossa intercondiliana anterior, na frente do LCA. O corno posterior está unido à fossa intercondiliana posterior da tíbia, entre a inserção do menisco lateral e o LCP. No seu ponto médio, o menisco medial está ligado ao fêmur e à tíbia por uma condensação da cápsula articular, conhecida como ligamento colateral medial profundo. O ligamento transverso une os cornos anteriores dos meniscos medial e lateral. O menisco lateral tem uma forma mais circular, inserindo-se mais fracamente à cápsula lateralmente, e sem ponto de inserção capsular na região do corno posterior (região póstero-lateral), por onde passa o tendão do músculo poplíteo (hiato do poplíteo).

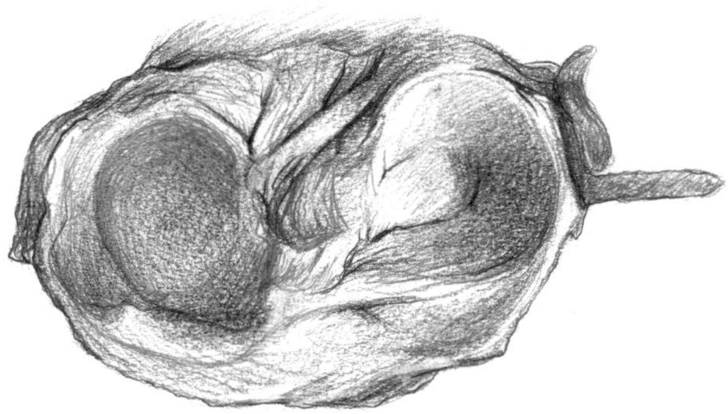

Figura 1.6. *Aspecto superior, mostrando meniscos*

Essa característica atribui-lhe maior mobilidade, quando comparado ao menisco medial. O seu corno anterior insere-se em frente da iminência intercondiliana da tíbia, e por trás da inserção do LCA. O corno posterior insere-se por trás da iminência intercondiliana, em frente do extremo posterior do menisco medial. Apresenta, de seu aspecto posterior, dois ligamentos meniscofemorais que "abraçam" o LCP: anterior ou Humphrey, e posterior ou Wrisberg.

Os meniscos apresentam as seguintes funções: estabilidade secundária (principalmente às custas do corno posterior do menisco medial), congruência articular, nutrição da cartilagem e transmissão de cargas com absorção de choques.

O aporte vascular nasce das artérias geniculares interna e externa (respectivamente para menisco medial e lateral), que origina uma série de capilares perimeniscais presentes na membrana sinovial e na cápsula articular. Os meniscos apresentam três zonas correlacionadas com a anatomia vascular e potencial de regeneração: zona vermelha (periférica e vascular, que recebe o citado plexo perimeniscal, com um excelente potencial de regeneração), zona vermelha-branca (intermediária, com regular potencial de regeneração) e zona branca (mais central, avascular e com pobre potencial de regeneração).

Cavidade sinovial

A membrana sinovial envolve a cavidade sinovial e reveste a cápsula articular, delimitando as estruturas anatômicas do joelho. É a maior de todo o corpo, iniciando-se na borda proximal da patela e formando, nessa região, um grande fundo-de-saco subquadricipital (separando o quadríceps do fêmur), que se comunica superiormente com a bursa suprapatelar. Esse fundo-de-saco é mantido em sua posição durante os movimentos de flexoextensão do joelho pelo músculo genus articularis.

A membrana sinovial percorre ambos os lados da patela, estendendo-se abaixo da aponeurose dos vastos (medial e lateral). Distalmente, ela está separada do ligamento patelar (ou tendão patelar) pelo coxim adiposo infrapatelar. A partir das bordas medial e lateral da face articular da patela, a sinovial projeta pregas para o interior da articulação, que convergem para formar a plica sinovial infrapatelar na fossa intercondiliana femoral. Nas regiões laterais da articulação, a sinovial reveste a face interna da cápsula articular até o ponto de inserção meniscal, indo então revestir a face distal e proximal dos meniscos e estendendo-se na tíbia. Na parte póstero-lateral do menisco lateral, a membrana sinovial forma um fundo-de-saco entre o sulco nesta superfície e o tendão do músculo poplíteo. Anteriormente reflete-se sobre os ligamentos cruzados (LCA e LCP), que ficam fora da cavidade sinovial.

Cápsula articular

É uma membrana delgada do tipo fibrosa, sendo reforçada pelos ligamentos que intimamente são a ela unidos. Abaixo do tendão do quadríceps, é representada apenas pela membrana sinovial. Está fixa ao fêmur (acima da fossa intercondiliana e às margens dos côndilos femorais), às margens da patela, ao ligamento patelar, e às margens dos côndilos da tíbia. No seu trajeto do fêmur para a tíbia, ela se fixa às faces externas dos meniscos, unindo-os com a tíbia nas bordas.

No lado medial da articulação, a cápsula funde-se com a porção posterior do ligamento colateral medial (ligamento colateral medial profundo), e no lateral forma um forte espessamento por incorporar o ligamento arqueado e o ligamento fabelofibular. Situa-se profundamente no ligamento colateral lateral e forma uma porção da origem do tendão do poplíteo. A parte lateral da cápsula, na qual está inserido perifericamente o menisco lateral, forma o ligamento coronário, importante na descrição da anatomia cirúrgica do canto póstero-lateral do joelho.

A cápsula articular é reforçada pelas expansões aponeuróticas dos músculos vastos (medial e lateral), juntamente com as fáscias suprajacentes, formando os retináculos medial e lateral correspondentes. O terço médio da cápsula é também conhecido como ligamento capsular medial, apresentando fibras com a orientação similar ao do ligamento colateral medial.

Posteriormente, a cápsula forma uma camada profunda separada por bursas das cabeças do músculo gastrocnêmio. Direcionado para cima e lateralmente, a partir da expansão do tendão do músculo semimembranoso, existe o ligamento poplíteo oblíquo, o qual provoca um grande espessamento na cápsula posterior. O ligamento poplíteo oblíquo contribui grandemente para a resistência da cápsula posterior, ficando tenso em extensão e frouxo em flexão.

Compartimentos

Compartimento anterior

O compartimento anterior do joelho é formado por um conjunto de músculos conhecido como quadríceps, pelo ligamento patelar, pelos retináculos medial e lateral e pelo coxim gorduroso infrapatelar. O quadríceps é considerado um extensor primário do joelho e é constituído pelos: reto femoral, vasto lateral, vasto medial e vasto intermédio.

O músculo reto femoral tem dupla origem, com sua cabeça curta originada da espinha ilíaca ântero-inferior, e a cabeça refletida vinda de um sulco na área súpero-acetabular. O reto femoral insere-se na borda superficial da patela e contribui diretamente para a expansão fibrosa do ligamento patelar.

O vasto lateral tem uma origem ampla, compreendendo: cápsula da articulação do quadril, linha intertrocanteriana, trocânter maior, tuberosidade glútea e septo intermuscular lateral. Sua inserção é na face lateral da patela, estendendo-se distalmente em sua expansão aponeurótica para formar o retináculo lateral.

O músculo vasto medial apresenta duas porções bem individualizadas, porém com a mesma origem e inserção: oblíquo (obliqüidade de 60° em relação à vertical) e longo. A origem também é ampla, alcançando: linha intertrocanteriana, linha áspera, septo intermuscular medial, tendão do adutor magno e linha supracondiliana medial. Tem sua inserção na borda medial da patela, apresentando também uma expansão aponeurótica que irá formar o retináculo medial. É o restritor dinâmico primário do mecanismo de lateralização da patela.

O vasto intermédio tem sua origem na superfície ântero-lateral do fêmur, na linha áspera, na linha supracondiliana lateral e no septo intermuscular lateral. Insere-se na face superior da patela. É considerada a terceira camada (a mais profunda) do tendão quadricipital.

O músculo genus articularis, situado profundamente ao vasto intermédio, com 9 cm em média de comprimento, vai da superfície anterior do fêmur ao fundo-de-saco subquadricipital, que é formado pela membrana sinovial.

O tendão do quadríceps recebe a sua vascularização extrínseca de ramos do sistema geniculado, e intrinsicamente de um suprimento intra-tendinoso. A irrigação do quadríceps é feita pela artéria femoral, e a inervação pelo nervo femoral.

O ligamento patelar (também denominado "tendão patelar" na nomenclatura clínica), é uma estrutura funcionalmente relacionada com a conexão entre o vértice da patela e a tuberosidade da tíbia, determinando a posição vertical da patela. Tem uma espessura entre 3 mm e 5 mm, com um comprimento médio de 4,6 cm. Entre o ligamento patelar e a cápsula articular, está o coxim gorduroso infrapatelar, que contribui para a irrigação do ligamento cruzado anterior.

Em regiões distintas do compartimento anterior do joelho, existem algumas bolsas (também conhecidas como bursas) de importância clínico-cirúrgica: bolsa pré-patelar, bolsa infrapatelar superficial, infrapatelar profunda, e bolsa da "pata de ganso" (mais medial).

Compartimento posterior

Os músculos da região posterior da coxa (relacionados funcionalmente com o joelho) são o bíceps femoral, o semitendinoso e o semimembranoso. São considerados biarticulares (indo do quadril para o joelho), conhecidos em conjunto como isquiotibiais, pela origem e inserção, embora o bíceps femoral tenha sua inserção principalmente na fíbula e origens distintas em cabeças longa e curta.

O semitendinoso (flexor e rotador interno do joelho) nasce na tuberosidade isquiática, e, após o seu trajeto posteriormente, insere-se anteriormente na região proximal-medial da tíbia, posterior e inferior às inserções do grácil e sartório. É inervado pelo ramo tibial do nervo ciático. Juntamente com o sartório e o grácil, forma a "pata de ganso" na parte médio-proximal da tíbia.

O bíceps femoral tem o seu trajeto lateral ao músculo semitendinoso, formando uma poderosa inserção na cabeça da fíbula, na tíbia lateral, bem como nas estruturas capsulares póstero-laterais. A cabeça curta do bíceps femoral tem a sua inervação do ramo fibular do nervo ciático. A cabeça longa age como flexor e rotador externo do joelho.

O músculo semimembranoso possui cinco expansões distais: o ligamento poplíteo oblíquo (que vai da inserção do semimembranoso póstero-medialmente na tíbia até na direção da inserção da porção lateral do gastrocnêmio), a lingueta tendinosa na cápsula posterior e no corno posterior do menisco medial, a porção posterior ou profunda (por baixo do ligamento colateral medial superficial), a porção direta (inserida no tubérculo sobre a parte posterior do côndilo medial tibial, inferior à linha articular), e a porção distal (formando expansão fibrosa sobre o poplíteo, e fundindo-se com o periósteo da tíbia medial). É um flexor e rotador interno, tendo uma grande estabilidade.

O compartimento posterior do joelho delimita uma região rômbica conhecida como fossa poplítea. A fossa poplítea tem como limites superiores o bíceps (lateralmente), o semitendinoso e o semimembranoso (medialmente). Seus limites inferiores são o plantar e a cabeça lateral do gastrocnêmio (lateralmente), e a cabeça medial do gastrocnêmio (medialmente). O teto é somente formado pela fáscia poplítea; o assoalho com-

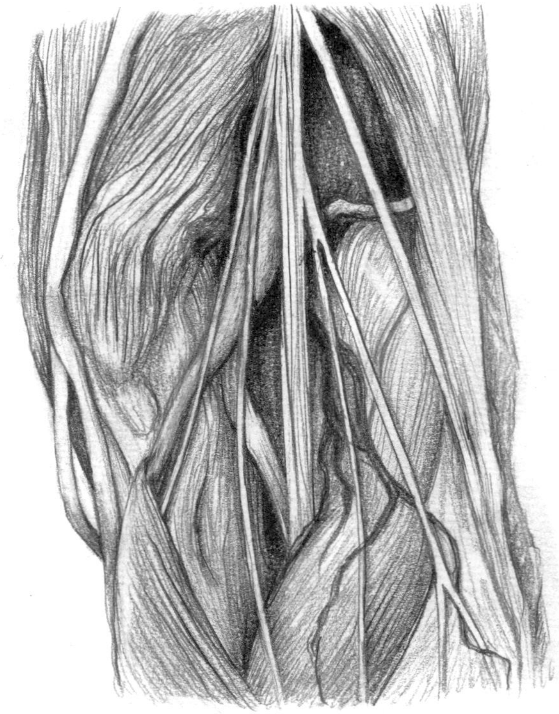

Figura 1.7. *Fossa poplítea com suas estruturas vasculonervosas*

preende a face poplítea do fêmur, o ligamento poplíteo oblíquo do joelho, e a fáscia sobre o músculo poplíteo.

Outras estruturas presentes na fossa poplítea: nervo fibular comum, nervo tibial, vasos poplíteos, nervo cutâneo posterior da coxa (ou cutâneo femoral posterior), ramo genicular (ou articular) do nervo obturatório, veia safena parva, linfonodos, cápsula posterior, bolsa serosa poplítea, e tecido adiposo, que forma coxins de gordura.

Compartimento medial

Conforme descrevem Warren e Marshall, o compartimento medial do joelho é dividido em três camadas. A primeira camada é formada pela fáscia crural que reveste o músculo sartório. O sartório é envolvido profundamente pelo conjunto de fibras fasciais da primeira camada, a qual se estende ao quadríceps tanto posterior quanto anteriormente. A primeira camada repousa sobre o ligamento colateral medial (LCM) superficial, que constitui a segunda camada.

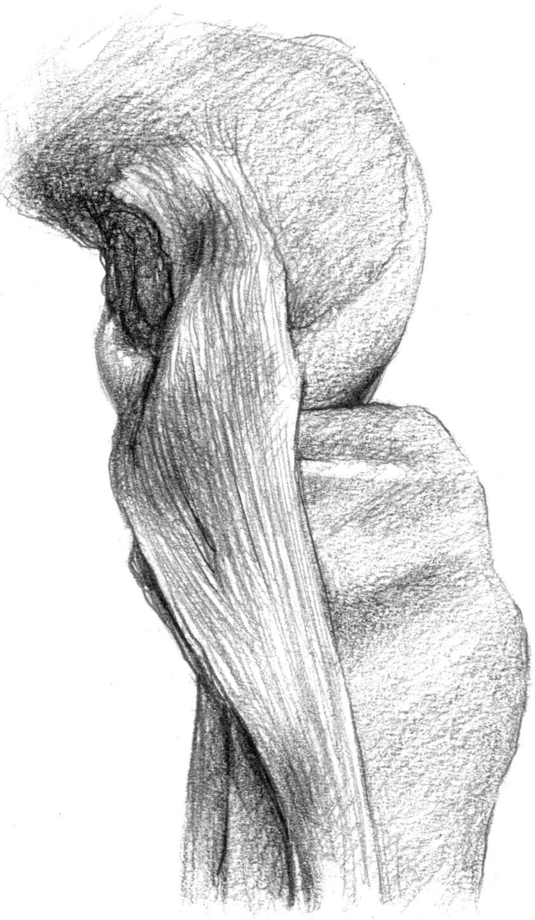

Figura 1.8. *Ligamento colateral medial dissecado em toda a sua extensão*

O LCM superficial divide-se anteriormente, unindo-se com o vasto medial e misturando-se com fibras do retináculo medial. As fibras anteriores têm disposição paralela, e as posteriores têm disposição oblíqua. As fibras oblíquas do ligamento colateral medial superficial misturam-se posteriormente com o ligamento colateral medial profundo e com a bainha do tendão do semimembranoso, formando a cápsula póstero-medial do joelho. As fibras da bainha do tendão do semimembranoso atravessam posteriormente o joelho, formando o ligamento poplíteo oblíquo. Na inserção do LCM superficial, as fibras transversas colocam-se anteriormente para formar o ligamento transverso da patela. O LCM superficial tem sua origem no epicôndilo medial, e inserção em um ponto 6 cm a 7 cm distalmente à superfície articular da tíbia.

O ligamento patelofemoral medial é uma condensação de fibras da cápsula no plano coronal, a qual se origina do epicôndilo medial e insere-se na borda súpero-medial da patela, correndo entre o músculo vasto medial oblíquo e a cápsula articular (é um importante elemento de restrição estática da lateralização patelar – ver Capítulo 15).

A terceira camada é na realidade a cápsula verdadeira da articulação do joelho. Um espessamento formado por pequenas fibras com disposição vertical é chamado ligamento colateral medial profundo, o qual também forma a terceira camada. O LCM profundo origina-se no sulco medial do epicôndilo medial e insere-se na borda periférica meniscal. Slocum *et al.* dividem esta terceira camada em anterior (cápsula e retináculo medial), medial (fibras meniscofemorais, meniscotibiais e ligamento coronário), e posterior (ligamento oblíquo posterior). O ligamento oblíquo posterior origina-se no tubérculo adutor e corre distalmente em três componentes: componente central principal (que passa para a borda tibial posterior e o menisco medial), o componente medial (que passa para o tendão do semimembranoso), e o lateral (que se une ao tendão do semimembranoso para ajudar a formar o ligamento poplíteo oblíquo).

Compartimento lateral

O compartimento lateral do joelho também é formado por três camadas. A primeira camada é formada pelo trato iliotibial e a porção superficial do bíceps femoral. O trato iliotibial (também conhecido como faixa de Maissiat), conecta o ilío com a tíbia. Tem trajeto longo, fazendo parte do tensor da fáscia lata quando ele se origina do ilío, e insere-se ao longo da face lateral do tubérculo tibial (tubérculo de Gerdy).

A segunda camada é constituída pelo ligamento colateral lateral (LCL), pelo retináculo do quadríceps anteriormente e pelos ligamentos

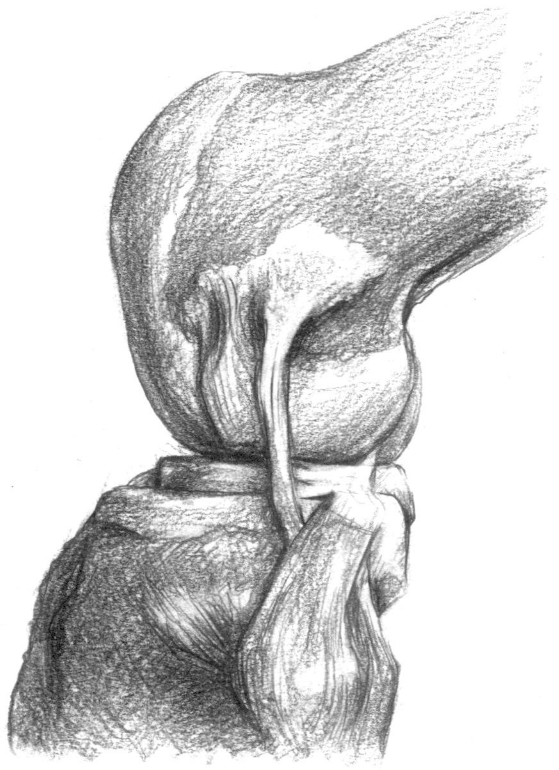

Figura 1.9. *Estruturas laterais do joelho dissecadas para uma melhor visualização do LCL*

patelofemorais e patelomeniscais. O LCL mede aproximadamente 5 cm, indo do epicôndilo lateral até o processo estilóide na cabeça da fíbula. Ele divide o tendão do bíceps femoral na sua inserção inferior, havendo uma pequena bursa subtendinosa de separação; proximalmente, o LCL é separado do tendão do poplíteo por outra bursa subtendinosa.

O ligamento patelofemoral proximal acompanha as fibras terminais do septo intermuscular lateral. O ligamento patelofemoral distal tem sua inserção posterior à fabela (pequeno osso sesamóide contido na porção lateral do gastrocnêmio) ou na porção póstero-lateral da cápsula e cabeça lateral do gastrocnêmio.

A terceira camada é formada pelo ligamento lateral profundo, que tem as mesmas origem e inserção do LCL, incorporando o ligamento arqueado e o fabelofibular. As fibras posteriores do ligamento lateral profundo formam um arco com uma parte em forma de Y sobre o tendão do poplíteo no aspecto articular posterior, conhecida como ligamento arqueado. O ligamento fabelofibular é uma condensação de fibras dispostas entre o ligamento colateral lateral e o ligamento arqueado. Quando a fabela é grande, o ligamento fabelofibular é bem desenvolvido, com suas fibras bem convergentes no sentido do sesamóide; mas quando inexiste a fabela, pode haver apenas o ligamento arqueado. O ligamento popliteofibular consiste na porção do tendão do poplíteo que vai do epicôndilo femoral lateral até a cabeça da fíbula. A parte lateral da cápsula, como já referida, tem a inserção periférica do menisco lateral formando o ligamento coronário. O tendão do poplíteo passa através do hiato do ligamento coronário para se inserir anteriormente ao ponto de inserção do LCL no fêmur (o poplíteo vai até a tíbia posterior acima da linha solear).

Segundo Hughston, o complexo arqueado é formado pelo conjunto de estruturas anatômicas laterais: ligamento colateral lateral, ligamento arqueado, porções tendinosas e aponeuróticas do poplíteo, e a cabeça lateral do gastrocnêmio. O complexo quádruplo de Kaplan proporciona, em termos funcionais, a estabilidade lateral requerida pelo joelho, sendo formado pelo ligamento colateral lateral, pelo tendão do poplíteo, pelo bíceps, e pela banda iliotibial.

Estruturas vasculonervosas

O plexo responsável pela circulação sanguínea arterial da região anterior do joelho é conhecido como genicular; ele forma uma anastomose ao redor da patela e é composto pelas seguintes artérias: artéria genicular suprema ou descendente (ramo direto da artéria femoral), superior medial e lateral (ramos da artéria poplítea), inferior medial e lateral, recorrente tibial medial e recorrente tibial anterior (ramo da artéria tibial anterior). A genicular descendente ainda emite três ramos importantes: safena, músculo-articular e oblíqua profunda. O ramo descendente da artéria circunflexa lateral também participa da formação do plexo vascular na região anterior do joelho.

A artéria safena envia seus pequenos ramos para os músculos sartório e grácil. O ramo descendente da artéria circunflexa femoral lateral corre inferiormente por trás do reto femoral em um sulco entre o vasto lateral e o vasto intermédio. A artéria genicular superior medial percorre medialmente a região justa-superior ao côndilo femoral medial, e profundamente aos semimembranoso, semitendinoso e adutor magno, para suprir o vasto medial no joelho. A artéria genicular superior lateral percorre profundamente o bíceps e a região justa-superior ao côndilo femoral lateral para suprir o vasto lateral e a região lateral do joelho. A artéria genicular inferior lateral encontra-se ao nível da interlinha articular lateral, profundamente na porção lateral do gastrocnêmio, passando proximalmente à cabeça da fíbula, e distribuindo-se na terceira camada do compartimento lateral. A artéria genicular inferior medial localiza-se a uns 2 cm da interlinha articular medial, correndo profundamente na porção medial do gastrocnêmio. A artéria recorrente tibial anterior passa superiormente na superfície anterior da tíbia, medialmente ao tubérculo de Gerdy, e lateralmente à tuberosidade tibial (anastomosando-se com as artérias geniculares inferiores no joelho).

O círculo vascular da patela, segundo Scapinelli, origina-se de 9 a 12 artérias nutricias do pólo inferior ao superior, através de sulcos na sua superfície anterior.

A circulação arterial do compartimento posterior do joelho inicia-se a partir da artéria femoral, que atravessa o músculo adutor magno através do hiato do adutor, dando origem à artéria poplítea na região superior e posterior. Na porção inferior da fossa poplítea, a artéria poplítea passa entre as duas cabeças do gastrocnêmio e profundamente se divide em seus ramos terminais. Apresenta vários ramos musculares e cinco ramos articulares importantes: as artérias geniculares superior medial e lateral, as artérias geniculares inferior medial e lateral (que se distribuem anteriormente, como já mencionado acima) e a artéria genicular média, que permanece posteriormente atravessando o ligamento oblíquo posterior até chegar na cápsula, para suprir os ligamentos cruzados e outras estruturas profundas articulares. Os ramos terminais da artéria poplítea são as artérias tibiais anterior e posterior, que nascem na borda inferior do músculo poplíteo. Na origem da artéria tibial posterior, existe o tronco tibiofibular, em razão da bifurcação com a artéria fibular.

A circulação venosa do membro inferior é formada por veias superficiais e profundas, que se intercomunicam através de vasos comunicantes acima do tornozelo, para haver o retorno venoso através das veias profundas.

As veias superficiais importantes são a safena magna e a safena parva. A veia safena magna começa na junção da veia digital dorsal, do lado medial do hálux com o arco venoso dorsal, ascendendo na frente do maléolo medial e cruzando a face medial da tíbia para se situar atrás dos côndilos mediais da tíbia e do fêmur (nesse trajeto recebe tributárias como a artéria tibial anterior e o arco venoso posterior). A seguir, a veia safena magna percorre seu trajeto superficial ao longo da margem medial da coxa, indo atravessar a fáscia crivosa que ocupa o hiato safeno na fáscia lata, para terminar na veia femoral. A veia safena parva começa na junção da veia digital dorsal, do lado lateral do dedo mínimo do pé com o arco venoso dorsal. Ela ascende atrás do maléolo lateral, subindo no dorso da perna, passando entre as cabeças do gastrocnêmio e perfurando a fáscia da fossa poplítea (termina de forma variável na veia poplítea ou na veia safena magna, bem como também em veias profundas da região inferior da coxa).

Já as veias profundas originam-se no pé como veias digitais plantares, nas faces plantares dos dedos. As principais veias profundas são a femoral e a poplítea, bem como as que acompanham as artérias tibial anterior, tibial posterior e fibular com seus ramos. A distribuição venosa profunda ocorre de forma a acompanhar a circulação arterial (já referida).

A inervação do joelho ocorre por ramos dos nervos obturatório, femoral e ciático. O ramo posterior do nervo obturatório segue a artéria femoral para o espaço poplíteo. O nervo ciático ori-

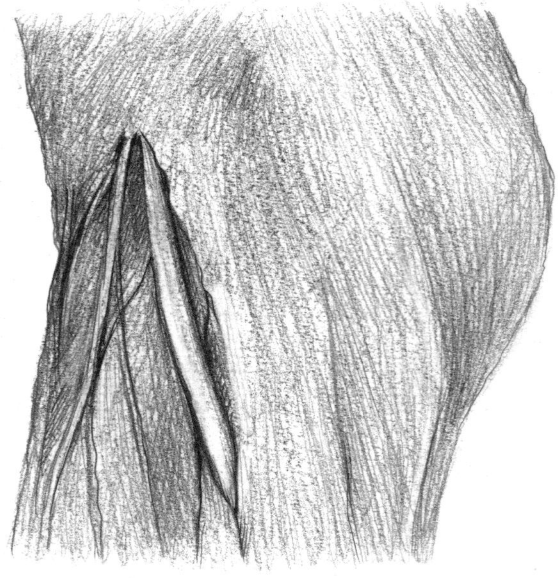

Figura 1.10. *Nervo fibular comum entre o bíceps femoral e a borda lateral do gastrocnêmio*

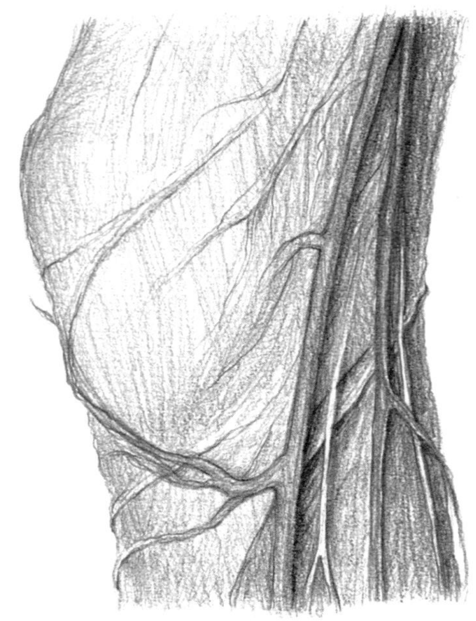

Figura 1.11. *Aspecto medial do joelho: superiormente são vistos os ramos cutâneos do nervo femoral e inferiormente, o ramo infrapatelar do nervo safeno. Em destaque, a veia safena*

gina separadamente os nervos fibular comum (também conhecido como ciático poplíteo externo ou poplíteo lateral) e tibial (também conhecido como ciático poplíteo interno ou poplíteo medial) na extremidade inferior da coxa. O nervo fibular comum segue separadamente, bem de perto, a borda medial do bíceps, cruzando superficialmente a porção lateral do gastrocnêmio para alcançar a face posterior da cabeça da fíbula (voltando ao redor do colo para se dividir em nervos fibulares profundo e superficial). O fibular comum supre dois nervos articulares: o articular lateral (que inerva a cápsula lateral e o ligamento colateral) e o fibular recorrente (que inerva a articulação ântero-lateral).

O nervo tibial desce também de forma separada sobre o músculo poplíteo, sob o gastrocnêmio, para passar profundamente ao arco fibroso do solear até a parte posterior da perna. Na fossa poplítea, o ramo articular posterior do nervo tibial posterior cruza a cápsula posterior na altura do ligamento poplíteo oblíquo. Ele supre a cápsula fibrosa, os ligamentos cruzados, a porção periférica meniscal e o coxim infrapatelar. O nervo safeno, ramo terminal do nervo femoral, desce através do trígono femoral e do canal subsartorial, perfurando medialmente a aponeurose profunda entre o sartório e o grácil (inerva a cápsula inframedial, o ligamento patelar, e a pele ântero-medial). Os ramos cutâneos dos nervos para o joelho já foram citados no item "Anatomia de superfície", no início deste capítulo.

Bibliografia

1. Amatuzzi MM, Gouveia JLF, Padilha OS. Tratamento cirúrgico das instabilidades anteriores crônicas do joelho. Rev Bras Ortop 1986; 21(2):37-43.
2. Arnoczky SP, Warren RF. Microvasculature of the human meniscus. Am J Sports Med 1982; 10:90-95.
3. Baumgartl F. Das Kniegelenk. Berlin: Springer-Verlag, 1944.
4. Brantingan OC, Voshell AF. The tibial collateral ligament: its function, its bursae, and its relation to the medial meniscus. J Bone Joint Surg 1943; 25A:121-131.
5. Furman W, Marshall JL, Girgis FG. The anterior cruciate ligament. A functional analysis based on postmortem studies. J Bone Joint Surg 1976; 58A: 179-185.

6. Gardner E, Gray DJ, O'rahilly RO. Coxa e joelho. In: Gardner E, Gray DJ, O'rahilly RO. Anatomia – Estudo Regional do Corpo Humano. Rio de Janeiro: Guanabara Koogan, 1988; pp. 206-221.

7. Goss CM. Junturas e ligamentos. In: Goss CM. Gray Anatomia. Rio de Janeiro: Guanabara Koogan, 1977; pp. 238-305.

8. Hughston JC, Norwood LA. The posterolateral drawer test and external recurvatum test for posterolateral rotatory instability of the knee. Clin Orthop 1980; 147:82-87.

9. Insall JN, Kelly MA. Anatomy. In: Insall JN, Windsor RE, Scott WN, Kelly MA, Aglietti P. Surgery of the Knee. New York: Churchill Livingstone, 1993; pp. 1-20.

10. Kaplan EB. The fabellofibular and short lateral ligaments of the knee joint. J Bone Joint Surg 1961; 43A:169-179.

11. Last RJ. The knee joint. In: Last RJ. Anatomy: Regional and Applied. Edinburgh: Churchill Livingstone, 1978; pp. 158-165.

12. Norwood LA, Cross MJ. Anterior cruciate ligament: functional anatomy of its bundles in rotatory instabilities. Am J Sports Med 1979; 7:23-26.

13. Scapinelli R. Blood supply of the human patella: its relation to ischaemic necrosis after fracture. J Bone Joint Surg 1967; 49B:563-569.

14. Scott WN. Anatomy of the knee. In: Scott WN. Ligament and Extensor Mechanism Injuries of the Knee: diagnosis and treatment. St Louis: Mosby-Year Book, 1991; pp. 21-35.

15. Slocum DB, James SL, Larson RL. Late reconstruction of the medial compartment of the knee. Clin Orthop 1974; 100: 23-55.

16. Testut L, Latarjet A. Articulación de la rodilla. In: Testut L, Latarjet A. Anatomia Humana. Barcelona: Salvat Editores, 1988; pp. 676-702.

17. Warren LF, Marshall JL, Girgis FG. The prime static stabilizer of the medial side of the knee. J Bone Joint Surg 1974; 56A:665-674.

18. Warren LF, Marshall JL. The supporting structures and layers on the medial side of the knee. J Bone Joint Surg 1979; 61A:56-62.

19. Wiberg G. Roentgenographic and anatomic studies on the femoral patellar joint. Acta Orthop Scand 1941; 12:319-410.

Capítulo 2

VIAS DE ACESSO CIRÚRGICO

Introdução

Este capítulo tem por objetivo proporcionar ao ortopedista iniciante um resumo tipicamente descritivo das vias de acesso, para um melhor "caminho cirúrgico" no joelho.

Princípios básicos da via de acesso

Técnica operatória rigorosa, atraumática, valorizando em determinadas situações as linhas de força na pele (Langer), com discernimento quanto à real necessidade de ser ampla a incisão, respeito aos tecidos moles, usando a hemostasia quando necessário e com planejamento prévio, bem como o conhecimento pleno da anatomia do joelho; tudo isso leva a um bom resultado nas vias de acesso. Muitas vezes, uma boa via de acesso será determinante para o sucesso da cirurgia. Falta de rigor neste tempo cirúrgico importantíssimo pode ocasionar necroses da pele, problemas na cicatrização da ferida operatória, hematomas localizados e infecções de sítio superficial. Outra boa lembrança é o fato de que nunca devemos fazer incisões que comprometam abordagens cirúrgicas futuras.

Tipos de vias de acesso

Incisão anterior reta em linha mediana

Essa via de acesso, também conhecida como incisão longitudinal de Insall, é considerada excelente para a abordagem intra-articular e periarticular do joelho, fornecendo uma exposição completa. É segura, ampla e segue os planos anatômicos, favorecendo mínima dissecção de partes moles. É a exposição por excelência para a artroplastia total de joelho.

Logo após a incisão reta em linha mediana na pele e no subcutâneo, é realizada uma incisão reta que sai do vértice do quadríceps distalmente, correndo o bisturi na musculatura quadricipital no sentido das suas fibras, sem seccionar diretamente a inserção do vasto medial, passando por um quarto medial da patela, cápsula articular e superfície anterior da tíbia (pelo menos um centímetro no tubérculo tibial). A expansão do quadríceps é desnudada da superfície anterior da patela, através de dissecção cortante, até a borda medial deste osso. Ressecam-se a sinovial e o panículo adiposo na linha média, com objetivo de se obter melhor visão e proteção do menisco medial. O ligamento transverso é seccionado e a patela é evertida e luxada lateralmente. Nas artroplastias totais, quando se torna necessário ampliar a incisão proximal, usa-se o bisturi por dentro do tendão do reto femoral. Ao nosso ver, a grande vantagem desta incisão é não seccionar o músculo vasto medial, proporcionando uma mobilidade indolor, precoce e mais segura no pós-operatório.

Abordagem parapatelar medial

Originalmente conhecida como abordagem de von Langenbeck, ela pode ser subdividida em termos práticos nas abordagens: curta, média e longa (dependendo do tamanho da incisão).

A artrotomia ântero-medial curta (parapatelar, com 4 cm proximais e distais à interlinha articular) tem sido usada por alguns autores para a remoção de corpos livres, meniscectomias abertas, cirurgia de tubérculo tibial, realinhamento de patela, reconstrução quadricipital e drenagem de infecção articular. A artrotomia ântero-medial média pode ser usada em casos de sinovectomia aberta, patelectomia, artroplastia unicompartimental e fraturas de platô tibial medial. A abordagem medial longa pode ser feita para artroplastia total e osteossínteses de platô tibial e fêmur distal.

A incisão na pele caracteriza-se por não ser reta, mas parapatelar medial. A grande diferença nos planos internos, da via de acesso parapatelar medial para a via de Insall, é que a primeira realiza a secção da inserção do músculo vasto medial na patela, e adicionalmente a secção do retináculo medial. Os que a praticam devem deixar cerca de 5 mm de retináculo e cápsula remanescentes na borda medial da patela, visando a um reparo posterior no fim da cirurgia.

As principais complicações desta via parapatelar são: lesão do ramo infrapatelar do nervo safeno (gerando disestesia da pele ântero-lateral que cobre a tíbia proximal), avulsão do tendão patelar, lesão do corno anterior do menisco medial ao abrir a cápsula e a sinovial ao nível da interlinha articular, e incapacidade em suturar o retináculo que foi seccionado previamente.

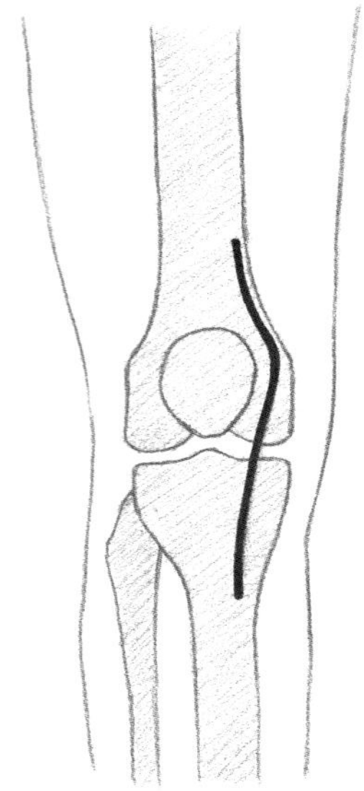

Figura 2.1. *Acesso com incisão parapatelar medial na pele*

Abordagem submedial

A abordagem submedial está se tornando cada vez mais popular nas indicações de artroplastias unicompartimentais e totais. Esse tipo de abordagem foi denominada artrotomia subvastus por Hofman *et al.*, em 1991, e requer um cuidadoso trabalho de dissecção. Ela não deve ser indicada em artroplastias de revisão, artrotomias prévias, osteotomias tibiais proximais e em pacientes obesos.

A incisão reta em linha mediana na pele é feita com o joelho fletido em aproximadamente 90º, começando aproximadamente quatro dedos acima do pólo superior da patela. Contínua-se com a incisão em linha reta através do subcutâneo. Identifica-se a fáscia (que é a continuação da fáscia profunda da coxa), que se encontra imediatamente profunda ao tecido celular subcutâneo, e se incisa em linha com o corte da pele. Com um instrumento de dissecção delicado, é feita a separação desta fáscia (que deve ficar inserida no tecido celular subcutâneo) com a fáscia perimuscular do vasto medial, que está subjacente. Essa separação deve ser feita no nível em que a porção tendinosa do vasto medial é visualizada.

Com o joelho a 45º de flexão, visualiza-se o ventre muscular posterior do vasto medial, que é elevado do septo intramuscular medial, em um ponto 10 cm proximalmente ao tubérculo adutor. Ocasionalmente, uma pequena veia perfurante passa para dentro do ventre muscular do vasto medial neste ponto, devendo ser ligada. O ventre do músculo é então separado da bolsa suprapatelar e mantido levantado por um afastador; é então realizada uma incisão em L invertido na cápsula. O segmento transverso do L invertido é incisado inicialmente através da inserção tendinosa do vasto medial, deixando sempre um segmento de tendão razoável inserido no ventre muscular. É realizada a incisão do segmento vertical do L invertido através da bolsa suprapatelar e do retináculo medial, fazendo então o *release* do retináculo. Usando o afastador, o mecanismo extensor é retraído lateralmente, ressecando o excesso da gordura com o *release* parcial da bolsa suprapatelar, fazendo posteriormente a eversão da patela para garantir completa exposição intra-articular.

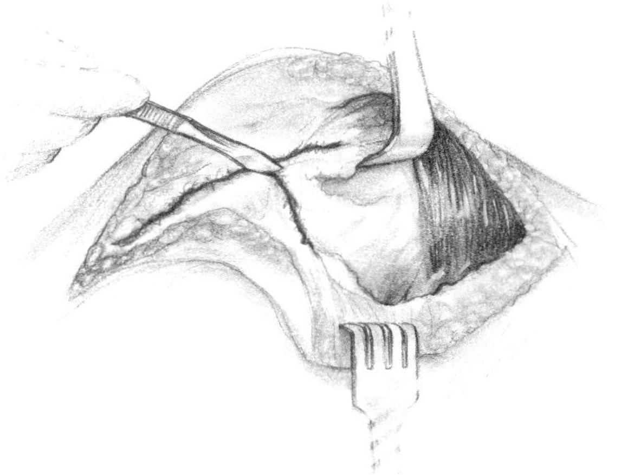

Figura 2.2. *Abordagem submedial. As duas principais complicações desse tipo de acesso são hematoma subvastus de proporção às vezes significativa e isquemia muscular do vasto medial por trauma de estiramento com o afastador (mais comum em coxas grossas de obesos)*

Abordagem parapatelar lateral

A abordagem clássica foi originalmente descrita por Kocher e definida como ântero-lateral. A incisão de planos profundos é feita por fora do tendão do quadríceps, mas dentro do ventre do vasto lateral, passando pela borda lateral da patela até a superfície ântero-lateral proximal da tíbia. Para a eversão medial da patela é necessária a osteotomia do tubérculo tibial; se isto não for feito, a eversão dá-se apenas parcialmente.

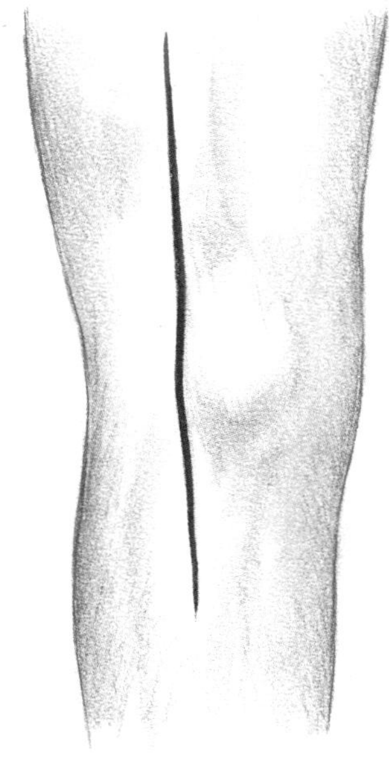

Figura 2.3. *Abordagem parapatelar lateral*

Não é uma boa abordagem para artroplastia total, mas pode ser usada na quadricepsplastia, no *release* lateral e na ressecção de corpos livres na bursa suprapatelar.

Fiddian *et al.* descrevem então uma via de acesso modificada na cápsula lateral, útil para as artroplastias totais em joelhos valgos, sem a necessidade de osteotomia do tubérculo tibial para a eversão medial total da patela. A incisão na pele é mediana, mas em planos profundos eles preconizam uma via de acesso começando 5 cm acima do pólo superior da patela ao longo do tendão do quadríceps e curvando pela borda lateral da patela para descer até o lado externo do tubérculo tibial. Ocorre a liberação de algumas aderências da bolsa suprapatelar, bem como o *release* do vasto lateral por 2 cm a 3 cm proximais a partir do tendão do quadríceps. Subseqüentemente ocorre a elevação subperiosteal do trato iliotibial respeitando a metade anterior da circunferência tibial.

Abordagem posterior

Essa abordagem deve ser realizada com limitadas indicações: reparo de uma avulsão tibial do ligamento cruzado posterior; *release* de uma contratura fixa em flexão do joelho; sinovectomia total como parte do tratamento da sinovite vilonodular pigmentada ou condromatose sinovial; e ressecção de tumores de partes moles da fossa poplítea. O cisto poplíteo não constitui, na atualidade, uma indicação formal para ressecção por via posterior, pois ele involui se a patologia intra-articular for tratada anteriormente.

A incisão cutânea em forma de S inicia-se no lado medial da face posterior do joelho, topograficamente junto ao tendão do semitendinoso (7 cm a 10 cm da linha articular), e é curvada transversalmente em 5 cm de comprimento na prega de flexão da pele, para então descer verticalmente na topografia do gastrocnêmio lateral. Os retalhos contendo pele e subcutâneo são refletidos medial e lateralmente, visando a uma melhor exposição da fossa poplítea. Visualiza-se a pequena veia safena (facilmente percebida pela sua coloração azulada) repousando superficial à fáscia e lateral ao nervo cutâneo sural medial (de coloração esbranquiçada).

É feita a incisão da fáscia medialmente ao trajeto da pequena veia safena, e então, após abrir a fáscia, visualiza-se o nervo cutâneo sural medial. Este é usado como guia na linha média para separar as cabeças do gastrocnêmio, através da divulsão digital delicada. Cuidadosa proteção das estruturas neurovasculares torna-se importante. Dirigindo-se para o ápice mais proximal da fossa poplítea, encontra-se o nervo tibial acompanhado pelo nervo fibular comum. As estruturas vasculares repousam profundamente no nervo fibular comum, sendo as veias localizadas posterior e medialmente às artérias (lembrar mnemonicamente a sigla "VAN"). A artéria poplítea apresenta cinco ramos colaterais na região posterior do joelho: as artérias geniculares superiores medial e lateral (que se originam acima dos epicôndilos laterais e mediais, e passam proximalmente à origem das cabeças do gastrocnêmio), as artérias geniculares inferiores medial e lateral (que se originam na linha articular e passam através da cápsula medial e lateralmente), e a artéria genicular medial (que passa através do ligamento poplíteo oblíquo para entrar no LCP). As artérias surais medial e lateral são os ramos musculares que suprem as cabeças do músculo gastrocnêmio, devendo ser cuidadosamente protegidas durante esta exposição. No acesso amplo ao ligamento cruzado posterior, podem ser ligadas as artérias genicular medial superior e medial, e se realizar o *release* para desinserir a cabeça medial do gastrocnêmio, junto à sua origem tendinosa no fêmur (sempre deixando um segmento no fêmur para reparo). Incisar com o bisturi junto à linha mediana o ligamento poplíteo oblíquo, visando a uma completa abordagem do LCP.

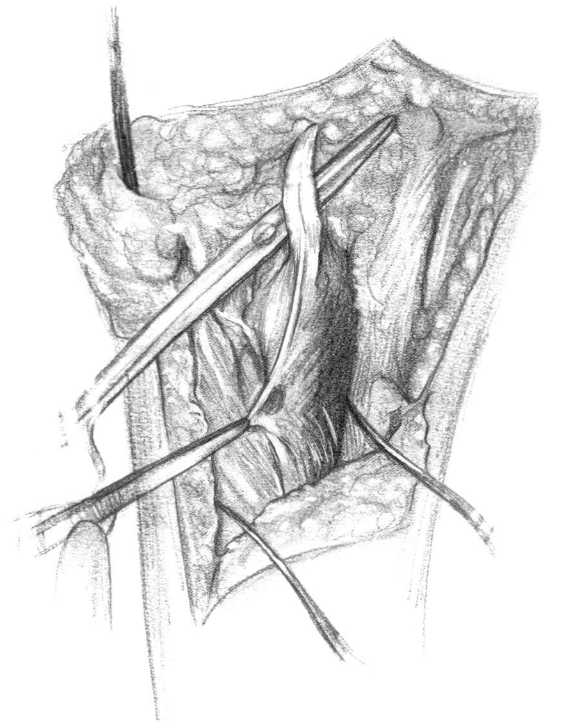

Figura 2.4. *Acesso cirúrgico posterior criterioso, identificando as estruturas anatômicas*

Por ser a lesão neurovascular uma complicação potencialmente grave nesta via de acesso, esta, mais do que qualquer outra abordagem no joelho, deve ser insistente e exaustivamente treinada em cadáveres antes de uma iniciativa *in vivo*; e quando esta ocorrer deverá ser sempre com a ajuda de um cirurgião bastante experiente.

Abordagem póstero-medial

Após a identificação topográfica do tubérculo do adutor, é realizada uma incisão vertical na pele e o subcutâneo, aprofundando-se no intervalo entre o vasto medial e o sartório. Afaste o músculo sartório posteriormente. Uma dissecção delicada deve ser feita para desenvolver o plano extracapsular, o sulco da linha articular, a cabeça medial do gastrocnêmio e a inserção tendinosa do semimembranoso, posteriormente ao ligamento colateral medial. Tem-se, então, a exposição da parte superior da cápsula póstero-medial, e é feita uma incisão por trás do ligamento colateral medial e por dentro do gastrocnêmio. Neste momento, pode ser visto o nervo safeno (safeno interno) sobre a porção profunda do sartório. Na extensão proximal da abordagem, pode ser separada a cápsula da inserção contígua da cabeça medial do gastrocnêmio.

Esta via de acesso pode permitir cirurgias abordando o ligamento colateral medial, parcialmente o compartimento posterior para ressecção de cisto poplíteo, e o corno posterior do menisco medial (necessária para reparo meniscal do tipo *inside out*).

Abordagem póstero-lateral

Após uma incisão vertical em pele e subcutâneo do côndilo lateral até a tuberosidade de Gerdy, incisa-se a borda posterior do trato iliotibial e o limite com a cabeça longa do bíceps, expondo o ligamento colateral lateral e o ligamento arqueado, a cabeça lateral do gastrocnêmio e o plantar del-

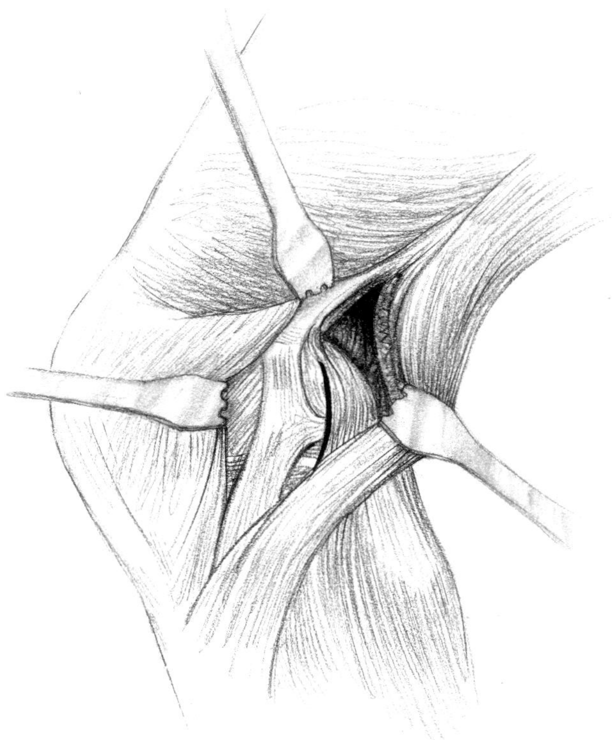

Figura 2.5. *Acesso posterior ao ligamento colateral medial*

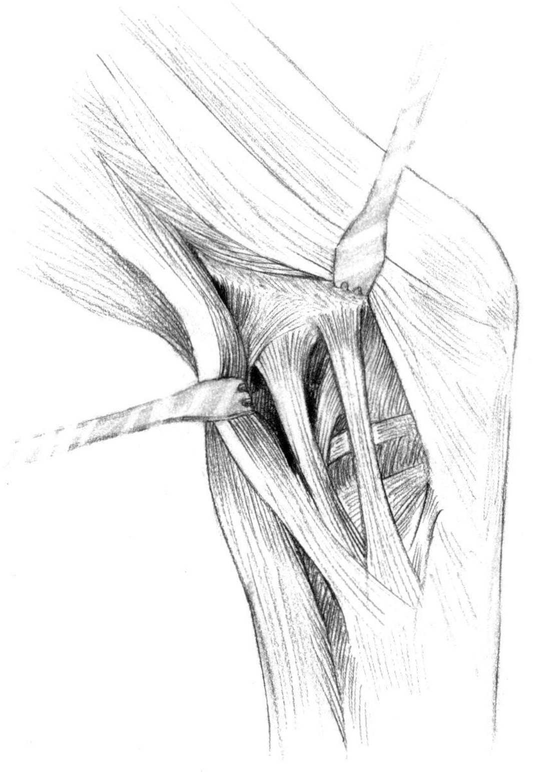

Figura 2.6. *Via de acesso entre o ligamento colateral lateral e o ligamento arqueado*

gado. Deve-se colocar sempre um afastador, protegendo o nervo fibular na abordagem. Ingressando na região póstero-lateral da cápsula do joelho por artrotomia, através da porção posterior do ligamento colateral lateral (ou por dentro da cabeça lateral do gastrocnêmio), visualizam-se a articulação lateral e a porção intra-articular do tendão do poplíteo.

Em procedimentos cirúrgicos *over the top* para reconstrução de LCA, ao divulsionar o trato iliotibial com a cabeça longa do bíceps, deve-se ligar as perfurantes da femoral profunda para chegar à diáfise do fêmur.

A abordagem póstero-lateral é bastante usada em reparos meniscais, cirurgias envolvendo o LCA com fixação no fêmur tipo *over the top*, sinovectomia aberta, reparo cirúrgico de ligamento colateral lateral e reconstrução póstero-lateral.

Abordagens para meniscos laterais

Basicamente existem dois tipos de acesso em artrotomia ao menisco lateral: na abordagem de Bruser (transversa), e na porção inferior da abordagem de Kocher (já descrita).

A incisão de Bruser é feita com o joelho em flexão forçada, através de um acesso transverso começando na borda lateral do tendão patelar. A cápsula e a sinovial abrem-se por cima do menisco lateral, e se afasta o panículo adiposo anteriormente.

Abordagens para meniscos mediais

As abordagens em artrotomia para menisco medial constituem-se em ântero-medial oblíqua, transversa, e em forma de "taco de hockey" (Cave).

A ântero-medial oblíqua vai desde o tubérculo tibial até um ponto equidistante entre a borda patelar e o epicôndilo medial. Deve ser aberta a cápsula e a sinovial para possibilitar uma visão direta do menisco medial. A transversa ao nível da linha articular vai desde a porção medial

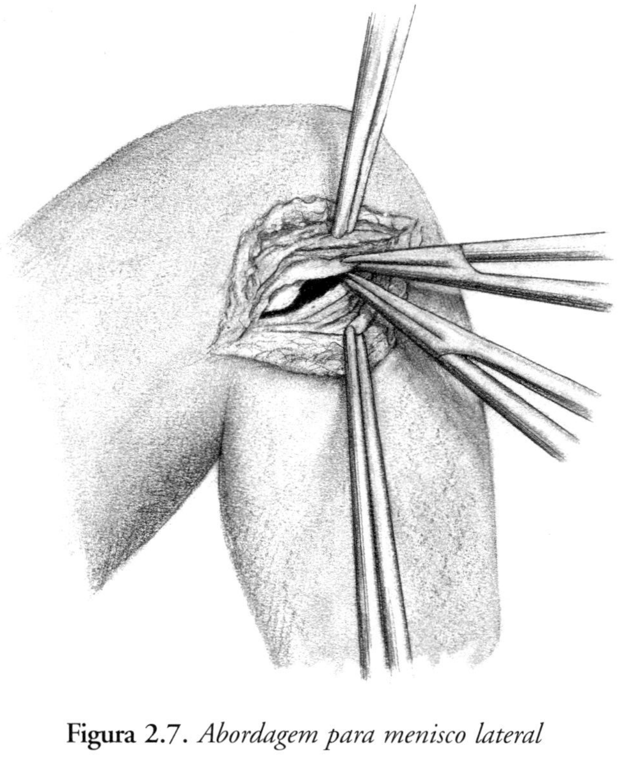

Figura 2.7. *Abordagem para menisco lateral*

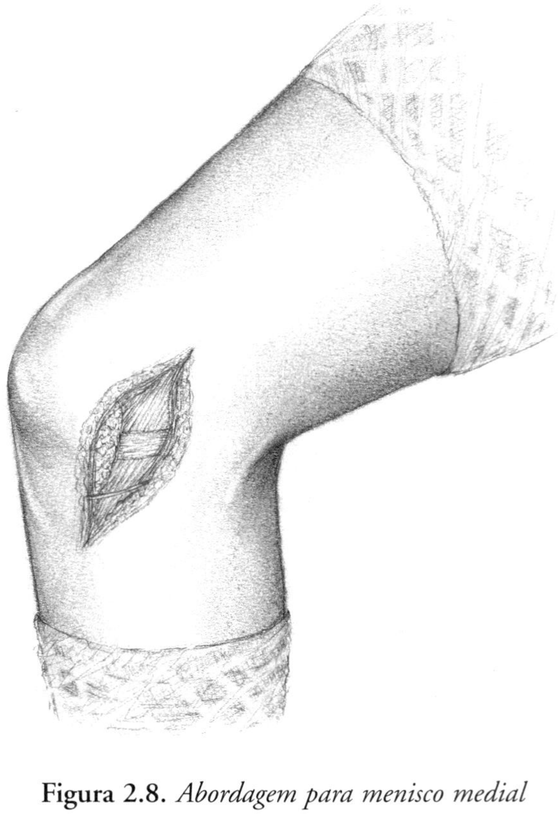

Figura 2.8. *Abordagem para menisco medial*

da cápsula até posterior ao ligamento colateral medial. Com uma incisão generosa em comprimento na cápsula, pode se visualizar melhor o menisco medial. A incisão de Cave, também no nível da linha articular, diferencia-se da transversa por ser em forma de "taco de hockey".

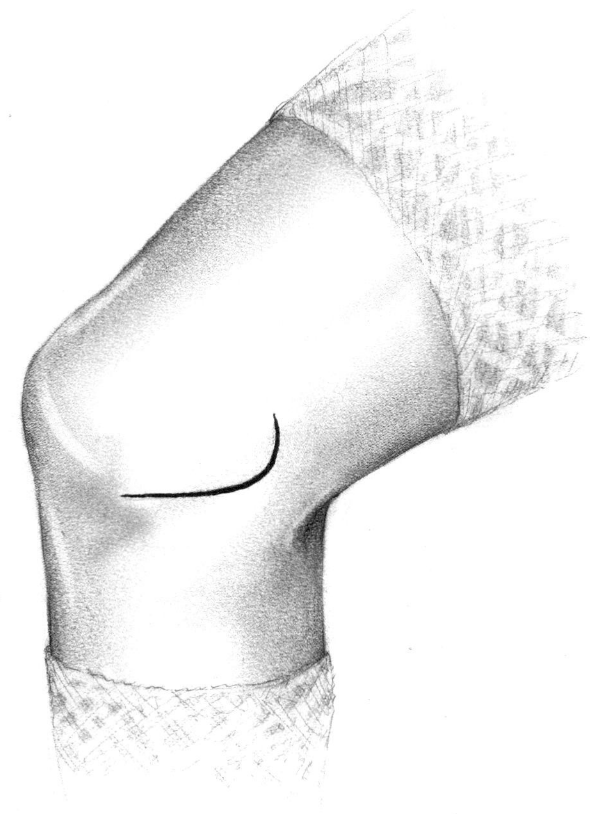

Figura 2.9. *Incisão de Cave delimitada na face medial do joelho*

Bibliografia

1. Banks SW, Laufman H. Região do joelho. In: Banks SW, Laufman H. Atlas de Exposições Cirúrgicas das Extremidades. São Paulo: Santos, 1989; pp. 303-331.
2. Bruser DM. A direct lateral approach to the lateral compartment of the knee joint. J Bone Joint Surg 1960; 42B:348-351.
3. Cave EF. Combined anterior-posterior approach to the knee joint. J Bone Joint Surg 1935; 17A: 427-429.
4. Crenshaw AH. Abordagens cirúrgicas. In: Crenshaw AH. Cirurgia Ortopédica de Campbell. São Paulo: Manole, 1989; pp. 36-60.
5. Fiddian NJ, Blakeway C, Kumar A. Replacement arthroplasty of the valgus knee – a modified lateral capsular approach with repositioning of vastus lateralis. J Bone Joint Surg 1998; 80B: 859-861.
6. Hofmann AA, Plister RL, Murdock LE. Subvastus (Southern) approach for primary total knee arthroplasty. Clin Orthop 1991; 269-270.
7. Hoppenfeld S, DeBoer P. The knee. In: Hoppenfeld S, DeBoer P. Orthpaedics – The Anatomic Approach. Philadelphia: J B Lippincott, 1984; pp. 390-441.
8. Insall JN. Surgical approaches. In: Insall JN, Windsor RE, Scott WN, Kelly MA, Aglietti P. Surgery of the Knee. New York: Churchill Livingstone, 1993; pp. 135-148.
9. Insall JN. A midline approach to the knee. J Bone Joint Surg 1971; 53A:1584-1586.
10. Lotke PA, Hofmann AA, Harlow ML, Buechel FF, Kitziger KJ. Surgical exposures. In: Lotke PA. Knee Arthroplasty – Master Techniques in Orthopedic Surgery. New York: Raven Press, 1995; pp. 3-53.
11. Younger ASE, Duncan CP, Masri BA. Surgical exposures in revision total knee arthroplasty. J Am Acad Orthop Surg 1998; 6(1):55-64.

Capítulo 3

SEMIOLOGIA

Introdução

Este talvez seja o capítulo de maior importância deste livro. O exame físico, quando bem realizado, determina o diagnóstico e facilita o tratamento correto. A abordagem semiológica será dividida em: história recolhida do paciente (interrogatório minucioso), inspeção, palpação, avaliação da mobilidade articular, exame neurológico e testes específicos.

História clínica

No interrogatório devem-se constar a idade do paciente, o sexo, a atividade ocupacional referida, o tempo decorrido da eventual lesão ou aparecimento da dor (ou qualquer outro sintoma), o mecanismo de trauma ocorrido, o uso de medicamentos, antecedentes patológicos, antecedentes familiares, cirurgias prévias no joelho, o tipo de dor existente, a localização da dor, fatores de melhora ou piora do quadro álgico, limitações (dificuldade para subir escadas ou agachar), a presença de instabilidade referida pelo paciente como "falseio" ou "clique audível", ocorrência de inchaço ou calor local no joelho, aparecimento de picos febris e a presença do bloqueio articular.

Inspeção do joelho

A inspeção dinâmica deve-se iniciar quando o paciente entra no consultório, pois devemos observar de forma sutil o processo deambulatório. Deve ser notada se existe claudicação associada. Devemos estar aptos para avaliar a função normal do joelho nas fases da marcha. Na marcha normal, o joelho deve estar fletido em todas as subfases da fase de apoio, com exceção do "apoio do calcanhar", pois haverá instabilidade se o joelho não estender nesta subfase. Nas demais, como o "aplanamento do pé", a "acomodação intermediária" e o "impulso", o joelho flete para contrabalançar a flexão do tornozelo e não deslocar verticalmente o centro de gravidade. Na fase de balanço, ocorre a flexão máxima do joelho (65º), com a contração do quadríceps para iniciar a "aceleração" do membro. Após a subfase "oscilação intermediária", a musculatura da coxa se contrai para a subfase "desaceleração".

A inspeção tanto estática quanto dinâmica permite avaliar de forma combinada a presença de intumescências localizadas (bursites ou cistos) ou generalizadas (hemartrose ou sinovite), trofismo e encurtamento muscular do quadríceps ou isquiotibiais, bloqueio articular, equimose, ferimentos na pele, cicatrizes, posição da patela na extensão e flexão do joelho ativamente, assimetria dos joelhos, aumento do varo na fase de apoio da marcha, e outras deformidades angulares. Deve ainda ser observada uma possível báscula de bacia, ou discrepâncias de membros inferiores. As angulações no joelho são: valgismo (distanciamento lateral da tíbia em relação à linha mediana do corpo), varismo (aproximação da tíbia em relação à linha mediana do corpo) e recurvatum (joelhos hiperestendidos). Pode haver deformidades torcionais, como a torção tibial interna ou externa. É importante nestes casos avaliar também os pés em posição ortostática, pois a pronação da articulação subtalar se acompanha da torção tibial interna com conseqüente aumento do ângulo Q, e a supinação da subtalar reduz o ângulo Q pela torção tibial externa. A hemartrose caracteriza-se pela precocidade de seu aparecimento, estando presente nas lesões agudas intra-articulares de joelho.

Palpação do joelho

A palpação deve ser feita com o paciente sentado na borda da mesa de exame, ou em decúbito dorsal com os joelhos fletidos a 90°. Seguimos um roteiro sistemático: facetas da patela, epicôndilos femorais, bordas dos côndilos tibiais e côndilos femorais (interlinha), tuberosidade anterior da tíbia, ligamento patelar, tendão quadricipital, trajeto dos ligamentos colaterais, cabeça da fíbula e tubérculo adutor. Nesta fase detectamos os pontos dolorosos, com palpação digital suave. Colocamos o paciente em decúbito ventral e palpamos a fossa poplítea (bíceps femoral súpero-lateralmente, semimembranoso e semitendinoso súpero-medialmente, e gastrocnêmio inferiormente).

Avaliação da mobilidade articular

A avaliação da mobilidade articular ativa, através do uso de um goniômetro, é a fase seguinte do exame físico do joelho. A mobilidade normal ativa do joelho é: 140° de flexão com o quadril fletido, 120° de flexão com o quadril estendido, 0° de extensão (segundo os critérios da American Academy of Orthopaedic Surgeons), rotação interna de 30° e rotação externa de 40° (com paciente sentado).

Exame neurológico

O exame neurológico consiste de testes motores e testes sensitivos. O teste motor para o quadríceps (nervo femoral, L2, L3, L4) é realizado com uma resistência ao movimento de extensão completa da perna, palpando-se com a outra mão a musculatura quadricipital. Para o quadríceps normalmente há necessidade de um gasto de força muscular em 50% superior, nos últimos 10° a 15° da extensão. Desta forma, ocorre um déficit da extensão nos últimos 15° diante de uma fraqueza muscular quadricipital. Sempre medimos a atrofia do quadríceps com fita métrica, após testar a força. O ponto de referência é o platô tibial medial, medindo-se a circunferência das coxas 8 cm acima do joelho.

O teste motor para os flexores primários (semitendinoso e semimembranoso inervados pela porção tibial do nervo ciático, L5; bíceps femoral inervado pela porção tibial do nervo ciático, S1) é feito com uma resistência ao movimento de flexão da perna, palpando-se com a mão contralateralmente à musculatura da coxa. O teste de Ober avalia a contratura do trato iliotibial com o paciente em posição de decúbito lateral, e o membro sob suspeita em posição superior. Com o quadril em flexão-extensão neutra, o médico abduz o quadril do paciente e flete o joelho em 90°, para em seguida liberá-lo na abdução máxima conseguida. Quando positivo, este teste mostrará que o membro ficará então parcialmente abduzido.

Os testes sensitivos devem avaliar os dermatomos da região anterior do joelho e face medial da perna (L4, ramo infrapatelar do nervo safeno), região anterior da coxa (L3, nervo femoral), face anterior do terço médio da coxa (L2, nervo femoral) e a face posterior da coxa e região poplítea (S2, nervo cutâneo femoral posterior da coxa).

O reflexo patelar é um teste importante, mediado através dos nervos oriundos dos níveis neurológicos de L2, L3 e L4, mais predominantemente de L4. Com o joelho fletido, deve-se percutir com um martelo de exame neurológico o ligamento patelar, de forma rápida. O reflexo dá-se com a extensão da perna diante da percussão feita no ligamento patelar do joelho. O reflexo pode estar prejudicado por doenças neurológicas, por traumatismos do quadríceps ou do ligamento patelar, intervenções cirúrgicas no joelho e derrame articular muito extenso.

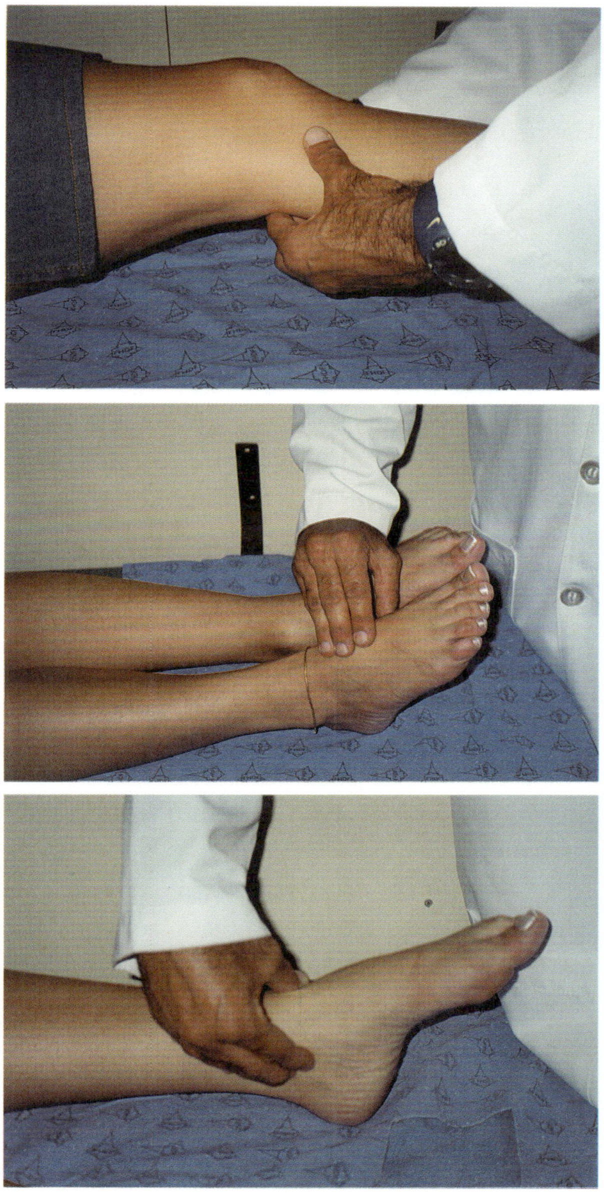

Figura 3.1. *Palpação de pulsos: poplíteo, pedioso e tibial posterior*

Reforçamos a necessidade de também identificar os pulsos nas artérias poplítea, pediosa e tibial posterior.

Acreditamos que um exame rigorosamente bem feito no joelho deve sempre constar dos testes neurovasculares como rotina.

Testes específicos

Testes de estabilidade ligamentar

Os testes de estabilidade podem quantificar as lesões de ligamentos através de um *score* medido em milímetros: grau I, com abertura ao estresse menor que 5 mm; grau II, com abertura de 5 mm a 10 mm; grau III, com abertura maior que 10 mm. Em alguns serviços, principalmente nos EUA, é de praxe o uso do KT 1.000® como artrômetro (existem outros instrumentos de medida também muito conhecidos, como o Stryker Knee Laxity Tester®, e o Genucom®), para determinar mais objetivamente a instabilidade ligamentar; porém as manobras clínicas são consideradas suficientes para o diagnóstico.

Os testes para instabilidade anterior mais conhecidos são: Lachman, o da gaveta anterior, Pivot *shift* e Jerk. O teste de Lachman é considerado o teste mais sensível para instabilidade anterior.

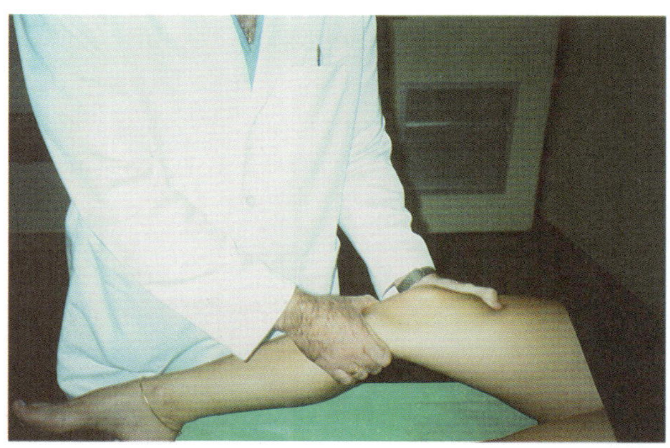

Figura 3.2. *Teste de Lachman*

Segundo Paccola, este teste tem sensibilidade de 85%. Contudo, em alguns casos de lesão de LCA, pode haver resultado falso-negativo em razão do bloqueio da translação anterior ocasionado por um menisco luxado. É efetuado colocando-se o paciente em decúbito dorsal, fletindo-se o joelho entre 15º e 30º, com uma das mãos segurando a coxa para estabilizar o fêmur, e a outra na região posterior da tíbia, puxando-a para frente. Se houver anteriorização da tíbia em relação ao fêmur, o teste é positivo. Sempre deve ser realizado o teste no joelho contralateral. Nas situações em que o examinador tem mãos pequenas e o paciente tem coxas grandes, sem pega de pelo menos 50% das coxas pelo examinador, pode haver diminuição da acurácia deste exame. Ao avaliar a instabilidade anterior sempre se deve considerar a possibilidade de *end point*, ou seja, uma sensação às vezes "dura" (ou também "macia") de parada do deslocamento provocada pelo teste. O *end point* sinaliza, de certa forma, a parcialidade da lesão ligamentar, indicando tratamento conservador.

O teste da gaveta anterior é feito com o paciente em decúbito dorsal, quadril fletido a 45º, joelho fletido a 90º, pé estabilizado (pelo examinador) em posição de rotação neutra, aplicando-se tração anterior com ambas as mãos envolvendo a tíbia proximal.

Se positivo, com o deslocamento anterior da tíbia simétrico bilateralmente, pode indicar instabilidades ântero-medial e ântero-lateral combinadas. Contudo, se houver um deslocamento anterior maior lateralmente, deve-se suspeitar de instabilidade ântero-lateral isolada. Existem duas variantes deste teste: com o pé em 15º de rotação externa, e com o pé em 30º de rotação interna.

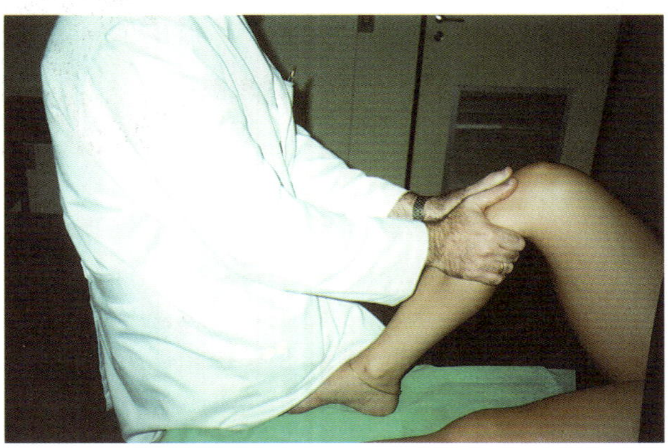

Figura 3.3. *Gaveta anterior com rotação neutra do pé*

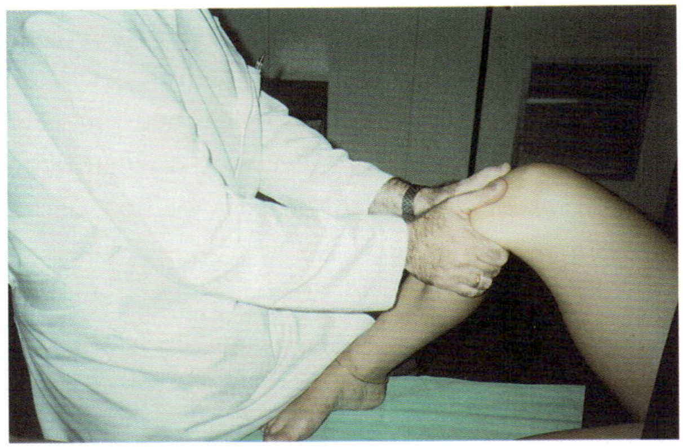

Figura 3.4. *Gaveta anterior com rotação interna do pé*

O teste da gaveta anterior com o pé em rotação externa é útil para o diagnóstico de instabilidade rotatória ântero-medial. Nesta situação, se houver um deslocamento anterior maior do lado medial (quando comparado ao lado lateral) pode existir uma instabilidade ântero-medial. Finalmente ao ser colocado o pé em rotação interna máxima e obter-se a gaveta anterior positiva, pode-se fortemente suspeitar da presença de uma lesão de ligamento cruzado anterior associada com uma lesão de ligamento cruzado posterior.

Pode também haver discrepância entre o teste da gaveta anterior e o Lachman. Para esses casos, um teste de Lachman negativo indica um feixe póstero-lateral intacto do LCA; e um teste da gaveta anterior positivo indica um feixe ântero-medial do LCA lesado.

O teste Pivot *shift* é realizado com o paciente em decúbito dorsal, e o examinador com uma das mãos segurando o tornozelo em rotação interna, e a outra mão apoiada aberta na região lateral proximal ao nível da cabeça da fíbula, fazendo um estresse em valgo, a partir da extensão para a flexão. O teste promove um falseio, percebido tatilmente pela mão do ortopedista que examina o joelho. Esse falseio representa a subluxação do platô tibial lateral, denotando uma instabilidade ântero-lateral do joelho. Conforme os achados de Paccola, esse teste pode estar muitas vezes ausente nas lesões agudas do LCA, mas posteriormente presente quando crônicas. O teste Pivot *shift* torna-se mais bem observado quando é executado com o paciente na sala de cirurgia, sob o efeito da anestesia. Existe uma variante na forma de executar esse teste, que consiste no apoio do tornozelo do paciente entre o braço e o tórax do examinador, e a estabilização da mão que valgiza a perna pela mão contralateral do examinador. O teste Jerk consiste do mesmo estresse em valgo realizado, mas partindo da flexão para a extensão da perna, promovendo a redução da subluxação do platô tibial lateral. No Jerk positivo, sempre se encontra lesão de LCA; mas quando negativo, não se assegura sua integridade.

Cumpre ressaltar o interessante sinal de Finochietto, o qual mostra a coexistência de uma insuficiência de LCA com uma lesão do menisco. Ao ser feito o teste da gaveta anterior em um joelho com lesão de LCA associada com lesão do corno posterior do menisco medial ou com o afrouxamento da sua suspensão capsular, o corno posterior hipermóvel do menisco medial move-se para frente e o côndilo femoral o cavalga. Isto provoca um estalido ou abalo plenamente palpável que indica teste positivo.

Os testes mais conhecidos para instabilidade posterior são o de gaveta posterior, Lachman posterior, Godfrey (ou "Posterior Sag Sign"), teste da rotação externa, recurvatum e recurvatum em rotação externa. O Lachman posterior deve ser feito na mesma posição do Lachman original, porém o examinador empurra a tíbia posteriormente em relação ao fêmur, para avaliar se há instabilidade posterior.

O teste da gaveta posterior deve ser realizado classicamente com o joelho fletido a 90° e o pé em rotação neutra. Deve-se sempre comparar a posteriorização da tíbia colocando o joelho em flexão de 30°. Em uma lesão isolada do LCP, a translação posterior da tíbia em relação ao fêmur é muito maior aos 90° do que aos 30° de flexão do joelho. Mas se houver lesões combinadas, a gaveta posterior estará significativamente positiva em todos os graus de flexão. Este teste é uma modificação daquele da gaveta anterior, pois, com ambas as mãos envolvendo a tíbia proximal, esta é empurrada posteriormente (tentando uma posteriorização da tíbia em relação ao fêmur). Observa-se então a translação posterior dos planaltos tibiais, que ocorre de forma simétrica na lesão de ligamento cruzado posterior, e de forma bem mais acentuada lateralmente na instabilidade póstero-lateral. Sempre se certifica a lesão do LCP colocando-se o pé em rotação interna e testando-se a posteriorização da tíbia em relação ao fêmur.

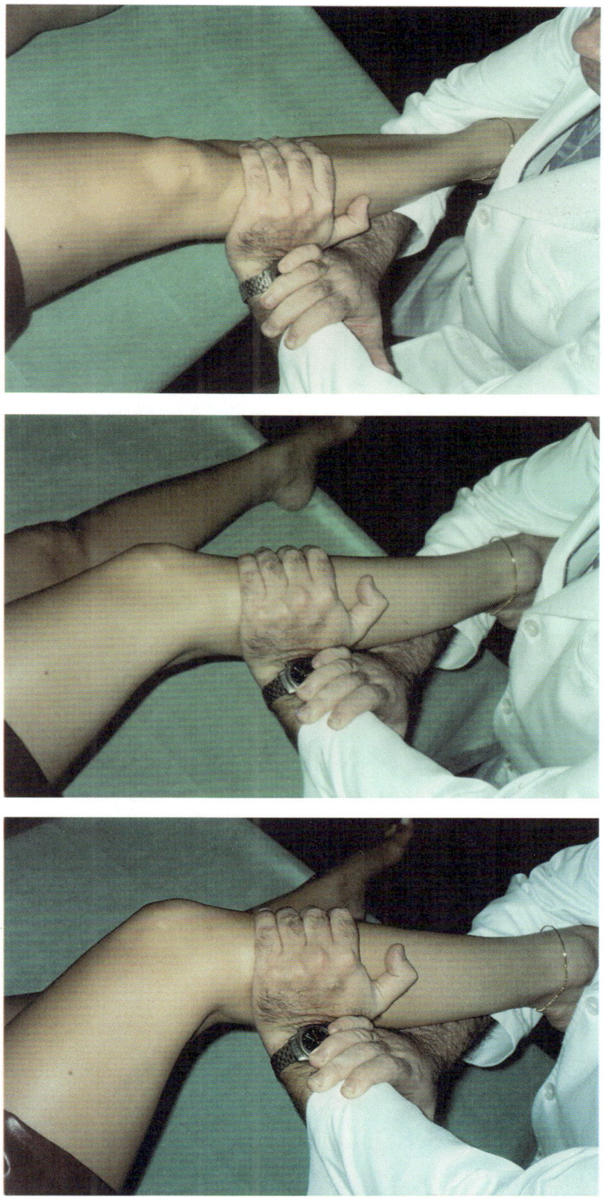

Figura 3.5. *Fases 1, 2 e 3 da variante do teste de Pivot* shift (crossed hand method)

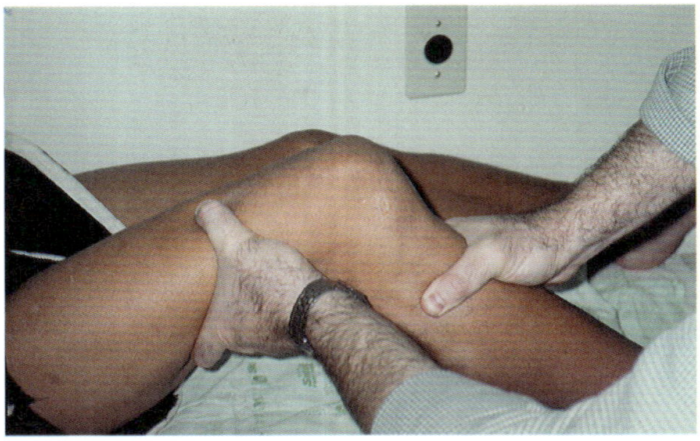

Figura 3.6. *Lachman posterior positivo em uma lesão de LCP*

O teste de Godfrey, também chamado de "Posterior Sag Sign", consiste em segurar os tornozelos do paciente, com os joelhos e os quadris fletidos em 90º; se a tíbia subluxar posteriormente sob a influência da gravidade, há lesão de LCP. O teste é sempre comparativo com o joelho contralateral.

No teste de rotação externa, o examinador coloca o paciente em decúbito ventral, com os joelhos fletidos em 30º e 90º, e uma força de rotação externa é aplicada com a mesma intensidade em ambas as tíbias, de forma simultânea. Em uma lesão isolada de estruturas póstero-laterais, há um aumento da rotação externa aos 30º no lado acometido. Se houver uma combinação de lesão em estruturas póstero-laterais e LCP, haverá um aumento da rotação externa aos 90º.

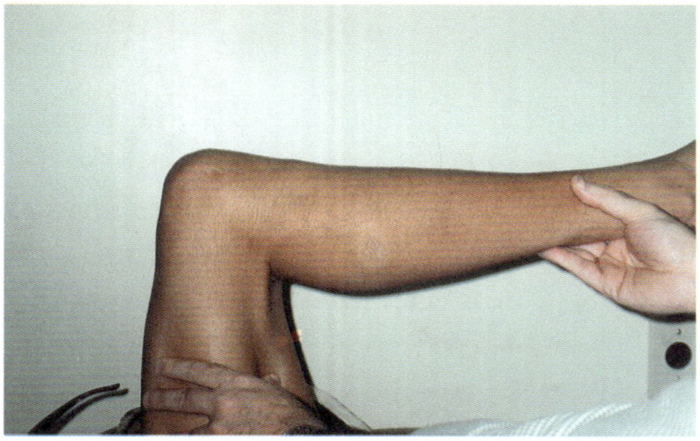

Figura 3.7. *"Posterior Sag Sign"*

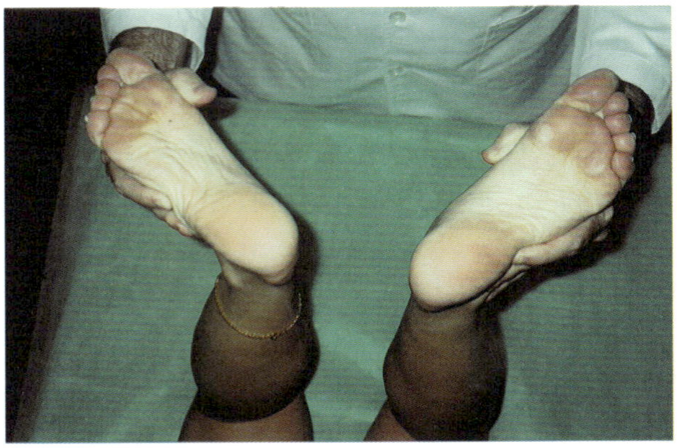

Figura 3.8. *Rotação externa com joelhos em 90º*

O teste de recurvatum é feito com o joelho em extensão, e elevando a perna pelo calcanhar. Se houver recurvatum clinicamente detectável, pode-se suspeitar de lesão de LCP. Neste caso, se o recurvatum for maior que 30º, pode-se considerar lesão associada de cápsula posterior. Se elevarmos a perna do paciente pelo hálux, e houver rotação externa com recurvatum, poderá existir também comprometimento de estruturas póstero-laterais.

Salientamos que o treinamento e a sensibilidade clínica do médico no exame físico é de fundamental importância, principalmente para

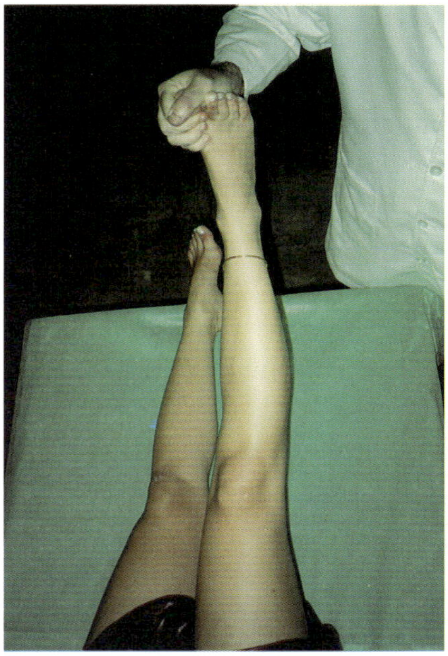

Figura 3.9. *Elevação da perna pelo hálux*

diferenciar uma instabilidade anterior de uma redução de posteriorização da tíbia (instabilidade posterior), ou diferenciar uma instabilidade posterior de uma redução de anteriorização da tíbia (instabilidade anterior).

O teste para ligamentos colaterais (medial e lateral) é realizado mediante o estresse em valgo ou varo, colocando o joelho em 30º de flexão, com uma mão no terço distal da coxa e a outra mão no tornozelo. O grau de bocejo determina a lesão ligamentar dos colaterais. Ao fazer esse bocejo, sempre comparar com o joelho contralateral.

Em condições normais, não há bocejo com o joelho estendido, pois o LCP tenso o evita. Assim, pode-se considerar o estresse em valgo-varo com o joelho estendido um bom teste para avaliar se há lesão do LCP.

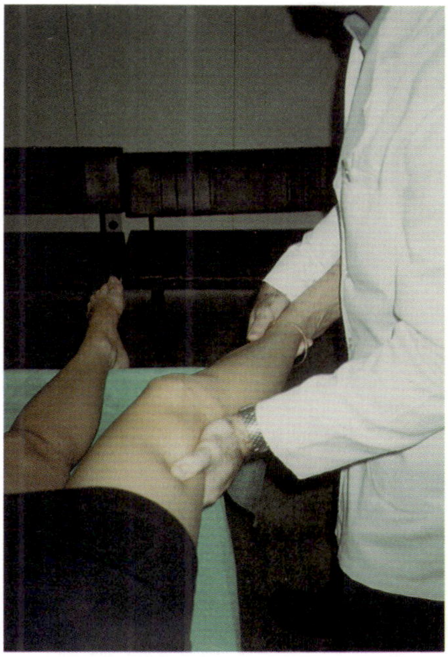

Figura 3.11. *Estresse em valgo para testar o LCM*

Testes patelofemorais

Os testes patelofemorais que se costumam executar são: teste de apreensão, deslizamento medial, rechaço patelar, teste da compressão da patela, teste de inclinação da patela (*tilt test*) e teste da subluxação patelar em extensão. A medição do ângulo Q, subseqüente a esses testes, amplia a nossa capacidade de diagnóstico. O teste de apreensão ou de Smillie é feito com o paciente em decúbito dorsal, com o membro inferior lateralmente à mesa do exame, o joelho sendo levado à flexão, e uma das mãos do examinador segurando o tornozelo do paciente, enquanto o polegar da outra mão exerce uma pressão na borda medial da patela, com o intuito de lateralização. No caso de uma manifestação apreensiva do paciente durante a realização deste teste (luxação iminente pela manobra?), pode-se suspeitar de instabilidade patelofemoral.

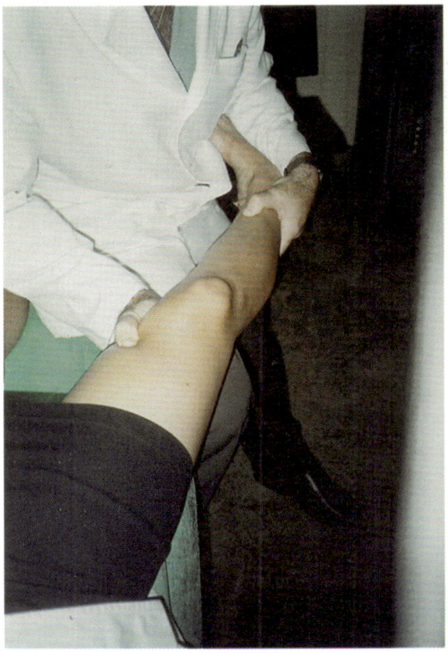

Figura 3.10. *Estresse em varo para testar o LCL*

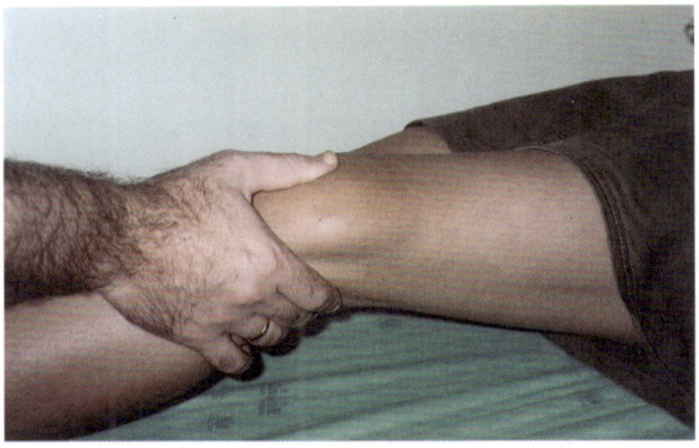

Figura 3.12. *Provocando a apreensão com o teste de Smillie*

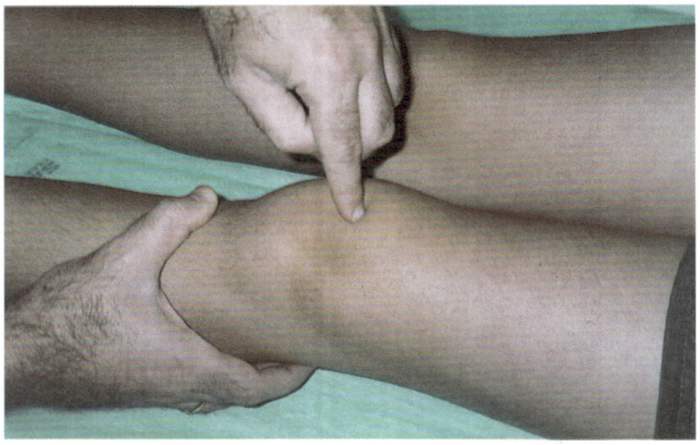

Figura 3.13. *Rechaço patelar positivo em um joelho com derrame*

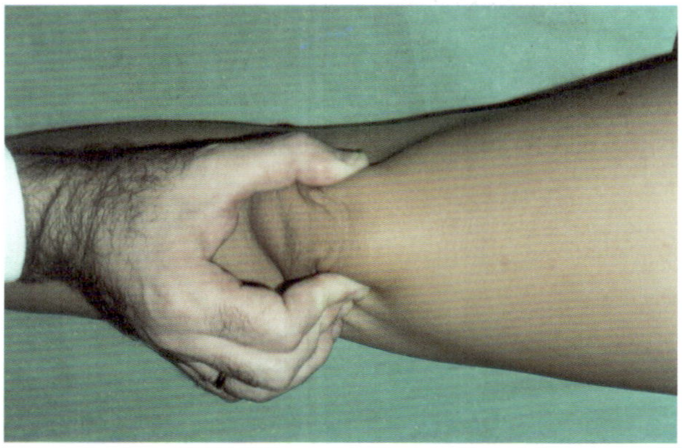

Figura 3.14. *Sinal de Zohlen*

No teste de deslizamento medial, coloca-se o polegar na borda lateral da patela, com o joelho fletido discretamente, e tenta-se mediáliza-la; será positivo se houver dor.

Nos casos de derrame articular, o teste de rechaço patelar mostra-se útil. Neste teste deve-se comprimir a patela em relação à tróclea, geralmente havendo o rechaço nos derrames.

Para avaliar clinicamente a correlação entre a dor anterior no joelho e a degeneração da cartilagem articular, pode-se comprimir também a patela contra o sulco troclear e fazer simultaneamente a flexão e a extensão em vários graus, na busca de crepitação.

O sinal de Zohlen é um teste provocador de queixa álgica no paciente, porém muito inespecífico. É realizado tracionando a patela para baixo e solicitando ao paciente para contrair o quadríceps.

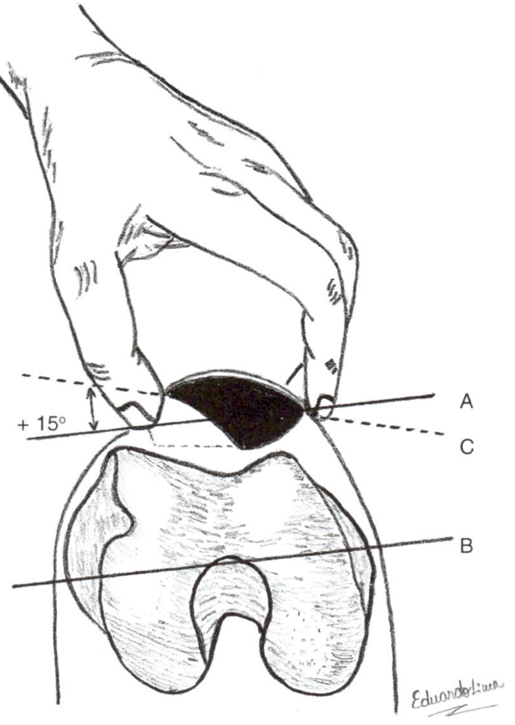

Figura 3.15. Tilt test – *A = paralelo ao eixo transepicondilar; B = eixo transepicondilar; C = eixo da patela (redesenhado de Yormak e Scuderi, em tria)*

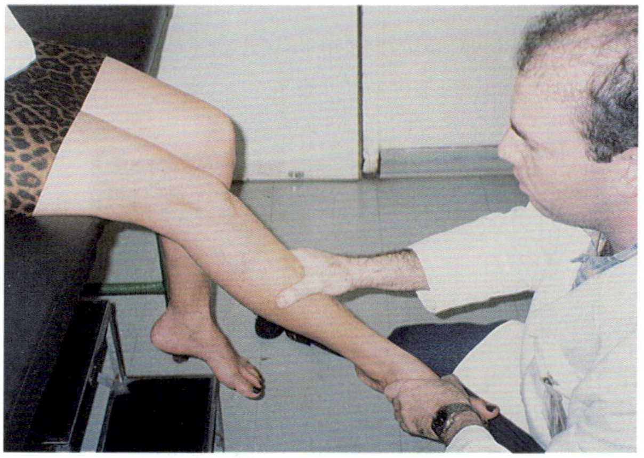

Figura 3.16. *Teste da subluxação patelar em extensão positivo*

O *tilt test* é realizado com o joelho em 20º de flexão, e o polegar do examinador tentando empurrar a borda lateral da patela em direção acima da horizontal. Em joelhos com excessiva tensão no retináculo lateral, não haverá esta inclinação para cima da horizontal quando comparado com o joelho contralateral.

O teste da subluxação patelar em extensão, descrito por Camanho *et al.*, tem sido constantemente utilizado por nós nas avaliações das instabilidades patelofemorais. O paciente fica sentado com os joelhos fora da mesa, fletidos a 90º. O médico faz uma rotação externa na perna examinada e pede para o paciente fazer o movimento de extensão ativamente, opondo uma certa resistência com a outra mão. Se próximo da extensão completa ocorrer o deslocamento lateral transitório da patela, tem-se a positividade do teste.

Finalmente, determina-se o ângulo Q, o qual, conforme descrito originalmente por Brattstrom, é obtido como o ângulo formado pela reta que une a espinha ilíaca ântero-superior ao centro da patela, e a reta que une o centro da patela à tuberosidade anterior da tíbia. Medido com o paciente em posição supina e o joelho em extensão, apresenta normalmente os seguintes valores médios de valgismo: 12º no homem e 15º na mulher. Quando medido com o paciente sentado e o joelho fletido em 90º, o valor médio passa a ser entre -4º e +6º. Tem-se optado por medir o ângulo Q em ambas as posições para efeito de comparação, valorizando a posição sentada nos casos de instabilidade da patelofemoral.

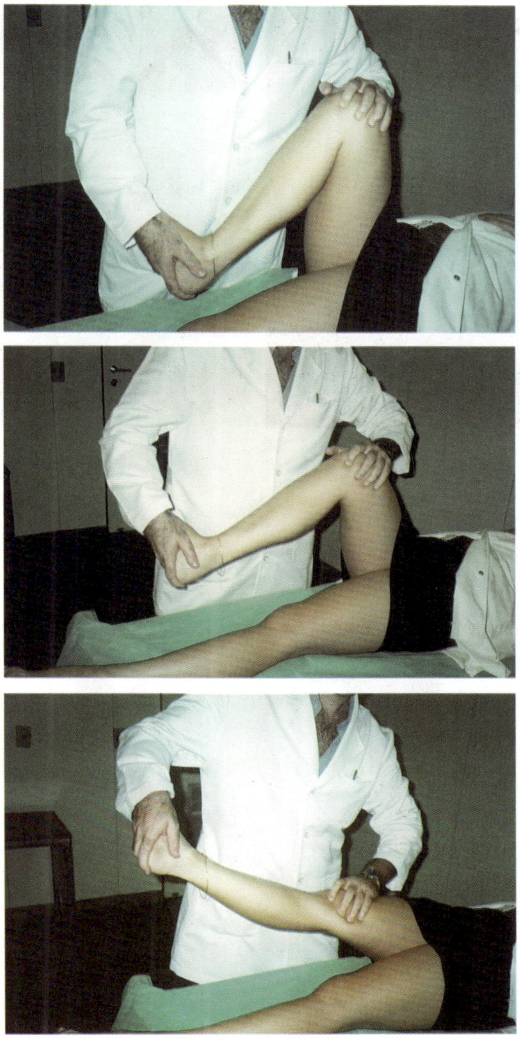

Figura 3.17. *As três fases do teste de MacMurray*

Testes meniscais

Os testes meniscais mais importantes para diagnóstico são: MacMurray, Steinmann e Appley.

No teste de MacMurray, o paciente está em decúbito dorsal, com o examinador fazendo uma flexão forçada do joelho, segurando o tornozelo com uma das mãos, e com a outra mão palpando digitalmente a região póstero-medial da interlinha articular, até chegar à flexão máxima do joelho e rodar externamente a perna, para a estender de forma lenta e delicada. Quando esse teste é positivo, há um "clique" e dor na interlinha medial. O mesmo pode ser pesquisado para o menisco lateral, conquanto deve ser rodada a perna internamente e palpada a interlinha lateral.

O teste de Steinmann é um outro teste que nos ajuda na identificação das lesões meniscais. O paciente é colocado sentado e com os joelhos pendentes na mesa de exame, fletidos em 90º. O médico roda de forma brusca o pé do paciente, tanto interna quanto externamente. Se houver dor referida na interlinha articular correspondente, suspeita-se de lesão meniscal.

O teste de Appley é executado com o paciente em decúbito ventral, com o quadril estendido e o joelho fletido em 90º. É feita uma compressão axial para rodar a tíbia sôbre o fêmur; se houver dor na interlinha articular correspondente, o teste é positivo para lesão meniscal. Contudo, pode haver positividade para lesão ligamentar, se for aplicada uma manobra de distração para rodar a tíbia sobre o fêmur. É um bom teste, mas pode se tornar ineficaz na presença de sinovite e dor patelofemoral.

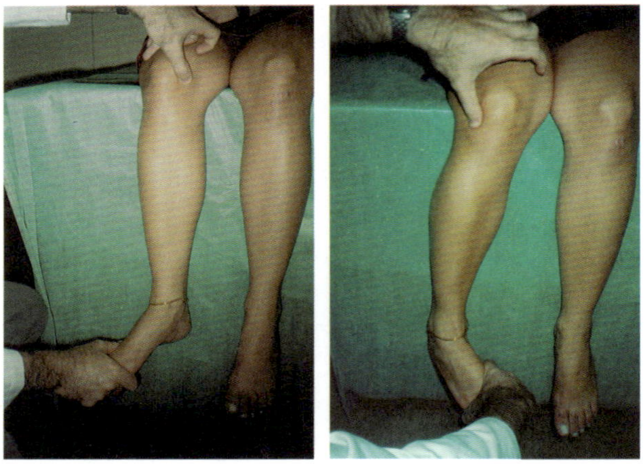

Figura 3.18. *Steinmann: rotações externa e interna*

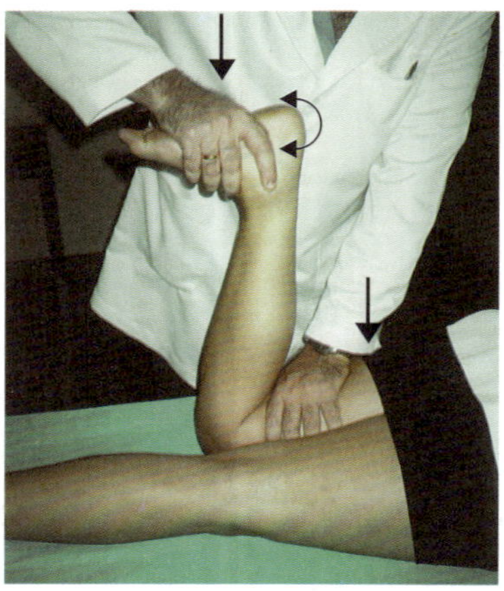

Figura 3.19. *Teste de Appley*

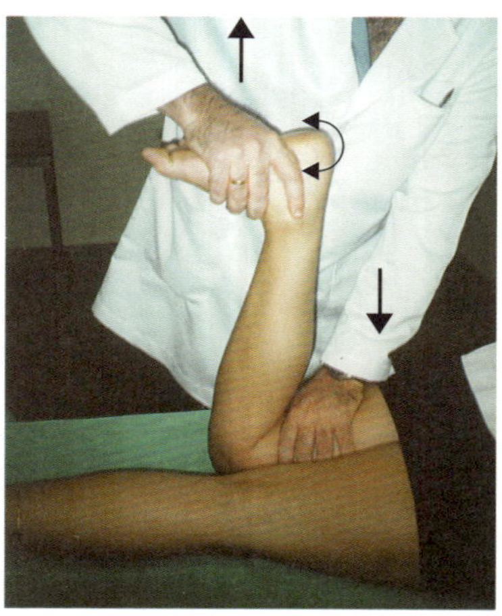

Figura 3.20. *Teste de distração*

Bibliografia

1. Amatuzzi MM, Hernandez AJ, Nardelli JC. Joelho. In: Barros Filho TEP, Lech O. Exame Físico em Ortopedia. São Paulo: Sarvier, 2001; pp. 242-266.
2. Brattstrom H. Shape of the intercondylar groove normally and in recurrent dislocation of patella: a clinical and X-Ray anatomical investigation. Acta Orthop Scand 1964; 68(suppl): 134-135.
3. Camanho GL, Amatuzzi MM, Gali JC. Sinal clínico de subluxação femoropatelar. Apresentado no III Congresso Brasileiro de Cirurgia de Joelho, Rio de Janeiro, 1988.
4. Finochietto R. Semilunar cartilages of the knee. The "jump sign". J Bone Joint Surg 1935; 17A: 916-919.
5. Hoppenfeld S. Avaliação das lesões das raízes nervosas destinadas ao tronco e aos membros inferiores. In: Hoppenfeld S. Neurologia para Ortopedistas. Rio de Janeiro: Cultura Médica, 1985; pp. 42-53.
6. Hoppenfeld S. Exame do joelho. In: Hoppenfeld S. Propedêutica Ortopédica – Coluna e Extremidades. Rio de Janeiro: Atheneu, 1987; pp. 179-206.
7. Kelly MA, Insall JN. Examination of the knee. In: Insall JN, Windsor RE, Kelly MA, Aglietti P. Surgery of the Knee. New York: Churchill Livingstone, 1993; pp. 63-82.
8. Paccola CAJ. Avaliação semiológica nas lesões ligamentares do joelho. Rev Bras Ortop 1980; 15(4):139-147.
9. Paccola CAJ. Lesão aguda do ligamento cruzado anterior – Aspectos clínicos e anatomopatológicos de 87 casos. Rev Bras Ortop 1986; 21(5):185-189.
10. Paccola CAJ. O teste de Lachman é específico para a lesão de ligamento cruzado anterior? Rev Bras Ortop 1984; 6:229-230.
11. Ritchie JR, Miller MD, Harner CD. History and physical evaluation. In: Fu FH, Harner CD, Vince KG. Knee Surgery. Baltimore: Williams & Wilkins, 1994; pp. 253-273.
12. Strobel M, Hans-Werner S. Diagnóstico clínico especial. In: Strobel M, Hans-Werner S. Joelho – Procedimentos Diagnósticos. Rio de Janeiro: Revinter, 2000; pp. 49-91.

Capítulo 4

Fisiologia Articular do Joelho

Introdução

A fisiologia articular abordada neste capítulo procura explicar de forma simples e elucidativa a função dos diversos elementos anatômicos constituintes do joelho, de modo a facilitar o entendimento da clínica e de procedimentos cirúrgicos realizados na prática pelo ortopedista, e que serão vistos nos capítulos subseqüentes.

Graus de liberdade articular do joelho

O joelho é uma articulação tipo diartrose, sendo constituída pela articulação condilóide tibiofemoral e pela articulação plana patelofemoral. Diartroses são articulações com cavidade articular e membrana sinovial, apresentando mecanicamente movimentos amplos. Conceitualmente, a articulação condilóide é biaxial, formada por uma cavidade escassa de músculos em posição adequada. A plana caracteriza-se fundamentalmente por permitir o deslizamento, sem eixos de movimento bem definido.

A maioria dos autores refere que a articulação tibiofemoral apresenta os seguintes graus de liberdade: a flexo-extensão, a rotação externa-interna, o varo-valgo, a compressão-distração, e a translação. Biomecanicamente, essa articulação deve ter grande estabilidade (pois é uma articulação de carga), e ter mobilidade para garantir uma ótima *performance* funcional.

Kapandji define o movimento de extensão do joelho como o que afasta a face posterior da perna em relação à face posterior da coxa, e a flexão como o movimento que as aproxima. Em alguns indivíduos, pode ocorrer um genum recurvatum configurando uma hiperextensão do joelho em até 20°. Para serem determinados os graus de amplitude de flexão, é necessário conceituar a posição de referência como a posição em extensão na qual, em perfil, o eixo do fêmur não apresenta nenhuma angulação com o eixo da tíbia. Vale ressaltar ainda que a flexão do joelho assume amplitudes diferentes de acordo com a posição do quadril. As flexões ativa máxima e passiva máxima do joelho com o quadril fletido são respectivamente 140° e 160°. Mas com o quadril em extensão, a flexão ativa do joelho chega somente a 120°.

A rotação ativa da perna sobre o eixo longitudinal é realizada com o paciente sentado, com as pernas pendentes na borda da mesa e o joelho fletido a 90°. Nessa situação, a rotação interna é de 30°, e a rotação externa é de 40°. As rotações externa e interna passivamente em decúbito ventral são, respectivamente, de 45° e 35°.

Cinemática tibiofemoral

Os movimentos que envolvem a tíbia e o fêmur entre si são translacionais e rotacionais. Mas o quê são uma translação e uma rotação? Translação é um deslocamento de um corpo rígido no qual todas as linhas fixadas a ele mantêm-se paralelas à sua orientação original. Assim, os côndilos medial e lateral da tíbia percorrem igual distância para frente ou para trás em relação ao centro do platô tibial. Rotação é um deslocamento no qual todos os pontos de um corpo movem-se em torno de um eixo como centro, ou um movimento no qual se fixa um ponto.

O côndilo femoral interno tem um rolamento puro sobre a glenóide da tíbia nos primeiros 10° a 15° de flexão; a partir daí, o rolamento ocorre simultaneamente ao deslizamento, e no fim da flexão ocorre apenas o deslizamento. O côndilo femoral externo apresenta um rolamento puro mais demorado até os 20° de flexão. Esse mecanismo, de uma certa forma, evita a luxação posterior durante a flexão, pois o ponto de intersecção entre os ligamentos cruzados anterior e posterior (centro instantâneo de rotação) movendo-se posteriormente determina a ação da rotação e do deslizamento simultâneos.

Um outro aspecto importante na cinemática do joelho é o mecanismo em *screw home.* Esse mecanismo permite ao joelho obter uma posição de máxima estabilidade da tíbia em relação ao fêmur. Na marcha normal, a tíbia é submetida à rotação interna durante a fase de balanço e à rotação externa durante a fase de apoio. Em flexão, a parte convexa posterior dos côndilos femorais está em contato com os platôs tibiais medial e lateral; porém, em virtude da diferença do raio de curvatura dos côndilos, ocorre na extensão o contato dos platôs apenas com a região anterior dos côndilos femorais. Nos últimos graus de extensão, uma parte da superfície articular do platô lateral projeta-se lateralmente no plano ântero-posterior para fora do côndilo femoral (mostrando que ocorre uma diferença acentuada entre a distância dos pontos de contato tibiofemoral em flexão máxima e extensão máxima ao se comparar a cinemática condilar medial e lateralmente), e isso é assegurado pelo mecanismo *screw home* quando a tíbia roda externamente.

Cinemática patelofemoral

O mecanismo extensor do joelho apresenta basicamente a função de desaceleração durante a fase de balanço no ciclo da marcha. Neste contexto, a patela aumenta sobremaneira o braço de alavanca do músculo quadríceps.

Durante o movimento do joelho, nos diferentes graus de amplitude articular ocorrem diversas situações distintas entre a patela e o fêmur. Assim ocorre que, no plano sagital, o movimento da patela em relação ao fêmur durante a flexão é uma translação vertical do colo troclear até a chanfradura intercondiliana. O deslocamento total da patela corresponde ao dobro do seu próprio comprimento (cerca de 7 cm a 8 cm). O contato patela-tróclea dá-se pelas pregas patelares e meniscopatelares, e o deslizamento patelofemoral ocorre pelas conexões e profundidade dos fundos-de-saco subquadricipital e látero-patelares.

Na hiperextensão do joelho, o ligamento patelar e o tendão do quadríceps formam um ângulo obtuso aberto para fora (com efeito valgizante), predispondo um deslocamento lateral da patela. A face externa da tróclea, que normalmente é mais proeminente que a interna, impede que isso ocorra.

Na extensão completa até os 30° de flexão, ocorre o contato da parte inferior da superfície articular patelar com a tróclea. Na flexão de 30° até os 90°, esse contato passa a ser na parte média (sendo o maior contato entre a patela e a tróclea femoral aos 45° de flexão do joelho); e de 90° até a flexão completa, ocorre contato na parte superior da patela.

Meniscos

Os meniscos são estruturas formadas por fibras longitudinais periféricas que definem a arquitetura do "rim meniscal", e por fibras radiais que se dirigem da zona livre para a periferia. Eles se deformam em torno da inserção dos cornos. Conforme refere Amatuzzi, a carga aplicada diretamente nas fibras radiais é transmitida às fibras longitudinais, causando um efeito deformante conhecido como efeito "arco de corda". A absorção de carga pelo menisco é feita em 40% a 60% da força total aplicada sobre cada joelho, sendo maior no lateral que no medial. Os meniscos têm uma função estabilizadora significativa, principalmente nas lesões de LCA (quando o corno posterior do menisco medial assume função extremamente importante nessa estabilização). Outra função bastante relevante dos meniscos é a manutenção de congruência articular no joelho.

O menisco lateral tem uma amplitude de movimento duas vezes maior que o menisco medial (11 mm X 5 mm no plano AP em movimentos de flexoextensão). Eles se deslocam tanto na flexoextensão quanto nas rotações. Na extensão, a parte posterior das glenóides tibiais é descoberta. Na flexão, os meniscos cobrem a parte posterior das glenóides, principalmente o menisco lateral. Na rotação externa da tíbia sobre o fêmur, o menisco lateral avança para frente da glenóide externa, e o menisco medial retrocede. O inverso acontece durante a rotação interna. Esses deslocamentos são predominantemente ativos, com o arrastamento feito pelos côndilos.

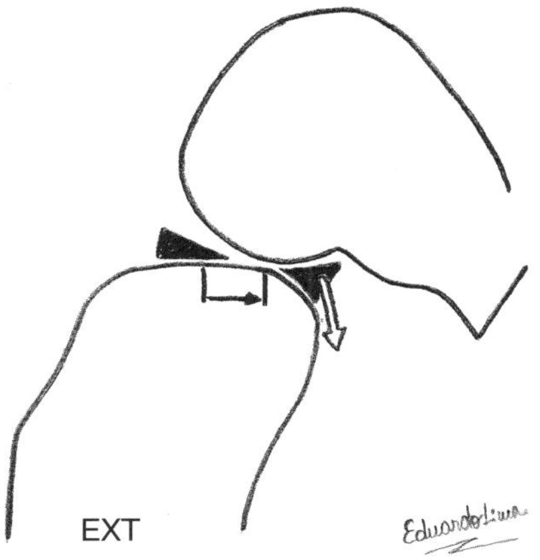

Figura 4.1. *Menisco lateral retrocede para glenóide posterior durante flexão de joelho (redesenhado de Kapandji)*

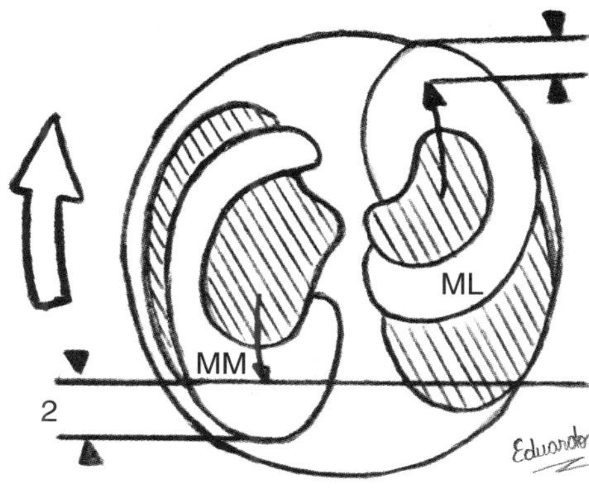

Figura 4.2. *Na rotação externa da tíbia, o menisco lateral avança anteriormente sobre a glenóide externa (redesenhado de Kapandji)*

Cinemática patelotibial

A patela desloca-se em relação à tíbia em um plano sagital durante a flexoextensão, retrocedendo em uma translação circunferencial (recua em relação à tuberosidade anterior da tíbia e abaixa em relação à tróclea). Ela se desloca também em relação à tíbia em um plano frontal nos movimentos de rotação da tíbia. Na rotação interna da tíbia, o fêmur roda externamente, levando a patela para fora.

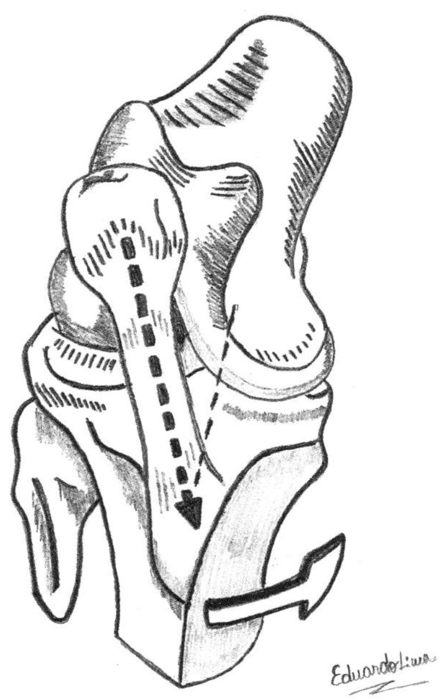

Figura 4.3. *Cinemática patelotibial (redesenhado de Kapandji)*

Ligamentos colaterais

Os ligamentos colaterais possibilitam a estabilidade medial-lateral do joelho em extensão, limitando a rotação interna-externa e reforçando a cápsula articular. Encontram-se tensionados durante a extensão e frouxos na flexão.

O ligamento colateral medial é auxiliado pela contração dos músculos da "pata de ganso" e pela expansão do vasto medial. O LCM é considerado o restritor primário ao estresse em valgo (sendo ajudado pelos LCA e pelo LCP durante a completa extensão), e a sua porção superficial é responsável por 57% da força restritora de valgo em 5° de flexão do joelho (passando a 78% com 25° de flexão). É ainda um restritor secundário à translação anterior da tíbia em relação ao fêmur, e à rotação interna da tíbia.

O ligamento colateral lateral é mais resistente e tem mais elasticidade que o medial. Segundo Hernandez, as estruturas laterais têm maior rigidez que as estruturas mediais, pelo fato de serem solicitadas durante o apoio. O ligamento colateral lateral é auxiliado pela tensão do "tensor da fáscia lata" e pelas expansões do vasto lateral, constituindo-se no restritor primário ao estresse em varo e à rotação externa. Conforme comentado no Capítulo 1, o complexo póstero-lateral (estruturas como o ligamento popliteofibular, o tendão do poplíteo, e o bíceps femoral) cada vez mais tem sua importância reconhecida como restritor secundário da angulação em varo.

Ligamentos cruzados

Os ligamentos cruzados são importantes para manter a estabilidade ântero-posterior e permitir os movimentos de dobradiça nas superfícies articulares. A limitação da hiperextensão do joelho é realizada pelos elementos cápsulo-ligamentares posteriores (plano fibroso posterior da cápsula, ligamentos laterais e cruzado posterior), e ativamente pelos flexores (músculos da "pata de ganso", bíceps e gêmeos). O LCA e o LCP estão cruzados no plano sagital e frontal, mas paralelos no plano horizontal.

O ligamento cruzado anterior constitui-se no restritor primário ao deslocamento anterior da tíbia em relação ao fêmur, e também restritor secundário ao movimento de rotação interna da tíbia durante a extensão. Estudos mostram que ao seccionar seletivamente o LCA em modelos experimentais, ocorre um aumento da translação anterior em todos os graus de flexão do joelho.

O ligamento cruzado posterior é o restritor primário ao deslocamento posterior da tíbia em relação ao fêmur, e isto se dá de forma mais evidente entre 30° a 90° de flexão do joelho. De acordo com a sua anatomia, este ligamento apresenta fibras ântero-laterais tensas em flexão e fibras póstero-mediais tensas em extensão. Havendo a secção seletiva do canto póstero-lateral do joelho com a preservação do LCP, o deslocamento posterior será maior aos 30° de flexão do joelho do que aos 90°.

Bibliografia

1. Amatuzzi MM. Estado da arte no tratamento das doenças meniscais do joelho. Rev Bras Ortop 2000; 35(3):45-52.
2. Grood E, Noyes F, Butler D, Suntay W. Ligamentous and capsular restraints preventing straight medial and lateral laxity in intact human cadaver knees. J Bone Joint Surg 1981; 63A:1257-1269.
3. Hernandez AJ. Anatomia Funcional e biomecânica dos ligamentos do joelho. In: Mello Jr W. Clínica Ortopédica – Lesões Ligamentares do Joelho. Rio de Janeiro: Medsi, 2000; pp. 531-539.
4. Hernandez AJ. Correlação das propriedades biomecânicas dos ligamentos do joelho com seus parâmetros antropométricos. Tese apresentada à Faculdade de Medicina da Universidade de São Paulo, 1994.
5. Kapandji IA. O joelho. In: Kapandji IA. Fisiologia Articular – Esquemas Comentados de Mecânica Humana. São Paulo: Manole, 1990; pp. 74-157.
6. Strobel M, Hans-Werner S. Terminologia e definições. In: Strobel M, Hans-Werner S. Joelho – Procedimentos Diagnósticos. Rio de Janeiro: Revinter, 2000; pp. 293-301.

Capítulo 5

ARTROSCOPIA

Introdução

A artroscopia representa a grande revolução em cirurgia de joelho e medicina esportiva, possibilitando procedimentos intra-articulares diagnósticos e terapêuticos menos agressivos e mais exatos. É considerada uma técnica que se estende não apenas ao joelho, mas também para outras articulações como ombro, punho, cotovelo, quadril e tornozelo.

Serão enfocados neste capítulo: treinamento em artroscopia, equipe cirúrgica, técnica operatória, indicações para artroscopia, complicações, instrumental, vias de acesso e anatomia artroscópica.

Treinamento em artroscopia

O treinamento em artroscopia envolve uma demorada e gradual curva de aprendizagem, a qual é fundamentada nos seguintes aspectos: formação básica adquirida na residência médica, estágios em serviços de renome na área, acompanhamento com cirurgiões experientes, educação continuada com cursos teórico-práticos e congressos de atualização, aquisição de livros-textos e assinaturas das revistas especializadas, pesquisas na Internet e multimídia, e também na própria casuística e volume cirúrgico executados pelo ortopedista. Segundo Hernandez e Rezende, um cirurgião artroscopista só deve ser considerado plenamente habilitado após ter realizado mais de 150 artroscopias devidamente documentadas.

Equipe cirúrgica

A equipe da sala de cirurgia deve ser composta por seis pessoas: um cirurgião, um primeiro assistente, um segundo assistente, um instrumentador, um anestesista e um circulante. Quando o cirurgião opera com *leg holder* (instrumento colocado na coxa do paciente para permitir manobras em adução e abdução), torna-se dispensável o segundo assistente. A organização, rapidez, resolução de problemas e o seqüenciamento racional de procedimentos dependerão principalmente do fato de cada membro da equipe assumir com competência a sua função já estabelecida.

Técnica operatória

A anestesia pode ser: geral, regional (raquidiana ou peridural) ou local com sedação. Tem-se optado, na grande maioria dos casos, pela anestesia peridural (quando não há reconstruções ligamentares), pois os pacientes motivam-se a assistir pela televisão os procedimentos.

A artroscopia é um procedimento cirúrgico com níveis de infecção muito baixos (média de 0,01% a 0,23%), porém devem-se tomar todas as precauções, adotando as rotinas habituais de assepsia e antissepsia no centro cirúrgico e com o membro operado. Não se deve usar como rotina o antibiótico profilático em artroscopias simples; porém, mais recentemente tem sido adotado o uso de cefalosporina de primeira geração profilaticamente nas reconstruções de LCA via artroscopia (um a dois minutos antes de ser colocado o torniquete).

Nas mesas que permitem, usa-se a perneira de forma descida, com ou sem o uso de *leg holder*. A tricotomia no joelho é realizada na sala de cirurgia, tomando-se o cuidado de usar um degermante para a lavagem prévia no membro inferior (desde a coxa até a região supramaleolar), bem como um torniquete na raiz da coxa (garrote pneumático ou faixa de Smarch), com o posterior esvaziamento sanguíneo. No uso do garrote pneumático, o nível de pressão seguro é de 305 mmHg, devendo permanecer insuflado por 90 minutos. Existem alguns artroscopistas que preferem operar sem o torniquete. Nos Estados Unidos, em alguns centros, é habitual apenas a colocação preventiva do garrote pneumático antes da cirurgia, sem insuflá-lo, usando-o apenas em caso de necessidade, pois se usa de rotina apenas a bomba de infusão (*pump*).

Após a "pintura" do membro inferior com tintura de polivenilpirrolidona (Povidine®) ou Clorexidine®, devem ser colocados os campos operatórios estéreis de maneira convencional, isolando o pé do paciente. A seguir, é montado o sistema de artroscopia na mesa, de forma a não permitir nenhuma contaminação. Atenção deve ser dada para envolver a câmera de vídeo com um plástico transparente, ao conectar com a ótica.

Introduz-se pelo portal súpero-medial (suprapatelar medial) a cânula de infusão, enquanto o circulante monta o sistema de irrigação com frascos de soro fisiológico de 2 litros, conectados a um equipo de quatro vias. Os frascos devem estar suspensos a uma altura de um a dois metros. É realizada a insuflação da cavidade articular, após descartar o primeiro jato de soro. Temos usado o *pump* somente nos casos de sinovectomia, ou quando é necessário irrigar bastante a articulação, em casos de artrite séptica. Paccola relatou a insuflação da articulação pelo sistema de gás carbônico com resultados favoráveis, usando soro fisiológico apenas quando necessitou usar os instrumentos motorizados do tipo *shaver*.

Com o joelho fletido em 90°, realiza-se a incisão vertical com bisturi de lâmina 11 (virada para cima) para a via de acesso do artroscópio no portal ântero-lateral inferior, um pouco alto e bem rente ao ligamento patelar. Usa-se inicialmente a camisa do artroscópio com o trocarte pontiagudo, direcionado até a cápsula; na extensão do joelho, substitui-se pelo trocarte rombo para evitar lesões intra-articulares iatrogênicas. Retira-se o trocarte e coloca-se a ótica dentro da camisa, conectando-a de forma bastante cuidadosa, introduzindo-a sob a patela. Inspeciona-se (estática e dinamicamente com movimento de flexoextensão lento) a articulação patelofemoral, visualizando-a acima (superfície articular da patela) e abaixo (tróclea femoral). O exame sistemático do joelho em extensão compreende a goteira medial (côndilo femoral medial e o recesso medial), a bolsa suprapatelar e a goteira lateral (côndilo femoral lateral e o recesso lateral). Neste tempo cirúrgico, pode-se observar a presença de corpos livres intra-articulares (mais comuns na goteira lateral), subluxação lateral da patela, plicas sinoviais espessadas (cordões fibrosos, às vezes dolorosos), membrana sinovial, e a condição da superfície articular da patela (cartilagem).

Palpa-se digitalmente a interlinha medial e delimita-se o portal ântero-medial inferior. Esse portal encontra-se bem rente ao ligamento patelar, logo acima do menisco medial, mas um pouco mais baixo do que o portal ântero-lateral inferior. Incisa-se a seguir com a lâmina 11, e introduz-se o gancho de prova (*probe*) para fazer a triangulação (a técnica que permite ver o que se instrumenta).

Com o joelho fletido em 90° e a ótica previamente introduzida, inspeciona-se a região central intercondiliana, localizando o ligamento cruzado anterior. Realiza-se o teste dinamicamente com o *probe*, para avaliar a integridade das fibras do LCA.

Flete-se o joelho em 45° e solicita-se ao assistente uma força de estresse em varo (a famosa "posição em quatro"). Coloca-se o artroscópio no compartimento lateral para ver o menisco lateral e, usando o *probe*, localiza-se o tendão do poplíteo no terço médio do corpo meniscal. Com o joelho em flexão de 45°, o assistente força o valgo, e inspeciona-se o menisco medial no compartimento medial. Com o aumento de estresse, pode-se visualizar melhor o corno posterior do menisco medial, caracteristicamente chamado de "ponto cego" do joelho, em razão de sua dificuldade de acesso com o artroscópio.

Finda a cirurgia, retira-se o artroscópio, lavando bastante a articulação do joelho com o soro fisiológico antes de suturar os portais de acesso. Retira-se o torniquete e coloca-se um enfaixamento de Jones.

Indicações para artroscopia

Modernamente, a artroscopia pode ser indicada em cirurgia de joelho para diversos procedimentos cirúrgicos, tais como: meniscectomias e suturas meniscais, reconstrução ligamentar, tratamento cirúrgico das lesões cartilaginosas, retirada de corpos livres, tratamento cirúrgico das pioartrites e sinovites, correção das instabilidades patelares, biópsias diversas, fraturas selecionadas de platô e espinha tibiais, e ressecção de plicas sinoviais.

Complicações

As principais complicações citadas na literatura, e muitas vezes passíveis de serem evitadas pelos artroscopistas, são: lesão da cartilagem femoral ou tibial (pelo *shaver*, pinça, ou trocarte pontiagudo), remoção inadequada de menisco, quebra do instrumental intra-articular, perda de grandes fragmentos meniscais, paresia por torniquete, hérnias e fístulas da sinovial, ruptura do ligamento colateral medial (por estresse exagerado), secção do tendão do poplíteo, lesão da artéria poplítea, lesão do nervo fibular ou tibial, tromboflebite, hemartrose (complicação pós-operatória mais comum), infecção superficial ou profunda, sinovite, artrofibrose, distrofia simpático-reflexa, infiltração do subcutâneo, e neuroma doloroso.

Instrumental

O instrumental de artroscopia caracteriza-se pela diversidade de modelos diferentes de pinças, tesouras, bisturis e curetas existentes (tamanho, desenho e angulações), exigindo um refinamento técnico primordial para manipulação cirúrgica. As pinças mais usadas são os *graspers* (pinças de preensão), *baskets* (pinças saca-bocados para corte de fragmentos) e pinças de biópsia. As curetas (em alça ou colher) são bastante usadas na regularização de lesões condrais. Os bisturis de lâmina fixa costumam ser bem usados no auxílio de meniscectomias. Alguns cirurgiões preferem as tesouras em gancho, como material adjuvante no auxílio de meniscectomias. O *probe* ou gancho de prova é considerado o dedo do artroscopista, servindo para avaliação dinâmica das instabilidades meniscais e ligamentares.

Em cirurgia de joelho, geralmente são usados os artroscópios com diâmetro variando entre 4 mm e 5 mm, e lente com 30° de obliquidade (as de 70°, raramente usadas, podem permitir uma melhor visão do compartimento posterior pelo acesso na região intercondiliana).

Para a introdução do artroscópio dentro da articulação, são necessários o trocarte rombo e o pontiagudo, bem como a camisa do artroscópio. O sistema de infusão pode ser conectado nesta camisa ou também na cânula de infusão (diâmetro de 4 mm a 6 mm) no portal súpero-patelar medial; temos preferido usar geralmente a segunda opção.

Usualmente, coloca-se em um único armário, com divisões longitudinais por prateleiras, o monitor, a câmera, o vídeo, a fonte de luz, o motor do *shaver* e o estabilizador. O monitor consiste de uma TV, a qual deve ser sempre ajustada para uma melhor definição de imagem. A câmera deve intercambiar com a ótica, às vezes necessitando de um adaptador para óticas diferentes. O videocassete é um opcional cada vez mais usado em artroscopias; o sistema VHS (Video Home System) tem sido o mais utilizado. A fonte de luz transmite a luminosidade até o artroscópio, por um delicado cabo de fibra ótica, o qual deve ser manipulado com bastante critério, evitando dobrá-lo em seu eixo. Ela pode ser de três tipos: tungstênio, halogênio e xenônio (mais comum).

Especial menção deve ser dada ao *shaver*, pois esse aparelho, com um sistema de sucção acoplada, representa a grande evolução da cirurgia artroscópica. Tem a função de regularizar e aspirar as diversas estruturas intra-articulares. O *shaver* pode apresentar-se em duas versões: com controle manual ou com controle por pedais. É dividido em três partes: motor, peça manual e ponteiras (ou lâminas). As ponteiras podem ser abrasivas (as populares "cebolinhas") ou as *full radius* (bastante usadas em meniscectomias e sinovectomias).

A coagulação pode ser obtida por diferentes componentes adicionais: o eletrocautério, o instrumento de radiofreqüência e o *laser*. No eletrocautério há uma maior liberação de calor, e deve ser sempre evitado o uso de soro fisiológico (pode ser usada a água destilada). O instrumento de radiofreqüência (*arthrocare*® ou *vaper*®) mantém uma temperatura interna na articulação ao liberar calor entre 100ºC a 160ºC, emitindo ondas de radiofreqüência e oferecendo corte e isquemia dos tecidos com exatidão simultânea. É usado em muitos procedimentos nos quais se deseja a constrição cirúrgica da cápsula articular. O *laser* (sendo o mais comum o Holmium *laser*® ou Trymedine®) é usado por alguns cirurgiões em artroscopias com meniscectomias ou condroplastias, resultando ser uma técnica com baixo índice de complicações (possibilidade de causar necrose do côndilo femoral) e com um bom índice de eficácia. Apresenta ainda pouca popularidade em seu uso e prática, principalmente pelo fato de ser uma técnica bastante onerosa.

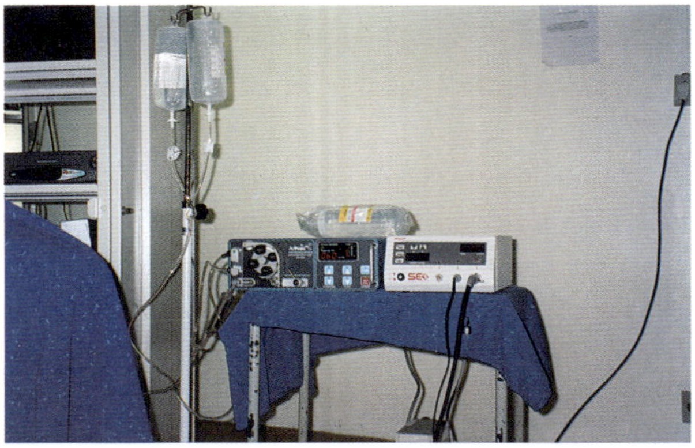

Figura 5.1. Pump *ou bomba de infusão*

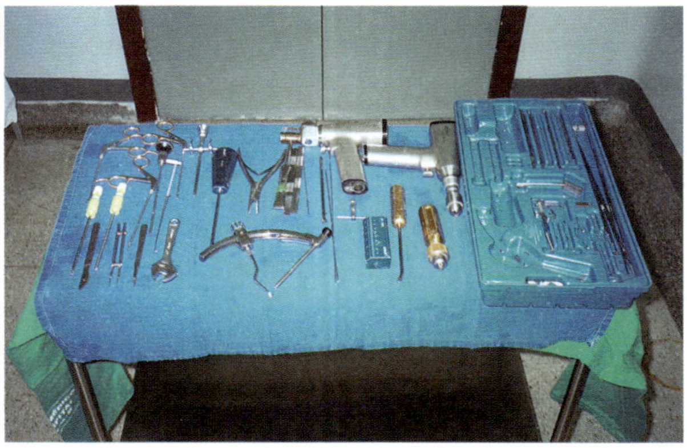

Figura 5.2. *Tipo de material básico para reconstrução ligamentar por artroscopia*

O *pump* ou bomba de infusão permite um sistema de irrigação estabilizado, tornando desnecessária a cirurgia com garrote. É bastante útil nas sinovectomias artroscópicas, encurtando o tempo cirúrgico e facilitando completamente o procedimento.

Um outro fator de importância em artroscopia é a documentação, seja para efeito científico ou legal. Esta pode ser realizada de várias formas: mediante o uso de fitas para gravar a cirurgia no videocassete, impressora (*video-printer*) para fotografias ou fichas protocolares e descritivas do procedimento. Uma opção prática e objetiva é a ficha descritiva de artroscopia da SBCJ (Sociedade Brasileira de Cirurgia de Joelho).

Quanto à esterilização do material de artroscopia, pode ser realizada em autoclave de forma rotineira. Mas o cabo de fibra ótica e a câmera são sensíveis ao calor e não podem ser esterelizados em autoclave. Algumas óticas já são produzidas como autoclaváveis. O material sensível ao calor tem sido submetido apenas ao processo de desinfecção após lavagem, com solução de glutaraldeído a 2% (Cidex®) por 30 minutos, nos intervalos entre cada cirurgia (realizando-se esterilização no fim do dia). É prudente

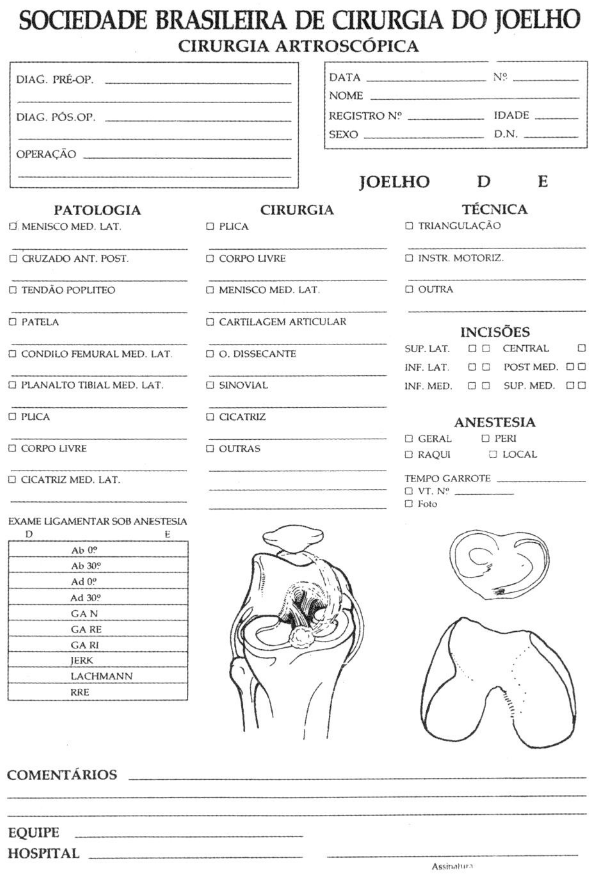

SOCIEDADE BRASILEIRA DE CIRURGIA DO JOELHO
CIRURGIA ARTROSCÓPICA

DIAG. PRÉ-OP. ______
DIAG. PÓS.OP. ______
OPERAÇÃO ______

DATA ______ Nº ______
NOME ______
REGISTRO Nº ______ IDADE ______
SEXO ______ D.N. ______

JOELHO D E

PATOLOGIA	CIRURGIA	TÉCNICA
☐ MENISCO MED. LAT.	☐ PLICA	☐ TRIANGULAÇÃO
☐ CRUZADO ANT. POST.	☐ CORPO LIVRE	☐ INSTR. MOTORIZ.
☐ TENDÃO POPLITEO	☐ MENISCO MED. LAT.	☐ OUTRA
☐ PATELA	☐ CARTILAGEM ARTICULAR	
☐ CONDILO FEMURAL MED. LAT.	☐ O. DISSECANTE	
☐ PLANALTO TIBIAL MED. LAT.	☐ SINOVIAL	
☐ PLICA	☐ CICATRIZ	
☐ CORPO LIVRE	☐ OUTRAS	
☐ CICATRIZ MED. LAT.		

INCISÕES

SUP. LAT. ☐ ☐ CENTRAL ☐
INF. LAT. ☐ ☐ POST MED. ☐ ☐
INF. MED. ☐ ☐ SUP. MED. ☐ ☐

ANESTESIA

☐ GERAL ☐ PERI
☐ RAQUI ☐ LOCAL

TEMPO GARROTE ______
☐ VT. Nº ______
☐ Foto

EXAME LIGAMENTAR SOB ANESTESIA

D		E
	Ab 0º	
	Ab 30º	
	Ad 0º	
	Ad 30º	
	GA N	
	GA RE	
	GA RI	
	JERK	
	LACHMANN	
	RRE	

COMENTÁRIOS ______

EQUIPE ______
HOSPITAL ______ ______
Assinatura

Figura 5.3. *Ficha descritiva de artroscopia da SBCJ*

sempre colocar a solução de glutaraldeído em um recipiente estéril, pois Telini *et al.* mostraram presença marcante do crescimento de microorganismos no material colhido para cultura nos recipientes não-estéreis destinados a abrigar o material e a solução de glutaraldeído. As duas técnicas mais usadas de esterilização nos Estados Unidos são o óxido de etileno (6 a 8 horas) e o ácido peracético (20 a 30 minutos).

Vias de acesso

Portal ântero-lateral inferior

É o portal de excelência para a colocação do artroscópio no início da cirurgia. Preferencialmente, coloca-se este acesso um pouco mais acima da interlinha articular (acima de 1 cm), e bem rente ao ligamento patelar.

Portal ântero-medial inferior

É um portal bastante usado para a triangulação dos instrumentos e para o *probe.* Coloca-se o acesso cerca de 1 cm da interlinha articular, e mais lateral ao ligamento patelar do que o portal ântero-lateral inferior. Pode ser uma via alternativa para a introdução do artroscópio, quando se quer visualizar melhor o corno anterior do menisco lateral.

Portal central transpatelar ("via de acesso sueca")

É um portal adicional, usado diretamente através do ligamento patelar, localizado a 1 cm de distância do pólo inferior da patela, e originalmente descrito por Gillquist para melhor visualização da chanfradura intercondiliana. Atualmente é mais usado para o corte do corno posterior das lesões em "alça de balde". Alguns artroscopistas preferem, para o mesmo objetivo, um acesso mais justapatelar medial ou lateral (0,2 cm acima da interlinha articular), do que o acesso transpatelar.

Portais médio-patelares medial e lateral

Conforme Patel, as vias médio-patelares medial e lateral, caracteristicamente de topografia bem mais superior (ou mais proximal) do que as ântero-inferiores medial e lateral, constituem-se nos melhores acessos para meniscectomia nos cornos anteriores dos meniscos.

Portais suprapatelares medial e lateral

O portal suprapatelar medial é geralmente usado para a introdução da cânula de infusão. É demarcado a 1 cm do ponto de intersecção, entre a linha paralela ao pólo superior da patela e a outra linha vertical à borda medial da patela. Quando a infusão é colocada através do artroscópio, pode esta via auxiliar na retirada de corpos livres e nas sinovectomias.

O portal suprapatelar lateral é colocado através do músculo vasto lateral, logo acima do pólo superior da patela. Tem indicação em realinhamento de patela, sinovectomias, retirada de corpos livres e ressecção de prega médio-patelar.

Portais póstero-medial e póstero-lateral

O acesso póstero-lateral é colocado 1 cm a 2 cm abaixo da borda do côndilo femoral lateral, posterior ao ligamento colateral lateral, e entre o bíceps femoral e o trato iliotibial. Coloca-se o joelho na "posição em quatro" para melhor definição do portal de acesso. É usado como um portal acessório em meniscectomias (corno posterior do menisco lateral) e retiradas de corpos livres.

O portal póstero-medial é feito com um acesso posterior ao ligamento colateral medial, permitindo a visualização do corno posterior do menisco medial e ligamento cruzado posterior. De forma prévia, sempre se coloca o artroscópio dentro da articulação por outro portal, e, por transiluminação, delimita-se o acesso na pele póstero-medialmente, com uma agulha peridural.

Anatomia artroscópica

Goteira lateral

É o sítio mais freqüente de corpos soltos (geralmente fragmentos meniscais perdidos). Está revestida por membrana sinovial, apresentando relações anatômicas posteriormente com a cápsula póstero-lateral, medialmente com o côndilo femoral lateral, e lateralmente com o aspecto mais profundo da cápsula lateral.

Bolsa suprapatelar

É composta de membrana sinovial vascularizada e pequenas pregas verticais. Está contida superiormente pelo tendão do quadríceps.

Quando existe uma banda fibrosa grossa separando a bolsa suprapatelar dos compartimentos articulares medial e lateral, denomina-se esta banda de plica sinovial suprapatelar. A comunicação central entre a bolsa suprapatelar e a articulação, através da plica sinovial, é conhecida como "porta".

A banda fibrosa chamada plica sinovial patelar medial origina-se na parede medial da bolsa suprapatelar e insere-se na membrana sinovial que cobre o coxim adiposo infrapatelar. A plica sinovial infrapatelar ou ligamento adiposo origina-se na chanfradura intercondiliana e insere-se no coxim adiposo infrapatelar. Em 50% a 60% dos joelhos normais há plicas sinoviais.

Goteira medial

Está também revestida pela membrana sinovial. Suas relações anatômicas são: medialmente com a cápsula medial, lateralmente com o côndilo femoral medial, e posteriormente com a cápsula póstero-medial.

Compartimento patelofemoral

A superfície anterior do fêmur articula-se com a patela através do sulco troclear. Quando o joelho está completamente estendido, inexiste contato entre o fêmur e a patela. Aos 30º de flexão ocorre contato entre a faceta lateral da patela e o fêmur, e aos 45º há a centralização da patela no sulco femoral.

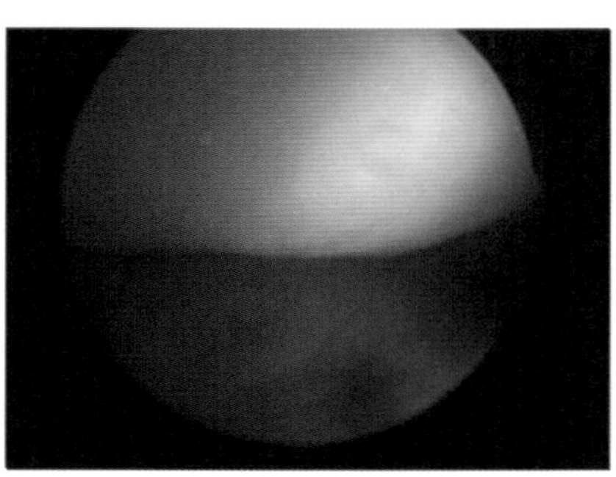

Figura 5.4. *Compartimento patelofemoral*

Chanfradura intercondiliana

Por definição, a chanfradura intercondiliana é a área entre os côndilos femorais medial e lateral. A base desta área é composta pelas espinhas tibiais, pelas inserções ligamentares (LCA anteriormente, e LCP posteriormente), e pelos cornos meniscais. O ligamento adiposo encontra-se superiormente ao LCA, indo da chanfradura intercondilina ao coxim adiposo infrapatelar. A chanfradura de Grant é o "arco" ântero-superior na entrada da chanfradura intercondiliana, visto quando o joelho está na flexão de 90°. Nas lesões crônicas de LCA ocorre, muitas vezes por formação de osteófitos, um "apagamento" da anatomia normal da chanfradura intercondiliana, sendo necessária uma intercondiloplastia profilática.

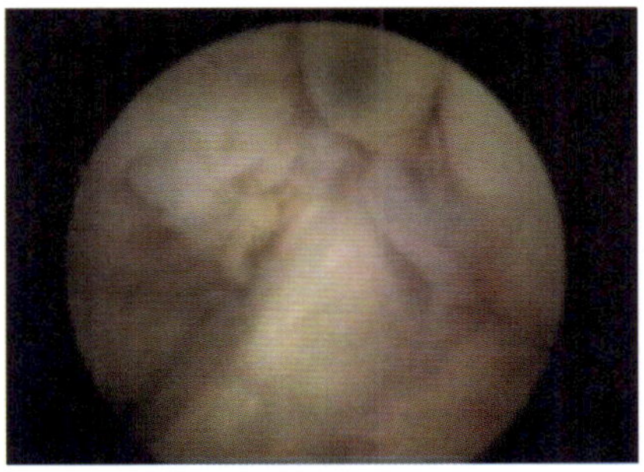

Figura 5.5. *Chanfradura intercondiliana*

Compartimento medial

O exame do compartimento medial é feito inspecionando a cartilagem do côndilo femoral medial, o platô tibial medial, a membrana sinovial e o menisco medial. O corno posterior do menisco medial pode ser visto ao ser realizado um estresse em valgo com uma flexão de 10° a 20° no joelho e uma rotação externa no pé.

Compartimento lateral

O tendão do músculo poplíteo localiza-se obliquamente posterior ao corno póstero-lateral do menisco lateral, sendo perfeitamente identificado com o gancho de prova (*probe*). Essa área

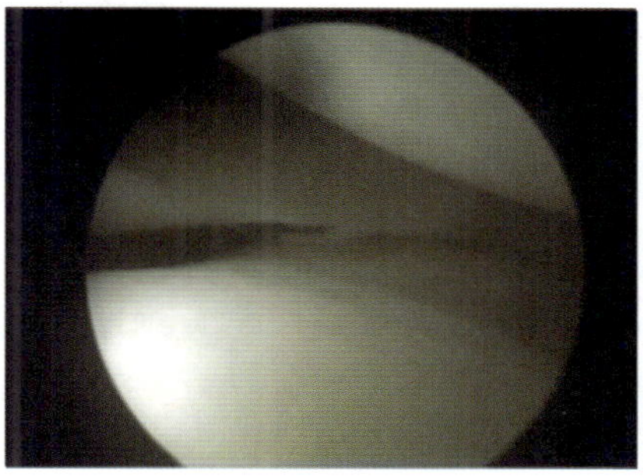

Figura 5.6. *Compartimento medial*

é conhecida como hiato do poplíteo, sendo desprovida da inserção capsular. O artroscopista deve reconhecer com o *probe* também os cornos meniscais, a membrana sinovial, a cartilagem do côndilo femoral lateral e o platô tibial lateral.

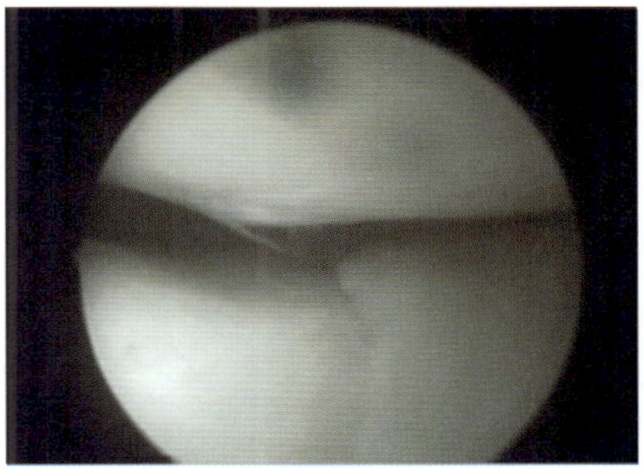

Figura 5.7. *Compartimento lateral*

Bibliografia

1. Hernandez AJ, Rezende MU. Valor do treinamento na cirurgia artroscópica do joelho. Acta Ortop Bras 1996; 4(1):27-30.
2. Fu F, Cohen M, Giust P, Abdalla R. CD-ROM. Artroscopia do Joelho. Porto Alegre: Evolução Multimídia, 1999.
3. Gillquist J, Hagberg G. Findings at arthroscopy and arthrography in knee injuries. Acta Orthop Scand 1978; 49:398-402.
4. Johnson LL, Shneider DA, Austin MD, Goodman FG, Bullock JM, Debruin JA. Two per cent glutaldehyde: a disinfectant in arthroscopy and arthroscopic surgery. J Bone Joint Surg 1982; 64A(2):237-239.
5. Keiser L. Complications of knee surgery. Arthroscopy 1992; 8(1):82-85.

6. Kurzweil PR, McCauley LC. Operating room environment. In: Jackson DW. Reconstructive Knee Surgery. New York: Raven Press, 1995; pp. 1-10.
7. Larson R, Johnson D, Asselmeier M. AANA Comprehensive Knee Course. In: Larson R, Johnson D, Asselmeier M. The Masters Experience Comprehensive Arthroscopy of the Knee. Chicago: Arthroscopy Association of North America, 1999.
8. Miller MD, Osborne JR, Warner JJP, Fu FH. Knee arthroscopy. In: MRI – Arthroscopy Correlative Atlas. Philadelphia: WB Saunders Company, 1997; pp. 44-53.
9. Olson EJ, King NA. Arthroscopic anatomy. In: Fu FH, Harner CD, Vince KG. Knee Surgery. Baltimore: Williams & Wilkins, 1994; pp. 77-99.
10. Paccola CAJ. Um equipamento simplificado para artroscopia a gás. Rev Bras Ortop 1994; 29:861-863.
11. Patel D. Proximal approaches of arthroscopic surgery of the knee. Am J Sports Med 1981; 9:296-303.
12. Scott WN, Insall JN, Kelly MA. Arthroscopy and meniscectomy. In: Insall JN, Windsor RE, Scott WN, Aglietti P. Surgery of the Knee. New York: Churchill Livingstone, 1993; pp. 165-224.
13. Sisk TD. Princípios gerais de artroscopia. In: Crenshaw AH. Cirurgia Ortopédica de Campbell. São Paulo: Editora Manole, 1989; pp. 639-659.
14. Small NC. Complications in arthroscopy: the knee and other joints. Arthroscopy 1986; 2:253-256.
15. Telini AC, Fernandes RR, Kerr C. Estudo da eficácia do glutaraldeído a 2,4% na desinfecção do material artroscópico. Rev Bras Ortop 1993; 28(8):541-544.

Capítulo 6

Radiologia do Joelho

Introdução

Este capítulo tem o objetivo de orientar o uso da Radiologia como instrumento diagnóstico e como exame complementar importante para as lesões acometendo o joelho.

Raios X simples

A radiografia convencional é o método inicial de escolha quando se deseja a avaliação por imagem de qualquer lesão no joelho. É de boa norma, sempre que possível, ser solicitada em quatro incidências básicas: ântero-posterior, perfil, *tunnel view* e axial de patela. A patela apresenta-se superposta ao fêmur distal em AP, mas bem observada em perfil e axial. Em casos de trauma agudo, torna-se em algumas situações bem difícil a obtenção de *tunnel view* e axial de patela.

Para ser realizada uma incidência em AP, coloca-se o paciente em decúbito dorsal, com o joelho em extensão total (ou com um mínimo grau de flexão, em torno de 5°) e a perna em posição neutra. O chassis é colocado posteriormente à articulação, e o raio central é dirigido vertical e perpendicularmente ao chassis (a inclinação de 5° cefálica deve ser usada se o joelho está em extensão máxima e a finalidade for analisar o espaço articular). Esse exame pode ser feito também colocando o paciente na posição ortostática, principalmente quando se precisa avaliar o alinhamento. Em pacientes com osteoartrose, solicita-se geralmente AP com apoio monopodálico do membro inferior, contudo Rosenberg *et al.* mostram que a incidência PA com flexão de 45° para o joelho com apoio parece ser mais efetiva em demonstrar os espaços articulares.

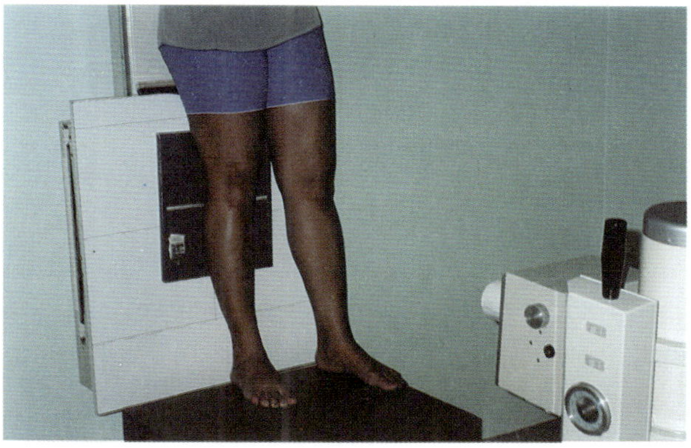

Figura 6.1. *Posicionamento para AP em ortostatismo*

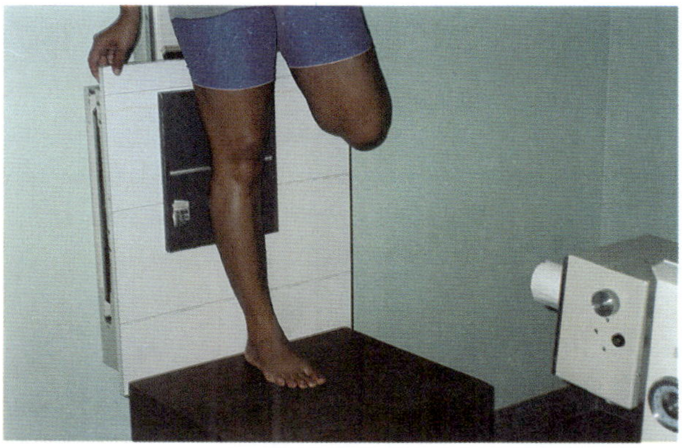

Figura 6.2. *Posicionamento para AP monopodálico em ortostatismo*

Para a incidência em perfil, o paciente deve ficar em decúbito lateral sobre o lado do joelho afetado, com flexão do joelho variando de 20º a 30º, em estudos de rotina, até 0º em caso de trauma, com o chassis embaixo. O raio central é dirigido verticalmente para a face medial do joelho, perpendicular ao chassis (raios centrais com 5º podálicos superpõem os côndilos). Se o objetivo é avaliar o alinhamento femorotibial, o paciente deve ficar em posição ortostática, com extensão completa do joelho.

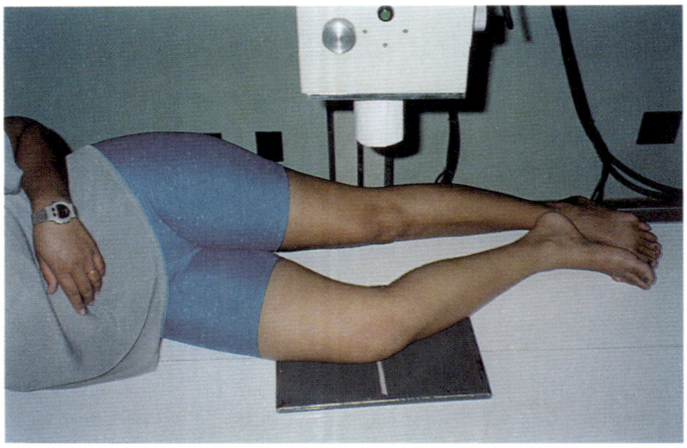

Figura 6.3. *Posicionamento para perfil em decúbito lateral*

Com a incidência em perfil também se pode avaliar a mensuração da altura patelar. Existem vários métodos citados na literatura, mas o nosso método de preferência é o índice de Insall-Salvatti. Utiliza-se a incidência de raios X em perfil absoluto com 30º de flexão do joelho, com distância foco-filme de 1 metro. O índice é encontrado dividindo-se a altura do ligamento patelar (do ápice patelar até a tuberosidade tibial) pelo maior comprimento diagonal da patela. Os valores normais para esse índice são entre 0,8 e 1,2.

A incidência em *tunnel view* é obtida colocando-se o paciente em decúbito ventral, com o pé apoiado em um suporte, o joelho fletido entre 40º e 60º e o chassis embaixo. O raio central é direcionado caudal e perpendicularmente ao eixo da tíbia. Essa é um ótima forma de se avaliar a chanfradura intercondiliana, espinhas tíbiais e face posterior dos côndilos femorais.

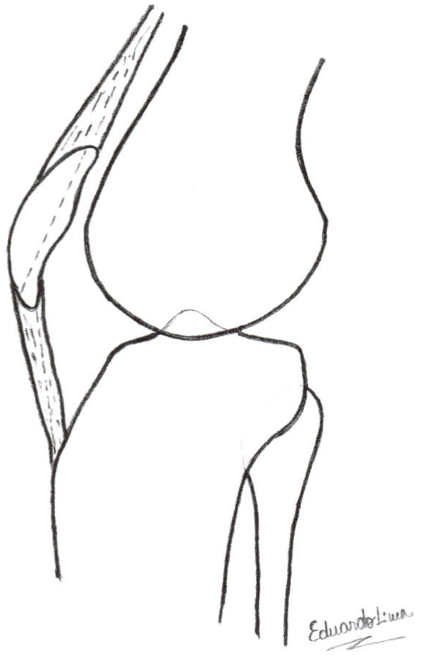

Figura 6.4. *Demarcações para o índice de Insall-Salvatti*

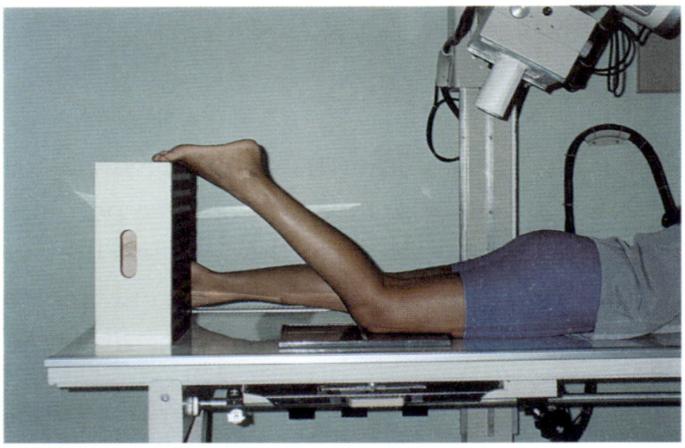

Figura 6.5. *Posicionamento para* tunnel view *em decúbito ventral*

Preferimos solicitar como axial de patela a conhecida incidência de Merchant. Obtém-se essa incidência colocando-se o paciente em decúbito dorsal, com o joelho flexionado a 45º, o chassis distal à patela e o raio central dirigido caudalmente, inclinado 30º da horizontal. É a melhor forma, mediante radiologia convencional, de se avaliar a articulação patelofemoral, subluxações patelares e facetas.

Uma outra opção axial é a incidência de Laurin, realizada com o paciente sentado, com os raios centrais direcionados de forma ascendente

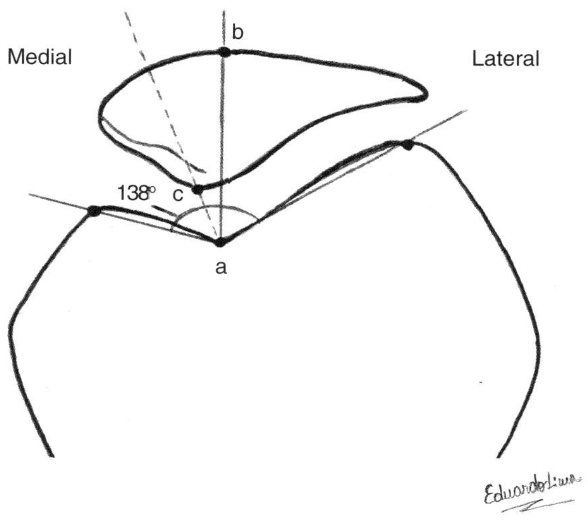

Figura 6.6. *Incidência de Merchant com ângulos traçados*

para a patela (de tal modo que sejam paralelos à borda anterior da tíbia e ao eixo longitudinal da patela), o chassis seguro em um terço anterior da coxa, formando um ângulo de 90º com o eixo da tíbia, e posicionando o joelho com flexão de 20º.

Podem ser traçadas medidas específicas para avaliar na incidência de Merchant as instabilidades patelares. O ângulo do sulco, cuja medida normal é cerca de 138º, é formado por duas linhas que vão medial e lateralmente do ponto mais profundo do sulco intercondiliano até os ápices dos côndilos femorais. Ao se traçar uma bissetriz deste ângulo, tem-se uma linha de referência que vai do ápice da patela até o ponto mais profundo do sulco intercondiliano. Uma segunda linha une esse ponto mais profundo ao ponto mais baixo na crista articular da patela. O ângulo formado por essa linha com a linha de referência é a linha de congruência. Se o ponto mais baixo na crista articular for lateral à linha de referência, o ângulo de congruência tem um valor positivo; mas se for medial à linha de referência, passa a ter um valor negativo. Segundo Merchant, o valor médio do ângulo de congruência é de -6º.

Ao se analisar as radiografias convencionais do joelho, deve-se ter em mente um protocolo didático de observação, baseado nos seguintes aspectos: partes moles envolvidas, estruturas ósseas presentes, densidade óssea, alinhamentos femorotibial e patelofemoral, integridade óssea e estado das superfícies articulares.

Pode-se aferir derrames articulares por alterações de densidade das partes moles. As estruturas ósseas normalmente vistas constituem a tíbia, a fíbula, o fêmur e a patela. Ocasionalmente podem ser encontrados dois pequenos ossos sesamóides: a fabela (na porção lateral do gastrocnêmio) e a ciamela (no tendão do poplíteo). O alinhamento médio do joelho, considerando o eixo da tíbia com o fêmur, é de 7º de valgismo (se afastando da linha mediana do corpo). A densidade é considerada normal, em um osso visto nos raios X, se há limites bem definidos da cortical e trabéculas compactas. Há esclerose óssea quando a cortical é grossa, a interfase corticomedular é mal-definida e as trabéculas densamente aglomeradas. Na prática, o conceito de densidade óssea normal em uma radiografia convencional é extremamente subjetivo e vai depender muito da experiência do observador. A integridade óssea é rompida geralmente nos casos de tumores ou fraturas. As superfícies articulares devem normalmente apresentar corticais lisas, delgadas e contínuas, sem osteófitos visíveis e calcificações ou esclerose. Assim, mediante esses aspectos radiológicos acima mencionados de forma elucidativa, podemos raciocinar clinicamente, visando a estabelecer um possível diagnóstico.

Nos capítulos subseqüentes serão abordados os detalhes dos achados radiológicos de cada alteração a ser comentada.

Artrografia

Mesmo sendo considerado um exame fidedigno para as lesões de menisco, atualmente está em desuso, principalmente pelo desconforto e pela dor provocados ao paciente.

Ultra-sonografia

Embora muito pouco utilizada para o diagnóstico de lesões intra-articulares do joelho, por ser menos eficaz que a tomografia e a ressonância, este é um exame factível de ser usado principalmente pelo seu baixo custo, aliado ao fato de ser inócuo e não-radioativo. Alguns autores relatam ser este um método de alta sensibilidade para as lesões agudas do ligamento cruzado anterior, ligamento patelar, musculatura e massas paraarticulares. Porém, é um exame bastante examinador-dependente, havendo relatos de erros de diagnóstico nas lesões radiais meniscais.

Tomografia computadorizada

A tomografia computadorizada (TC) é útil para avaliar fraturas complexas que envolvem o joelho (sendo muito importante o uso de 3D). É usada tanto para descobrir fraturas não identificadas em raios X convencionais quanto para o planejamento cirúrgico. Mostra com clareza os afundamentos de superfície articular, bem como as cominuções de fraturas. Mas pode também detectar fraturas osteocondrais, pseudo-artroses, infecções secundárias, tumores ósseos, avulsões ósseas, mau alinhamento patelofemoral, corpos livres e osteocondrite dissecante. Não é um exame indicado para a avaliação dos tecidos moles, mas tem acurácia maior para detectar lesões meniscais quando comparada com a ultrasonografia. A acurácia do exame diminui em relação às lesões de ligamento, mas pode ainda ser considerada uma segunda escolha na falta da ressonância. Com a nova geração de máquinas do tipo *multi-slice* e com o uso de contraste iodado intra-articular, as lesões ligamentares e meniscais podem ser analisadas com maior segurança no diagnóstico.

Ressonância magnética

A RM é decisivamente o exame mais completo e de eleição para detectar lesões intra-articulares no joelho, por não ser invasivo, não proporcionar dor ao paciente e não utilizar radiação ionizante. É um exame ainda considerado lento, pois mesmo em máquinas modernas de alto campo, uma RM básica do joelho com boa resolução, cinco seqüenciais e estudo em três planos leva no mínimo 20 a 25 minutos. O mecanismo de geração de imagens na RM ocorre de forma simplificada da seguinte forma: a rotação dos núcleos de hidrogênio ocorre sob a excitação de uma fonte de radiofreqüência (RF), após colocar o paciente em um forte campo magnético. Após ser desligada a fonte e ocorrendo a magnetização inicial, há a liberação de um sinal elétrico, transmitido para um computador. Esse computador projetará as imagens digitais, com os tecidos apresentando, a depender do tipo de excitação (T1 ou T2), as imagens claras de alto sinal (ou sinal intermediário) e as escuras de baixo sinal.

As contra-indicações para RM devem ser conhecidas por todo médico ortopedista que a solicita: geralmente são por uso dos marcapassos cardíacos, *clips* intracranianos para aneurismas e implantes cocleares. Cinco por cento dos pacientes apresentam claustrofobia (embora já exista a RM em campo aberto). Uma contra-indicação relativa a ser considerada é a gestação no primeiro trimestre.

Os três planos de imagem estudados para o joelho são: coronal, sagital e axial. O plano axial é muito bom para avaliar a cartilagem patelar, os cistos poplíteos e os cistos de meniscos. O plano coronal mostra ligamentos colaterais e o corpo do menisco. O plano sagital mostra os ligamentos cruzados, cornos anterior e posterior dos meniscos e sinovial.

A acurácia da RM (capacidade de acerto da RM em definir a presença ou ausência da lesão na artroscopia) para as lesões meniscais é superior a 90%, apresentando um valor preditivo negativo alto (VPN é a probabilidade de não haver lesão quando a RM é normal). Há uma maior probabilidade de acerto na RM com o menisco medial do que com o menisco lateral.

As lesões de menisco são identificadas pelo aumento de sinal (aspecto brilhante no fundo escuro) na região de contato da superfície articular, superior e inferiormente. Existe uma classificação para lesões meniscais na ressonância magnética, considerada pouco útil e válida apenas

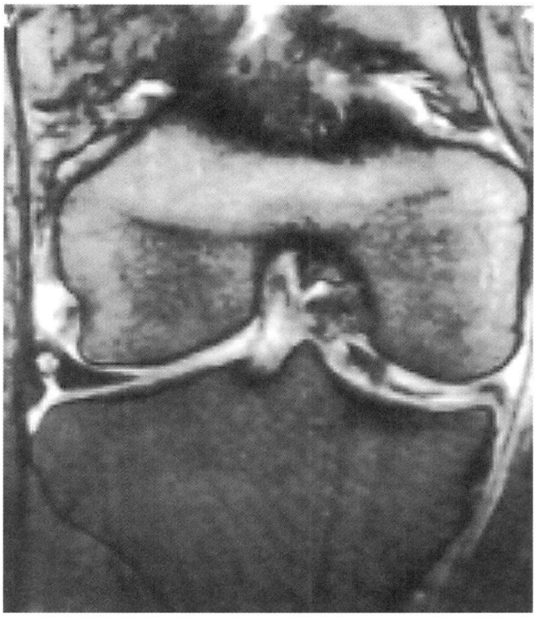

Figura 6.7. *RM mostrando lesão em "alça de balde" do menisco medial*

quando correlacionada com os achados artroscópicos: grau I – aumento de sinal ovóide ou globular que não se comunica com a superfície articular; grau II – sinal linear que também não se comunica com a superfície articular; grau III – lesão em toda a espessura meniscal e que se comunica com a superfície articular. Em estudos comparativos entre a RM e a artroscopia, sabe-se que apenas as de grau III correspondem às lesões meniscais verdadeiras da artroscopia.

A RM pode mostrar uma diversidade de lesões meniscais, tanto degenerativas quanto traumáticas, bem como desinserções meniscocapsulares e cistos meniscais. Existem diversos detalhes peculiares nos exames de ressonância. Uma imagem interessante pode aparecer nos cortes sagitais, em que o deslocamento medial de um fragmento em "alça de balde" é mostrado como uma imagem de baixa intensidade de sinal, paralela e anterior ao ligamento cruzado posterior: é o sinal do duplo cruzado. No Capítulo 10 serão comentados outros tipos de lesão.

Existem também algumas "armadilhas" na RM em lesões meniscais falso-positivas. São "armadilhas" que confundem o ortopedista, e em algumas situações até mesmo o radiologista mais experiente, no diagnóstico por imagem. Uma delas, bastante comum, é ocasionada pelo ligamento transverso que conecta os cornos anterior e posterior dos meniscos medial e lateral, e pode ser apreciado nas incidências coronal e sagital da RM, simulando uma lesão de corno anterior de menisco lateral. No corno posterior do menisco lateral, a bolsa do tendão do poplíteo intumescida por fluido pode simular uma lesão meniscal (em T2). O sítio de inserção do ligamento meniscofemoral no corno posterior do menisco lateral também pode ser confundido com uma lesão em imagens sagitais. Desinserções posteriores do corno posterior podem "imitar" lesão em "alça de balde" nos meniscos laterais. Artefatos podem aparecer em razão do efeito da "suscetibilidade magnética" do gás intra-articular ou por micropartículas metálicas do instrumental cirúrgico, simulando uma lesão meniscal.

As lesões de LCA aparecem na RM como um aumento difuso de intensidade de sinal (casos agudos), angulação anormal, descontinuidade ou ausência de ligamento (casos crônicos). São mais comuns na inserção proximal.

A RM tem acurácia muito maior para lesão total de LCA do que para lesão parcial. Estrategicamente, há algumas "pistas" que indiretamente levam às lesões dos ligamentos cruzados anteriores, quais sejam: contusões ósseas do côndilo femoral lateral e margem posterior do platô tibial lateral, deslocamento anterior da tíbia e inclinação anterior do LCP. As lesões crônicas são de mais difícil diagnóstico, pois não há aumento de intensidade de sinal, e ocorre por vezes a fusão LCA-LCP. As lesões de LCP são menos comuns, mas apresentam características de sinais semelhantes. O LCP é mais bem visualizado na RM do que na artroscopia.

Quanto aos ligamentos colaterais, as lesões de LCM são mais comuns que as de LCL. Geralmente é possível observar na RM edema periligamentar mínimo (grau I), parcial (grau II), ou lesão completa (grau III). Ocorre brilho focal ou difuso, mostrando a descontinuidade parcial ou

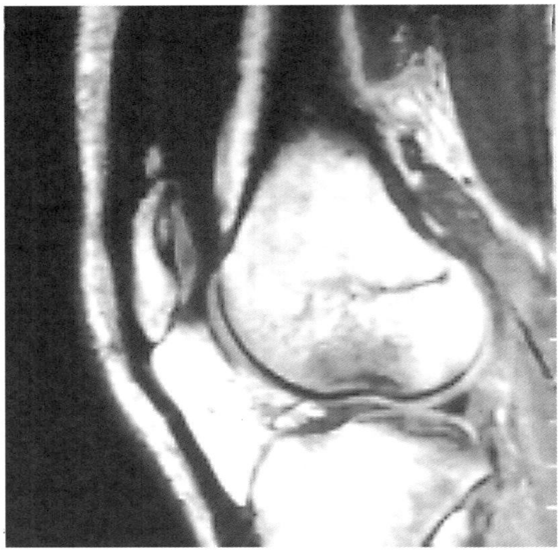

Figura 6.8. *Sinais indiretos de lesão do LCA em RM*

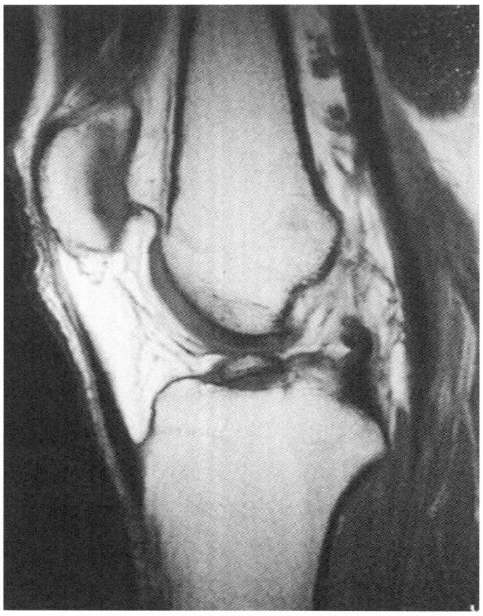

Figura 6.9. *Ruptura total crônica do LCA em RM*

total nos colaterais. São mais bem visualizados nos cortes coronais.

A ressonância também mostra com boa *performance* lesões tendinosas parciais ou totais, neoplasias e lesões ósseas (ou osteocondrais impactadas, com aumento de sinal em T2 e diminuição de sinal em T1). Recentemente, a literatura tem mostrado a considerável importância da RM em diagnosticar fraturas ocultas de joelho. Apesar de a artroscopia ser o padrão-ouro para as lesões cartilaginosas, a RM é o método não-invasivo que melhor avalia a cartilagem articular. Fernandes, em comunicação pessoal, declara encontrar melhores resultados na identificação de lesões da cartilagem articular do joelho com seqüências T2 fse, fat, sat e SPGR 3D.

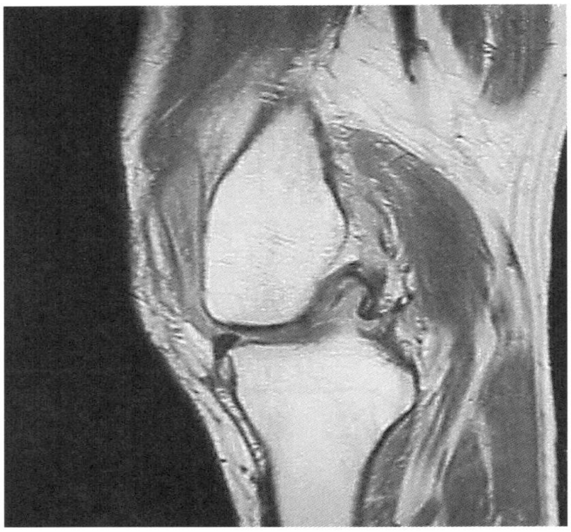

Figura 6.10. *RM com ruptura total do LCP*

Comentários finais

De rotina, temos valorizado a RM em casos de dúvida diagnóstica, com exame físico inconclusivo para instabilidade. Nos joelhos sem instabilidade, mas com possibilidade de lesão meniscal isolada, temos solicitado raramente ressonância pré-operatória (conforme a literatura, também tivemos alguns casos de pacientes com lesões meniscais laterais e retropatelares que se projetaram com sintomas medialmente). Em todos os casos, documentamos mediante gravação (filmagem com fita VHS) a lesão no transoperatório para mostrar ao paciente. Na maioria dos casos de osteoartrose, foram suficiente apenas os raios X convencionais. Adotamos esta conduta em nossa atividade privada, sempre com parcimônia, em razão de ser a RM um exame caro e por considerarmos que um exame físico bem feito geralmente é suficiente para o diagnóstico.

No hospital público, em nossa atividade no pronto-socorro, onde lidamos com fraturas em maior quantidade, temos solicitado os raios X convencionais e a tomografia computadorizada. No ambulatório, em virtude de não haver condições de solicitar ressonância para as lesões ligamentares e meniscais, optamos (nas mesmas condições já referidas) pelos exames disponíveis de tomografia computadorizada e ultra-sonografia, com resultados ainda a serem estudados estatisticamente.

Bibliografia

1. Bitar RC, Paccola CAJ, Elias Jr J. Fraturas ocultas do platô tibial: estudo de três casos por ressonância magnética. Rev Bras Ortop 1998; 33(10):831-834.
2. Camanho GL. Patologia osteocondral. In: Camanho GL. Patologia do Joelho. São Paulo: Sarvier, 1996; pp. 101-122.
3. Fernandes JL. Comunicação pessoal, 2001.
4. Gorschewsky O, Roteer R. Meniskussonographie: Ergebisanalyse eine prospektiven Untersuchung an 191 Patienten. Helv Chir Acta 1991; 58: 221-222.
5. Greenspan A. Membro inferior II: joelho. In: Greenspan A. Radiologia Ortopédica. Rio de Janeiro: Guanabara Koogan, 1992; pp. 725-836.
6. Insall J, Salvati E. Patela position in the normal knee joint. Radiology 1971; 101:101-104.
7. Laurin CA, Dussault R, Levesque HP. The tangential X-ray investigation of the patellofemoral joint: X-ray technique, diagnostic criteria, and their interpretation. Clin Orthop 1979; 144:16-26.
8. Merchant AC, Mercer RL, Jacobson RH, Cool CR. Roentgenographic analysis of patello-femoral congruence. J Bone Joint Surg 1974; 56A:1391-1394.
9. Miller MD, Osborne JR, Warner JLP, Fu FF. MRI of the knee. In: Miller MD, Osborne JR, Warner JLP, Fu FF. MRI – Arthroscpy Correlative Atlas. Philadelphia: WB Saunders Company, 1997; pp. 20-43.
10. Munk PL, Helms CA. The cruciate ligaments. In: Munk PL, Helms CA. MRI of the Knee. Philadelphia: Lippincott-Raven, 1996; pp. 29-60.
11. Ptasznik R, Feller J, Bartlett J. The value of sonography in the diagnosis of traumatic rupture of the anterior cruciate ligament of the knee. Am J Roentgenol 1995; 164:1461-1463.
12. Rosenberg TD, Paulos LE, Parker RD, Coward DB, Scott SM. The forty-five-degree posteroanterior flexion weight-bearing radiograph of the knee. J Bone Joint Surg 1988; 70A:1479-1483.

Capítulo 7

Fraturas Supracondilianas

Introdução

As fraturas supracondilianas compreendem 4% a 7% de todas as fraturas do fêmur. São definidas como fraturas envolvendo 9 cm a 15 cm distais do fêmur, medidos proximalmente da superfície articular dos côndilos femorais, em uma área conhecida e delimitada nos raios X como "quadrado epifisário".

Tipicamente ocorrem em dois tipos de pacientes: jovens pós-traumas com alta energia cinética (como os acidentes com carro e motocicleta), e idosos com osteoporose acentuada. O mecanismo geralmente é uma força direta exercida sobre o joelho fletido em sentido ântero-lateral, gerando muitas vezes cominuição e acometimento intra-articular. Mais raramente, pode haver também um mecanismo indireto por torção ou rotação, promovendo um traço de fratura em espiral nos idosos.

O ortopedista é um elemento indispensável na equipe de trauma do pronto-socorro. Após a avaliação inicial das lesões associadas, o exame clínico deve ser minuciosamente realizado ainda no setor de emergência do hospital, com o ortopedista valorizando a avaliação vasculonervosa (artéria poplítea pela palpação dos pulsos distais, e nervo ciático poplíteo externo pela alteração de sensibilidade e motricidade). Cumpre lembrar que as fraturas de fêmur distal apresentam 3% de lesões vasculares e 1% de lesões nervosas. É mandatório solicitar radiografias do joelho afetado e contralateral em AP e perfil para avaliação do traço de fratura. Costuma-se incluir sempre, na solicitação, as articulações acima e abaixo da lesão. As incidências oblíquas em 45º não são essenciais, mas são úteis no planejamento cirúrgico de fraturas intercondilianas. Quando há larga cominuição, podem ser realizadas incidências radiológicas sob tração esquelética do membro. A tomografia computadorizada também mostra a superfície articular com mais detalhes para o cirurgião.

Classificação

De uma forma convergente, as diversas classificações existentes tendem a definir as fraturas em extra, intra-articular e condilar isolada. As mais conhecidas no meio ortopédico são: AO/ASIF, Neer e Seinsheimer. A mais amplamente aceita, em virtude de sua maior aplicabilidade no tratamento, é a AO/ASIF, e é a que temos usado.

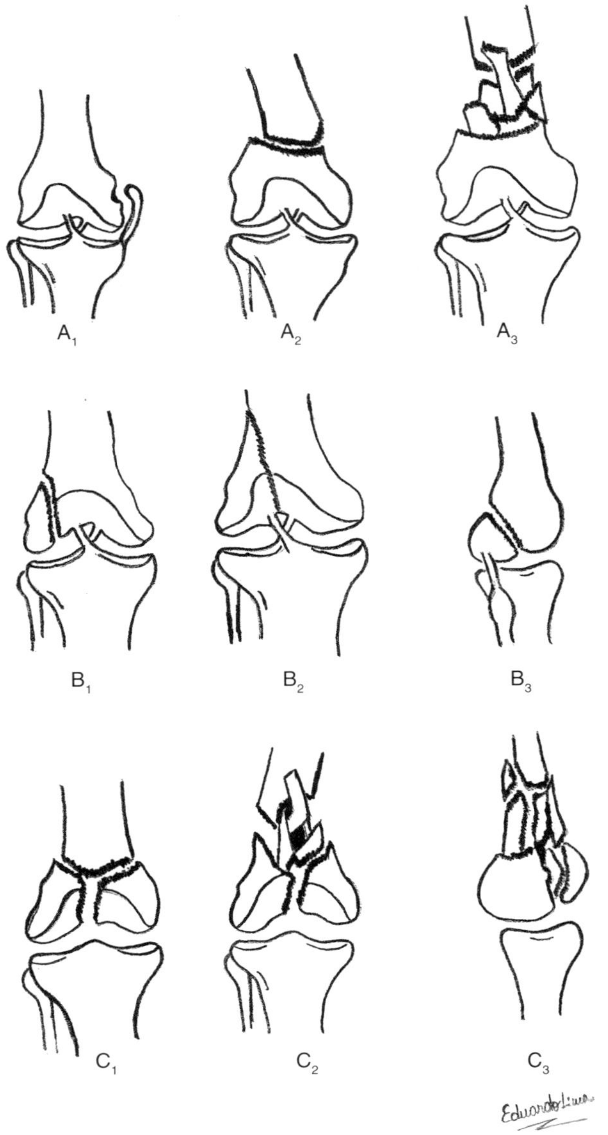

Figura 7.1. *Classificação AO de fratura supracondiliana*

Tipo A – Fratura extra-articular

1 – Supracondiliana parcial.

2 – Supracondiliana simples, deslocada com alguma fragmentação.

3 – Supracondiliana cominutiva.

Tipo B – Condiliana isolada

1 – Traço vertical, sagital, marginal e articular de um côndilo.

2 – Traço vertical e sagital envolvendo todo um côndilo.

3 – Traço tangencial coronal de um côndilo.

Tipo C – Supracondiliana e intercondiliana

1 – Intercondiliana simples, em Y e com extensão para dentro da chanfradura.

2 – Intercondiliana com cominuição supracondiliana.

3 – Supra e intercondiliana com cominuição intra-articular.

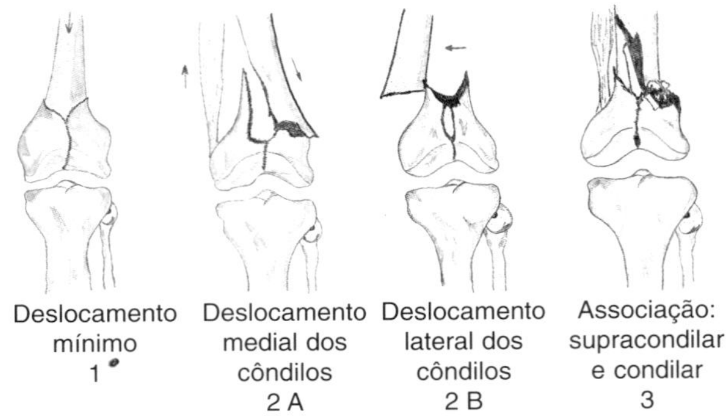

Figura 7.2. *Classificação de Neer*

Grupo 1 – Deslocamento mínimo, impactada.

Grupo 2 A – Côndilos deslocados medialmente, traço superior e medial.

Grupo 2 B – Côndilos deslocados lateralmente, traço superior e lateral.

Grupo 3 – Supracondiliana cominutiva e diáfise.

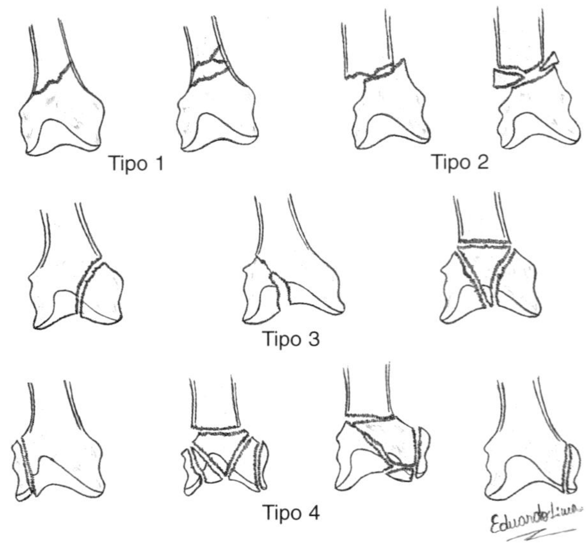

Figura 7.3. *Classificação de Seinsheimer*

Tipo 1 – Sem deslocamento.

Tipo 2 – Sem extensão para dentro da chanfradura intercondiliana.

Tipo 2 A – Simples.

Tipo 2 B – Cominutiva.

Tipo 3 – Com extensão para dentro da chanfradura intercondiliana.

Tipo 3 A – Côndilo medial separado.

Tipo 3 B – Côndilo lateral separado.

Tipo 3 C – Ambos os côndilos separados.

Tipo 4 – Estende-se até a superfície articular de um côndilo.

Tipo 4 A – Côndilo medial.

Tipo 4 B – Côndilo lateral.

Tipo 4 C – Côndilo cominutivo.

Tratamento

Visando a um tratamento racional de acordo com o tipo de fratura, devem ser observadas fundamentalmente as deformidades pela ação muscular e a peculiaridade anatômica do fêmur distal.

O fragmento distal pode estar flexionado pelo gastrocnêmio e a dita flexão pode aumentar pelo cavalgamento e encurtamento do fragmento proximal pelos quadríceps e isquiossurais. Nas fraturas intercondilianas pode haver rotação das cabeças dos gêmeos, aumentando a diástase dos fragmentos. Os adutores geralmente causam deformidade em valgo e rotação externa do fragmento proximal. Mas em outros casos, com traço de fratura oblíqua estendendo-se proximalmente ao epicôndilo lateral até superiormente ao epicôndilo medial, os adutores deformam em varo e rotação interna.

A área supracondiliana do fêmur distal é metafisária, com um canal medular largo, corticais finas e pobre estoque ósseo. Por sua característica de transição corticotrabecular, é considerada uma área crítica para fraturas. Também a chanfradura intercondiliana, no plano sagital, constitui um grande ponto de debilidade. Nos côndilos, esta área crítica corresponde ao sulco condilotroclear.

O princípio do tratamento consiste em restaurar a anatomia (sem incongruência da superfície articular) e os desvios de eixo no plano frontal e sagital, bem como promover mobilidade precoce. Isto pode ser conseguido de forma ótima com o tratamento cirúrgico, seguindo os princípios da filosofia AO. O tratamento conservador tem espaço para indicação em casos selecionados. Para essa indicação ser correta, o cirurgião deve avaliar fatores tais como: a idade e atividade ocupacional do paciente, a gravidade do trauma, o tipo e o padrão da fratura baseados nas classificações (usamos a AO-ASIF), e a experiência e capacidade técnica de quem irá operar. Tudo isso é determinante para o sucesso do tratamento.

As indicações absolutas para tratamento cirúrgico são: fraturas unicondilianas, fraturas bicondilianas no plano coronal (fraturas de Hoffa), fraturas bicondilianas em T ou Y com desvio rotacional dos côndilos, fraturas expostas intra-articulares, lesões neurovasculares associadas, síndrome compartimental, fraturas ipsilaterais do platô ou diáfise tibial, politraumatismo e fraturas patológicas (com remoção do tumor, preenchimento com metilmetacrilato e fixação interna). Há também uma contra-indicação para tratamento cirúrgico: infecção pré-existente.

Mas quando se pode optar pelo tratamento conservador? Em casos selecionados como fraturas extra-articulares impactadas sem desvios, pacientes com más condições clínicas, trauma raquimedular associado, osteopenia intensa e grande cominuição óssea, e em casos não incluídos nas indicações absolutas de cirurgia nos quais a experiência cirúrgica do ortopedista não é compatível com os bons resultados esperados (isto é polêmico para alguns, pois se o jovem ortopedista não operar, nunca terá a experiência necessária para operá-las).

Em fraturas minimamente desviadas ou impactadas extra-articulares, pode-se tratar os pacientes com gessos inguinomaleolares bem moldados por 4 a 6 semanas, com substituição por órtese articulada até a consolidação radiológica. Em casos selecionados como estes, obtêm-se bons resultados.

Nas fraturas desviadas com contra-indicações cirúrgicas, osteoporose intensa, trauma

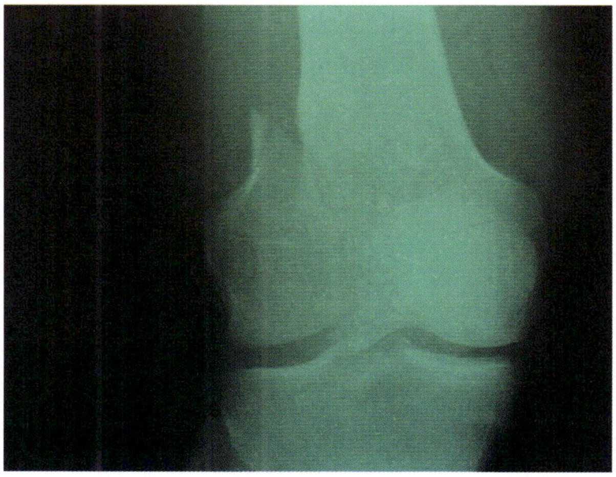

Figura 7.4. *Fratura supracondiliana após acidente com motocicleta em um homem com 41 anos*

raquimedular, ou más condições clínicas, preconiza-se o uso inicial de tração transesquelética na tuberosidade da tíbia por 6 a 8 semanas e posterior uso de órtese articulada para mobilidade precoce, com o uso de muletas com carga parcial por 3 a 5 meses. No uso da tração, o controle radiológico deve ser sistemático nas primeiras duas semanas e semanal posteriormente. Durante o tempo de tração, deve ser colocado com a goteira de Braum um coxim ou almofada macia sob a coxa distal para a flexão de 20° do joelho, visando a corrigir o recurvatum por ação do gastrocnêmio.

Geralmente, libera-se a tração quando não há dor e ocorre sensação de segurança referida pelo paciente em relação à fratura. Na fase da órtese articulada, deve-se estimular o paciente a fazer exercícios de fortalecimento do quadríceps e ganhar amplitude de movimento, bem como carga parcial com muletas.

A complexidade que envolve o tratamento cirúrgico das fraturas supracondilianas torna necessário um planejamento prévio rigoroso da técnica cirúrgica, material relacionado e preparo do cirurgião. Mas se estiver associada a uma lesão vascular, será realizado um procedimento de emergência, com a presença de um cirurgião vascular.

Para o planejamento desta cirurgia de caráter eletivo, muitas vezes é necessário colocar o paciente em tração transesquelética previamente. Neste caso, há uma distração dos fragmentos com conseqüente maior facilidade durante a fixação interna. O pino de Kirschner da tração não deve comprometer a abordagem cirúrgica.

A cirurgia deve ser planejada inicialmente utilizando um papel de seda para desenhar o contorno do fêmur distal fraturado e reduzido, enumerando os passos da fixação interna. Existem várias formas de tratamento cirúrgico: haste intramedular bloqueada, placa com lâmina condilar de 95°, parafuso condilar dinâmico (DCS), pinos de Rush, hastes de Ender, parafusos canulados ou de esponjosa e fixadores externos. A placa com lâmina condilar é tecnicamente mais exigente e com necessidade de alinhamento em três planos. Os pinos de Rush estão mais relacionados com

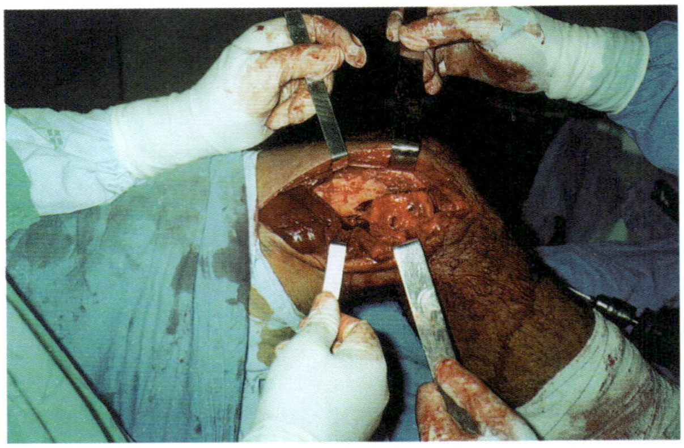

Figura 7.5. *Via de acesso ântero-lateral com fixação de fratura unicondiliana com parafusos de esponjosa*

migração, perda de redução e consolidação viciosa. As hastes de Ender muitas vezes necessitam de um suporte externo adicional após a cirurgia. A fixação externa tem sua indicação maior nas lesões de grau 3B de Gustillo Anderson. A nossa opção para a grande maioria das fraturas cirúrgicas é a fixação com DCS, mas temos adotado a fixação com parafusos canulados ou esponjosos nas fraturas unicondilianas clássicas.

O DCS (*Dynamic Condylar Screw*) consiste em um sistema duplo separado (mas incorporado na cirurgia), formado por uma placa de compressão dinâmica e um grande parafuso deslizante. Quando comparado com a lâmina condilar de 95°, apresenta as seguintes vantagens: requer a orientação em apenas dois planos para sua inserção, previne rotação e permite a compressão interfragmentária. Habitualmente é indicado para fraturas A1, A2, A3, C1, C2 e C3 (na classificação da AO-ASIF).

A técnica cirúrgica para fixação com DCS exige planejamento rigoroso para serem alcançados resultados ótimos. O uso de intensificador de imagens é aconselhado para o melhor controle de redução e de colocação do implante. A via de acesso deve ser lateral em linha com a diáfise do fêmur, estendendo-se em direção à tuberosidade da tíbia. O acesso à articulação dá-se, distalmente, seguindo a borda anterior da banda iliotibial e realizando a incisão na cápsula articular e sinovial. O acesso à diáfise do fêmur é feito com o levantamento do músculo vasto lateral, seguindo-se cuidadosa visualização das artérias perfurantes para ligadura. Quando diante de fraturas extremamente complexas, o cirurgião deve realizar a osteotomia da tuberosidade anterior da tíbia para aumentar a exposição cirúrgica (alguns preferem a zetaplastia do ligamento patelar).

A redução articular deve ser anatômica, acarretando uma "montagem" inicial da fratura com pinos de Kirschner e posteriormente com parafusos de esponjosa 6,5 mm com arruelas (a redução é feita colocando-se o joelho em flexão de 90°). É prudente medir o tamanho e a largura da placa para evitar colisão lateralmente com os parafusos previamente colocados para "montar" a fratura. A colocação do implante tem uma sistematização, a qual deve ser seguida sem improvisações e sempre da forma mais ordenada possível.

O primeiro passo na técnica do DCS é a introdução apropriada de dois pinos de Kirschner, sendo o primeiro posicionado ao longo da superfície anterior condilar, e o segundo na superfície distal dos côndilos. A seguir, é colocado o pino-guia no fêmur, distando 2 cm da linha articular e no meio da metade anterior do côndilo lateral, de tal forma que fique em seu posicionamento paralelo a cada um dos pinos de Kirschner, tanto em ântero-posterior quanto em perfil (deve ficar paralelo ao eixo sagital do joelho). Nesta etapa, fundamental para facilitar a inserção do implante, deve-se visualizar amplamente o ponto onde o côndilo lateral encontra a cortical posterior da diáfise. O pino-guia é avançado até a cortical medial, sob visão de intensificador de imagens, e mensurado o seu comprimento pelo aparelho de medição direta. São subtraídos 10 mm do comprimento encontrado, para ajuste na calibração do triplíce alargador DCS. É realizada a perfuração, com o triplíce alargador montado sobre o pino-guia. Em osso esponjoso duro, deve-se, a seguir, pré-cortar a rosca para o parafuso, com um macho de roscas guiado por uma luva curta de centralização. O parafuso de acoplamento é então inserido na haste-guia e aparafusado no parafuso condiliano deslizante, com o sistema montado na chave de torção, sendo finalmente realizada a sua introdução. É importante que ao finalizar a introdução do parafuso deslizante, o cabo da chave de torção esteja paralelo com o eixo femoral. Por último, é colocada a placa DCS sobre o parafuso de acoplamento (devendo a placa estar paralela à mesa cirúrgica), impactada junto a diáfise do fêmur, e feita sua fixação conforme o padrão AO.

O pós-operatório na primeira semana requer os 90° de flexão tanto no joelho quanto no quadril (se o paciente tiver alta antes da primeira semana, ficará nesta posição em seu leito domiciliar). São permitidos curtos períodos de deambulação precoce sem apoio (com duas muletas) no segundo dia, quando geralmente é retirado o dreno da ferida operatória. O controle radiológico deve ser feito ambulatorialmente nas primeiras oito semanas, quando, dependendo da consolidação óssea, pode ser liberada carga parcial. O paciente é reabilitado por um fisioterapeuta, visando, a médio prazo, ao fortalecimento muscular e, a longo prazo, a uma boa amplitude do arco de movimento no joelho. Atividades esportivas podem ser liberadas a partir dos nove meses de pós-operatório.

Uma técnica cirúrgica interessante é a utilização de haste intramedular supracondiliana retrógrada, podendo ser indicada para os mesmos tipos de fratura tratadas pelo DCS (A1, A2, A3, C1, C2, C3). As fraturas B1, B2, e B3 do tipo unicondiliana geralmente podem ser tratadas apenas com parafusos de esponjosa ou canulados com arruelas. Não temos experiência com o uso de hastes intramedulares para o tratamento de fraturas supracondilianas, mas reconhecemos ser este método extremamente biológico, sem agredir cirurgicamente as partes moles. Contudo, fraturas intercondilianas distais estendendo-se por até 3 cm não se adaptam a esse método de tratamento, sendo necessário o DCS.

Mais modernamente, a literatura estrangeira tem referido tratamentos cirúrgicos com placas com base no conceito de osteossíntese minimamente invasiva. Esse sitema de fixação é conhecido internacionalmente como "LISS" (*Less Invasive Stabilization System*), funcionando como um fixador interno e unindo a placa ao osso por parafusos monocorticais autoperfurantes que formam um ângulo bastante estável com a placa, com um contato placa–osso pontual. O sistema é introduzido percutaneamente e almeja as seguintes situações: um melhor objetivo funcional pós-operatório, melhor consolidação da fratura, evitar o mau alinhamento axial e rotacional, corrigir as discrepâncias, proporcionar estabilidade absoluta na fratura reduzida e lesar minimamente a circulação endosteal e periosteal.

Em relação aos grandes problemas de fraturas supracondilianas periprostéticas (prevalência em torno de 0,6% a 2,5% após ATJ – artroplastia total do joelho), o tratamento pode ser cirúrgico ou conservador. O tratamento conservador é recomendado nas fraturas não desviadas ou nas minimamente desviadas, em que o alinhamento da fratura com o eixo mecânico é mantido com a redução fechada. Na prática, o tratamento é feito com gesso inguinomaleolar por três semanas, com substituição por órtese articulada para iniciar mobilidade até a consolidação clínico-radiológica. O tratamento cirúrgico com maior taxa de sucesso na literatura envolve o uso de haste in-

A

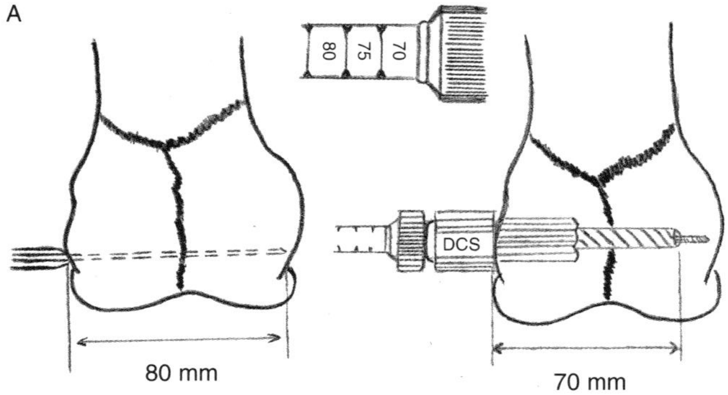

Uso do medidor e tríplice alargador DCS

B

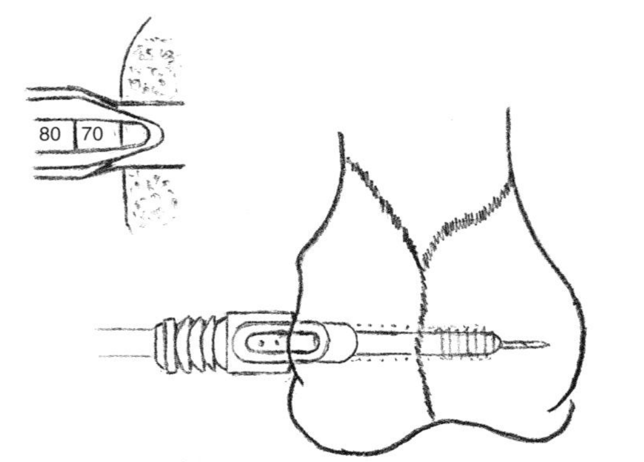

Pré-cortar a rosca do parafuso

C

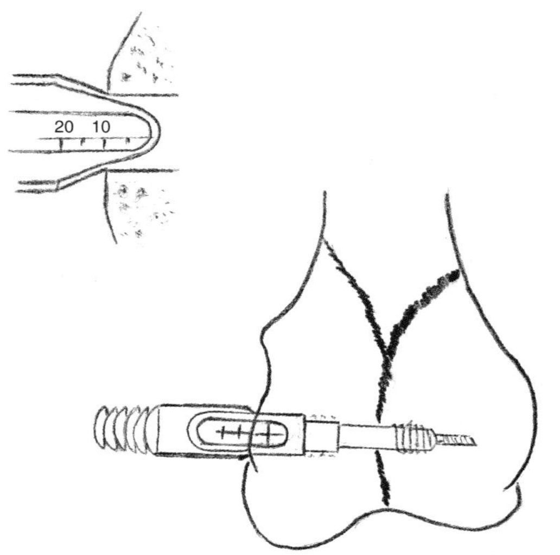

Introduzir o parafuso, calibrando a distância de 10 mm

D

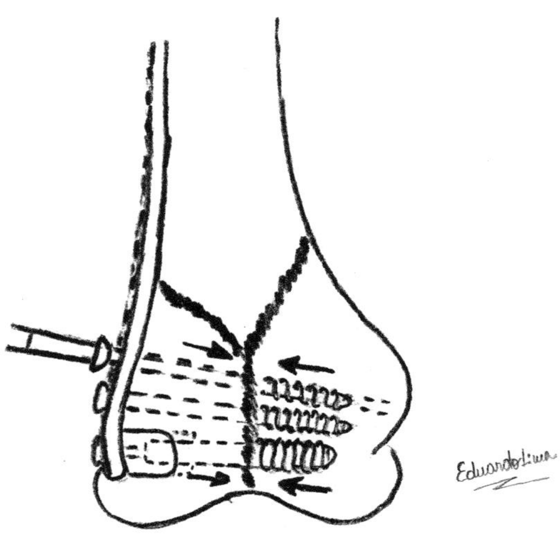

Fixação da placa

Figura 7.6. *Técnica AO com DCS*

tramedular supracondiliana. Mas podem ser usadas outras opções (DCS e placa condiliana AO), dependendo de fatores como o nível da fratura, o grau de cominuição (se tiver cominuição medial, deve ser colocada enxertia de crista ilíaca), e a qualidade do osso cortical. Quando houver associação de fratura com soltura de componentes, deverá ser feita obrigatoriamente artroplastia de revisão (com uso da haste longa do componente femoral) e fixação interna da fratura supracondiliana.

Complicações

As complicações possíveis são: erro técnico com mau posicionamento do parafuso condiliano ou da placa, déficit de extensão ou flexão, anquilose do joelho, ausência de consolidação, retardo de consolidação, consolidação viciosa (desalinhamentos em varo ou valgo), falência do material de síntese, necrose de partes moles, recurvatum e infecção.

Fraturas supracondilianas de fêmur na criança

Essas fraturas correspondem de 1% a 6% de todas as lesões epifisárias. Estatisticamente, dois terços ocorrem em adolescentes, geralmente vítimas de traumas indiretos (varo-valgo, hiperextensão e hiperflexão) ou de fraturas por traumas banais em placas fisárias acometidas por doenças como leucemia e osteomielite.

O médico deve estar atento sempre para suspeição diagnóstica quando examinar uma criança ou adolescente com história de trauma prévio e exame físico mostrando flexão antálgica do joelho, mesmo sem deformidade aparente. Devem ser solicitadas radiografias AP, perfil e oblíquas a 45°, de preferência bilateralmente (para comparar com o joelho contralateral). Alpert *et al.* recomendam raios X em estresse para diagnóstico de lesões do tipo I de Salter-Harris (em crianças pequenas, torna-se necessária anestesia).

A classificação de Salter-Harris é utilizada para estadiar radiologicamente as lesões em cinco tipos:

- tipo I – a epífise está completamente separada da metáfise, havendo um espessamento da placa fisária visto nos raios X.
- tipo II – ocorre separação completa da epífise em relação à metáfise, com deslocamento medial ou lateral e com fragmento metafisário aderido à epífise no lado da compressão. O fragmento é conhecido como sinal de Thurston Holland. É o tipo de fratura mais comumente encontrado no fêmur distal.
- tipo III – não ocorre separação completa entre a epífise e a metáfise, mas sim parcial, com fratura intra-articular saindo da fise até a superfície articular da epífise.
- tipo IV – fratura intra-articular da epífise, em que o traço de fratura cruza a fise, deslocando um fragmento da metáfise (mas sem separação de cada lado entre a metáfise e a epífise). É uma lesão rara e apresenta altos indíces de inibição de crescimento com formação de "barra" óssea.
- tipo V – lesão de esmagamento parcial da fise por uma força de compressão, sem deslocamento fisário visualizado nos raios X. É uma fratura de difícil diagnóstico.

Rang, em 1969, acrescentou um sexto tipo de lesão fisária na classificação radiológica original de Salter-Harris. O tipo VI é definido como uma contusão do anel pericondral na margem externa da fise, acarretando uma "epifisiodese traumática". Uma outra classificação divide as fraturas quanto ao tipo de deslocamento e à força que o gerou: anterior (mecanismo de hiperextensão, com acometimento elevado de lesão neurovascular), medial (valgo), lateral (varo) e posterior (mecanismo de hiperflexão). Preferimos seguir, para fins de tratamento, ambas as classificações de forma conjunta.

Nas fraturas de placa fisária de extremidade distal do fêmur não deslocadas é suficiente o tratamento com gesso pélvico-podálico e controle ambulatorial rigoroso para evitar deslocamentos subseqüentes. Na fraturas com deslocamento, pode ser realizada a redução fechada por manipulação (em centro cirúrgico, com a criança previamente anestesiada). As fraturas com deslocamento medial-lateral devem ser manipuladas, reduzidas e imobilizadas com gesso pélvico-podálico com 15º de flexão do joelho. As fraturas com deslocamento anterior devem ser manipuladas cuidadosamente, com controle da circulação e avaliação criteriosa de um cirurgião vascular, sendo mantidas também em gesso pélvico-podálico com flexão do joelho em torno de 90º (a qual será diminuída progressivamente no acompanhamento ambulatorial do paciente). Os deslocamentos posteriores são também reduzidos e imobilizados com extensão do joelho.

As indicações para tratamento cirúrgico são muito bem estabelecidas na literatura: lesão irredutível do tipo II de Salter-Harris, com interposição de partes moles; lesão instável após tentativa de redução fechada; lesão do tipo III de Salter-Harris; e lesão tipo IV de Salter-Harris. A cirurgia geralmente é realizada com auxílio de intensificador de imagens e uso de pinos de Steinmann colocados de forma cruzada ou paralelos, sempre evitando atravessar a fise (nos casos em que não for possível evitar, usar os pinos de fino calibre).

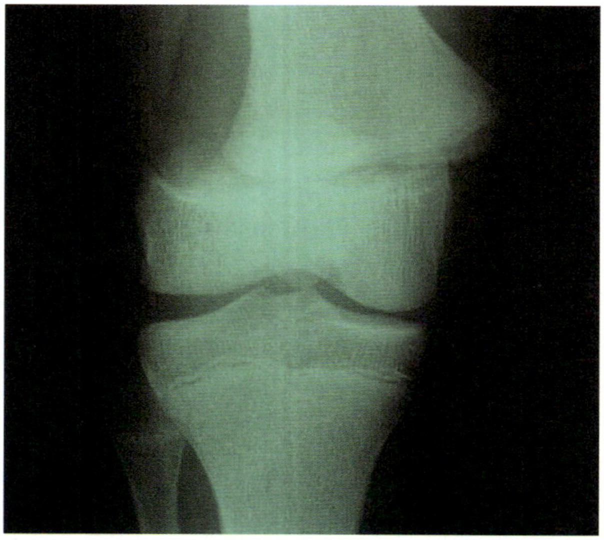

Figura 7.7. *Fratura supracondiliana do tipo II de Salter-Harris em um adolescente com 15 anos*

As principais complicações nesses tipos de fraturas são: lesão neurovascular, deslocamento pós-redução, instabilidade do joelho associada, deformidade angular (19% dos casos), discrepância, perda de mobilidade e pseudo-artrose.

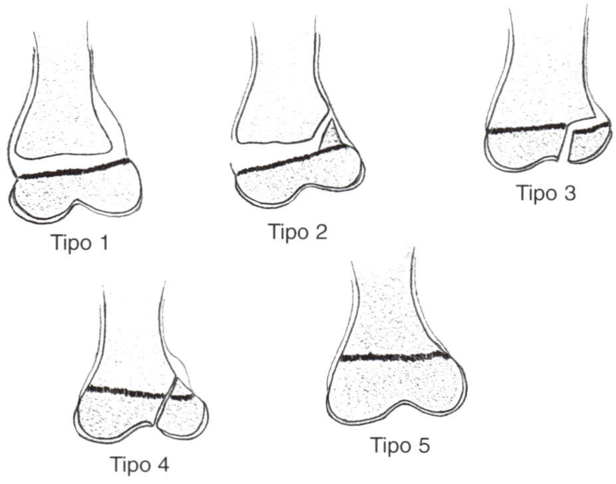

Figura 7.8. *Classificação de Salter-Harris*

Bibliografia

1. Alpert SW, Bem-Yishay A, Koval KJ, Zuckerman JD. Distal femur. In: Alpert SW, Bem-Yishay A, Koval KJ, Zuckerman JD. Fractures and Dislocations – A Manual of Orthopaedic Trauma. New York: Lippincott-Raven, 1994; pp. 114-116.
2. Alpert SW, Bem-Yishay A, Koval KJ, Zuckerman JD. Total knee arthroplasty – Supracondylar femur fractures. In: Alpert SW, Bem-Yishay A, Koval KJ, Zuckerman JD. Fractures and Dislocations – A Manual of Orthopaedic Trauma. New York: Lippincott-Raven, 1994:198-199.
3. Cohen M, Silva RT. Fraturas da diáfise e fêmur distal na criança. In: Reis FB. Fraturas. Campinas: Autores Associados, 2000; pp. 251-256.
4. Dell'Oca AF, Regazzoni P. Fixadores internos: uma nova tecnologia. In: Rüedi TP, Murphy WM, Colton CL, Dell'Oca AF, Holz U, Kellam JF, Ochsner PE. Princípios AO do Tratamento de Fraturas. Porto Alegre: Artmed, 2002; pp. 249-253.
5. Koval KJ. Fraturas supracondiliana e intercondiliana do fêmur. In: Lenine AM. Atualização em Conhecimentos Ortopédicos – Trauma. São Paulo: Atheneu, 1998; pp. 135-141.

6. McRae R. Fractures of the femur and injuries about the knee. In: McRae R. Practical Fracture Treatment. Edinburgh: Churchill Livingstone, 1994; pp. 273-304.
7. Neer CS II, Grantham AS, Shelton ML. Supracondylar fractures of the adult femur. J Bone Joint Surg 1967; 49A:591-613.
8. Paccola CAJ. Fraturas da diáfise e fêmur distal. In: Reis FB. Fraturas. Campinas: Autores Associados, 2000; pp. 243-250.
9. Paccola CAJ. Fraturas do fêmur no adulto. In: Hebert S, Xavier R. Ortopedia e Traumatologia – Princípios e Prática. Porto Alegre: Artes Médicas, 1995; pp. 529-536.
10. Rang M. The growth plate and its disorders. Baltimore: Williams & Wilkins, 1969; pp. 22-24.
11. Roberts JM. Fraturas e separações epifisárias do joelho. In: Rockwood Jr CA, Wilkins KE, King RE. Fraturas em Crianças. São Paulo: Manole, 1993; pp. 1139-1168.
12. Salter RB, Harris WR. Injuries involving the epiphyseal plate. J Bone Joint Surg 1963; 45A: 587-622.
13. Sanders RW. Supracondylar femur fractures: dynamic condylar screw. In: Wiss DA. Fractures – Master Techniques in Orthopaedic Surgery. Philadelphia: Lippincott-Raven, 1998; pp. 303-320.
14. Schatzker J. Fraturas supracondilianas do fêmur. In: Schatzker J, Tile M. Tratamento Cirúrgico das Fraturas – Técnicas Recomendadas pelos Grupos AO-ASIF. São Paulo: Manole, 1994; pp. 253-271.
15. Seinsheimer F. Fractures of the distal femur. Clin Orthop Rel Res 1980; 153:169-179.
16. Tachdijian MO. Fraturas envolvendo a epífise femoral distal. In: Ortopedia Pediátrica. São Paulo: Manole, 1995; pp. 3283-3288.
17. Tscherne H. Diáfise femoral e fêmur distal. In: Müller ME, Allgöwer M, Schneider R, Willenegger H. Manual de Osteossíntese – Técnicas Recomendadas pelos Grupos AO-ASIF. São Paulo: Manole, 1993; pp. 535-552.
18. Wiss DA. Fraturas supracondilares e intercondilares do fêmur. In: Rockwood Jr CA, Green DP, Bucholz RW. Fraturas em Adultos. São Paulo: Manole, 1994; pp. 1745-1761.

Capítulo 8

FRATURAS DE PLATÔ TIBIAL

Introdução

As fraturas de platô tibial constituem 1% de todas as fraturas no corpo humano e 8% de todas as fraturas nos idosos. Em 70% a 80% dos casos há comprometimento do platô lateral, e 1% a 2% de todas as fraturas de platô tibial são expostas. O joelho esquerdo é estatisticamente mais acometido do que o direito (60% *versus* 40%).

Essas fraturas caracterizam-se como intra-articulares em uma região sustentadora de carga, ocorrendo principalmente em razão de uma combinação de compressão e curvamento em valgo. Dependendo da força que gerou a deformação, pode haver lesão de ligamentos colaterais e cruzados. O somatório de um mau alinhamento axial, instabilidade articular e incongruência articular resulta, em um prazo não tão longínquo, em um quadro de degeneração da cartilagem.

Na maioria das vezes, essas fraturas ocorrem por causa de acidentes automobilísticos nos quais o lesado é o pedestre. Quanto menor a idade do paciente adulto, maior a possibilidade de haver lesão ligamentar associada (30% dos casos). Outras situações menos comuns em que ocorre fratura de platô tibial são as quedas e os traumas no esporte.

O exame clínico inicial envolve uma detalhada avaliação neurovascular, pois pode haver lesão da artéria poplítea e do nervo fibular. Havendo diminuição ou ausência de pulsos, deve ser solicitada angiografia e imediata avaliação com o especialista em cirurgia vascular periférica. Uma abordagem global no paciente traumatizado conforme as normas do ATLS® (*Advanced Trauma Life Suport®*) também é mandatória, pois geralmente a gênese da fratura é um trauma de alta energia cinética com comprometimento multissistêmico. Deve ser realizada artrocentese pelo ortopedista em caso de derrame acentuado (algumas vezes podem-se observar gotículas de gordura misturadas ao sangue), seguida pela palpação das áreas de dor, quando então devem ser testados os ligamentos periféricos e centrais e observadas as condições para descartar uma possível síndrome compartimental. As lesões meniscais ocorrem em mais de 50% dos casos.

Solicitam-se de rotina as incidências em AP, perfil, *tunnel view* (algumas vezes são muito difíceis de serem obtidas no paciente com um trauma agudo) e oblíquas, feitas com o membro inferior em rotação interna e externa.

A tomografia axial computadorizada é solicitada preferencialmente quando existe uma forte suspeita clínica com base no mecanismo de trauma, associada a uma queixa de dor do paciente ao tentar apoiar o membro inferior, mas sem evidências de fraturas nos raios X convencionais; é importante também, na presença de fratura, para avaliar o grau de afundamento articular e desvios

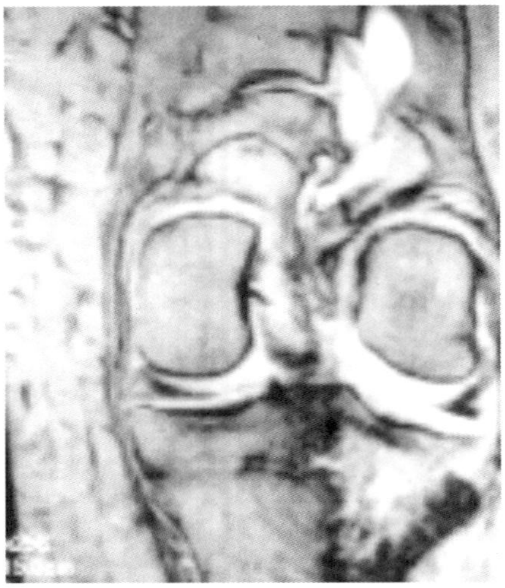

Figura 8.1. *Fratura oculta, RM, coronal T2*

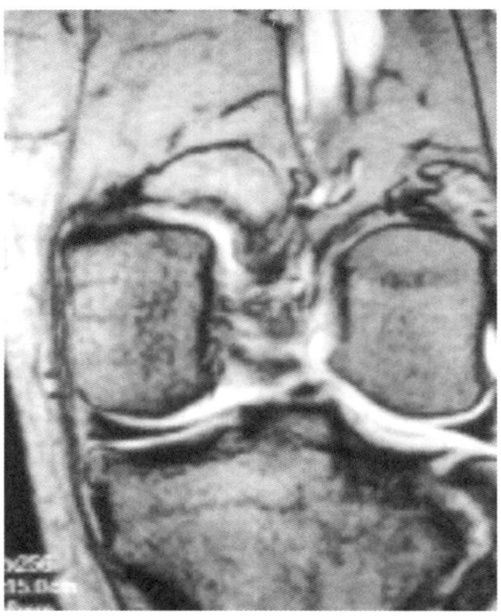

Figura 8.2. *Fratura de platô, facilmente vista em coronal T2*

de fragmentos. Atualmente, a ressonância magnética é o exame mais indicado para detectar fraturas ocultas de platô tibial, em traumas agudos de joelho, com raios X normais e sem clínica de lesão ligamentar ou meniscal; contudo, por ser um exame mais oneroso, nem sempre está disponível.

Classificação

Temos optado particularmente pela Classificação de Schatzker (modificada da AO). Mas a critério próprio, o cirurgião pode também basear-se na ótima Classificação de Rasmussen. Embora existam outras, estas são as mais práticas, porém não completas.

Classificação de Rasmussem

Fratura de platô lateral

- vertical
- vertical por compressão
- compressão (anterior, posterior, central, total)

Fratura de platô medial

- vertical
- vertical por compressão
- compressão

Fratura bicondiliana

- vertical
- vertical por compressão

Classificação de Schatzker

Tipo 1 – Fraturas em cunha do platô tibial lateral (cisalhamento)

Tipo 2 – Fraturas mistas em cunha e em depressão do platô tibial lateral

Tipo 3 – Fraturas em depressão isolada do platô tibial lateral

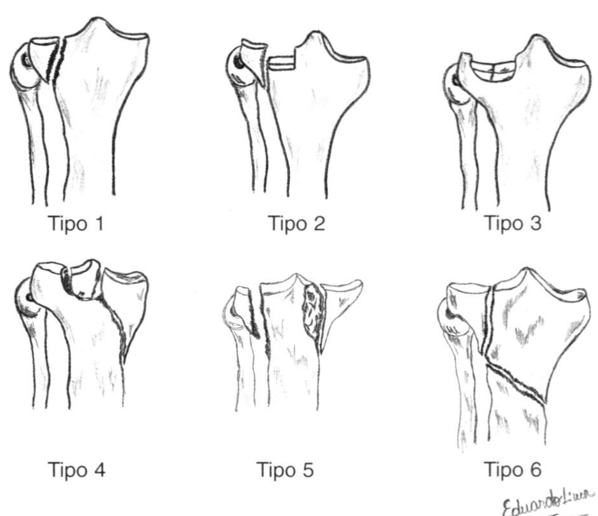

Figura 8.3. *Classificação de Shatzker*

Tipo 4 – Fraturas do platô tibial medial

Tipo 5 – Fraturas bicondilianas

Tipo 6 – Fraturas do platô tibial com separação da diáfise e da metáfise

Tratamento

As indicações absolutas para cirurgia são as fraturas expostas, síndrome compartimental e as associadas com lesão neurovascular. As indicações relativas para cirurgia são as fraturas bicondilianas deslocadas, fraturas condilianas mediais deslocadas e fraturas de platô lateral que resultem em instabilidade articular. A contra-indicação para a redução aberta e fixação interna consiste em um absoluto comprometimento do "envelope" de tecidos moles periadjacentes. As fraturas de platô tibial não deslocadas ou minimamente deslocadas, que não resultem em instabilidade articular ou deformidade, podem ser tratadas não cirurgicamente.

É importante definir qual deve ser o grau de deslocamento necessário para indicação de cirurgia. Controvérsias existem no tocante a esse assunto. Alguns autores preconizam valores entre 1 mm e 2 mm, enquanto outros aceitam até acima de 1 cm no platô lateral. Normalmente se considera deslocamento mínimo de uma fratura de platô tibial as que exibem depressão ou deslocamento menores que 4 mm. Em relação à estabilidade, considera-se uma abertura acima de 5° por estresse em valgo ou varo como critério de instabilidade (em um joelho sem lesão de ligamentos colaterais, a cada 1° de instabilidade existe aproximadamente 1 mm de depressão articular).

Assim, dois fatores são decisivos para definir o plano de tratamento dessas fraturas: deslocamento e estabilidade. A estabilidade deve sempre ser avaliada aplicando-se um estresse em varo-valgo com a perna completamente estendida, e comparando ao lado contralateral. A instabilidade pode ocorrer pela fratura ou pela lesão do próprio ligamento. Havendo lesão de ligamento colateral, clinicamente cursando com instabilidade, esta deverá ser reparada no momento da osteossíntese do platô tibial. Em um joelho com fratura de platô tibial apresentando mínimo deslocamento e estabilidade garantida no teste varo-valgo, podem ser realizados tratamentos com tração cutânea ou esquelética, *brace* (órtese fabricada), ou tala gessada por curto período de tempo (nas duas ou três primeiras semanas). O importante nesses tipos de tratamento conservador é o princípio comum que rege a todos eles: mobilidade passiva precoce iniciada na primeira semana (para evitar degeneração obliterativa da cartilagem, atrofia de desuso e perda funcional da amplitude do movimento), e não realizar carga ou apoio de peso no membro inferior acometido até completados 3 meses do trauma inicial que gerou a fratura (fazer o uso bilateral de muletas). Pode ainda ser realizado o tratamento com gesso cilíndrico inguinopodálico, com o joelho fletido em 10°, mas evidentemente nessa situação deve-se postergar o início da mobilidade passiva por mais tempo (nunca ultrapassar 6 semanas de uso do gesso em fraturas intra-articulares, pois há o risco de rigidez articular grave).

De forma didática, serão relatadas as possíveis técnicas cirúrgicas, correlacionando sempre com a Classificação de Schatzker. Na fratura de Schatzker do tipo I (acomete mais comumente indivíduos jovens com menos de 30 anos de idade), pode ser tentada a redução manual pela manobra de tração longitudinal e uma força direcionada em varo sob o controle do intensificador de imagens. Obtido sucesso, o fragmento é mantido com o uso de um pinça de redução colocada percutaneamente, e realizada a fixação também percutânea com dois parafusos canulados ou dois parafusos de esponjosa com arruelas. Segundo Watson e Wiss, três fatores são importantes para a adequada redução percutânea: não haver lesão meniscal associada (pois pode haver encarceramento do menisco no foco de fratura impedindo a redução), presença de fragmento não muito grande, e não existir cominuição. Na impossibilidade desta técnica, esses autores indicam redução aberta com fixação, com placa de suporte com parafusos.

A fratura de Schatzker do tipo II (acomete pacientes com uma faixa etária média de 50 anos) necessita de desimpacção, quando há acima de 4 mm de depressão, com elevação da superfície articular (elevação "em massa" do platô tibial, de baixo para cima), bem como aplicação de enxerto de crista ilíaca para ocupar o defeito metafisário (auto-enxerto esponjoso) e fixação com placa de suporte do tipo "em T" com parafusos. Alternativamente pode ser feita fixação com barra de Baar (barra de compressão) no fragmento reduzido. Utilizamos uma via de acesso estendendo-se em 2 cm lateralmente à diáfise da tíbia e prolongando-se proximalmente sobre o tubérculo de Gerdy até um ponto medial equidistante à borda lateral da patela e da cabeça da fíbula, e sendo expandida, se necessário, mais proximalmente no sentido da fáscia lata. Para visualizar a superfície articular e assegurar uma boa redução, conforme recomenda Schatzker, realizamos pelo acesso submeniscal um levantamento parcial do menisco (incisão horizontal da cápsula abaixo do menisco, tracionando para cima o menisco junto com a cápsula, com preservação de sua estrutura sempre que possível).

Em situações em que ocorre afundamento e compactação óssea com múltiplos fragmentos osteocondrais desviados na Schatzker do tipo II, geralmente há extrema dificuldade técnica em reconstruir a superfície articular. Paccola descreve um método eficiente para montar os fragmentos osteocondrais na superfície articular, usando síntese perdida de pinos de Kirschner subcondrais de 0,8 mm ou 1 mm ("síntese miníma"). Esse autor monta os fragmentos mais centrais junto ao limite medial da eminência intercondiliana lateral, cortando os pinos subcondrais de Kirschner bem rentes aos fragmentos corretamente posicionados. Antes da reposição do fragmento osteocondral mais periférico pela mesma técnica de fixação, é então colocada a enxertia óssea no espaço abaixo dos fragmentos osteocondrais pré-fixados. Após a "montagem completa", "sepultando" os pinos de Kirschner, é colocada a placa de suporte com parafusos.

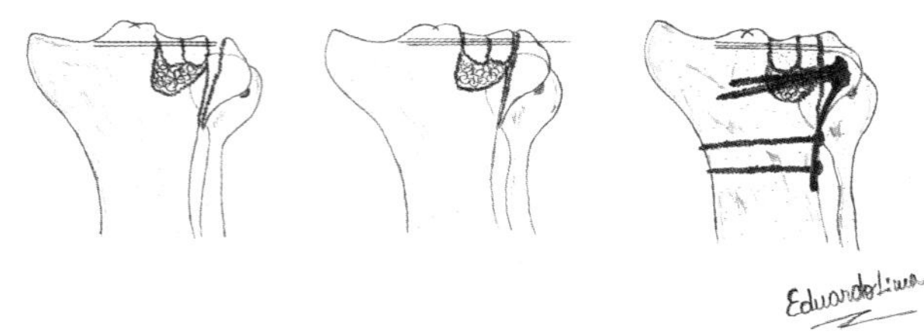

Figura 8.4. *Fixação com pinos subcondrais e placa de suporte, conforme descreve Paccola*

A fratura de Schatzker do tipo III (ocorre geralmente em indivíduos entre 55 e 60 anos com osteopenia) tem sido recentemente tratada da forma mais atraumática possível, e para isso alguns cirurgiões relatam técnicas de redução com uso de artroscópio. Uma exposição pequena pode ser feita acima da região metafisária do côndilo lateral, suficiente para colocar enxerto esponjoso e elevar o fragmento com um impactor, sob controle da artroscopia (alguns autores preconizam a não-colocação de enxerto). A fixação com barra de Baar, com parafuso canulado ou esponjoso de compressão, geralmente ocorre com localização bem subcondral. É importante ainda, ao se optar pela técnica artroscópica, nunca usar o *pump* (bomba de infusão), pelo alto risco de ocorrer uma síndrome de compartimento iatrogênica.

A fratura de Schatzker do tipo IV apresenta, em sua grande maioria, um perfil bastante instável, com cominuição na região da eminência intercondiliana. Quase sempre se encontra no transoperatório uma instabilidade ligamentar às custas do LCA, por avulsão óssea nesta região. Temos optado por fixar a avulsão óssea da eminência intercondiliana usando um pequeno parafuso de compressão ou também com suturas, usando fios Ethibond nº 5 e criando um túnel no córtex anterior da tíbia. Contudo, se a instabilidade anterior for secundária à lesão intra-substância do LCA, o cirurgião deve optar por fazer a reconstrução ligamentar em um segundo tempo. A via de acesso nas osteossínteses do tipo IV de Schatzker pode ser a parapatelar medial ampla ou a incisão central de Insall, visando a uma exposição comum ao platô tibial medial e à eminência intercondiliana, quando então é fixada a fratura do platô prioritariamente com placa de suporte tipo em L e parafusos (em alguns casos é necessário usar uma via alternativa póstero-medial).

As fraturas de Schatzker do tipo V e VI apresentam com relativa freqüência um maior comprometimento de partes moles e cominuição óssea. Desta forma, algumas dessas fraturas são mais bem tratadas com fixador externo, visando à preservação dos tecidos periadjacentes. A utilização do fixador externo de Ilizarov aplicando o conceito de redução por ligamentotaxia tornou-se uma alternativa bastante praticada no mundo inteiro no tratamento dessas fraturas complexas do platô tibial. Christensen *et al.* propuseram uma técnica de fixação híbrida, em que há a fixação interna por placas de suporte e parafusos no platô mais fraturado, juntamente com a colocação de um fixador externo uniplanar contralateral. Isso economiza incisões e não agride as partes moles, reduzindo as chances de necrose e de infecção. Em nosso meio, Hungria Neto *et al.* relatam bons resultados com a fixação híbrida nos pacientes com fraturas bicondilianas do platô tibial.

Na via de acesso para fixação interna nas fraturas V e VI são comumente necessárias as incisões parapatelar lateral e a póstero-medial. Parafusos de compressão devem ser usados inicialmente para manter a redução dos côndilos (principalmente nas fraturas com separação entre a diáfise e a metáfise), quando então pode ser colocada uma placa de suporte em T extraperiosteal ao longo da superfície lateral da tíbia. Para prevenir as deformidades em varo tardias, devem ser colocadas no côndilo medial (na superfície tibial medial, no ápice da linha de fratura metafisária medial) placas mais fortes como a de compressão dinâmica estreita longa ou a de um terço tubular, e associar enxertia óssea. Mínima dissecção de partes moles deve ser feita, e o julgamento criterioso do cirurgião quanto a esse aspecto é importante para definir uma fixação interna ou externa como melhor conduta.

No pós-operatório imediato, é colocada uma imobilização de Jones compressiva no membro inferior, e um dreno de sucção deve ser mantido por no mínimo 24 horas (ou retirar drenagem com débito inferior a 30 ml em intervalos de 8 horas). Administração de cefalosporina é realizada até 48 horas após a cirurgia, quando então é trocado o Jones compressivo por um *brace*. A reabilitação é iniciada precocemente com fortalecimento de quadríceps, movimentos passivos e treino de marcha com muletas ou andador. A retirada dos pontos de sutura é feita a partir de 14 dias da cirurgia, sempre observando as condições de cicatrização da pele. Uma vez estando a pele da ferida operatória cicatrizada, devem ser iniciados movimentos ativos assistidos com o objetivo de ganhar os 90º de flexão do joelho na quarta semana de pós-operatório. Com 8 a 9 semanas no PO, pode ser iniciada a marcha com carga parcial, dependendo do controle radiológico da consolidação da fratura. Contudo, o tempo médio para liberação de carga total é estimado no mínimo em 90 dias de PO. O retorno para as atividades esportivas pode se realizar, em média, somente após um ano decorrida a cirurgia.

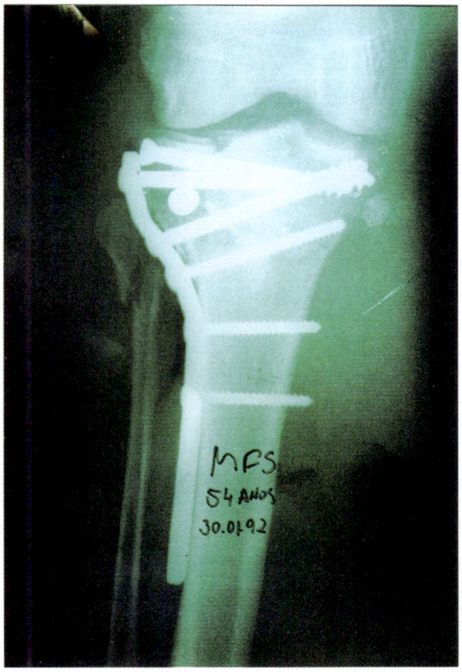

Figura 8.5. *Fratura de platô tibial grave após osteossíntese (observar a fratura proximal de fíbula associada)*

Complicações

As principais complicações são: perda da redução, necrose óssea, persistência de instabilidade (por conta de uma lesão ligamentar não cuidada, ou de uma depressão óssea residual), infecção, osteoartrose, necrose de pele e rigidez articular.

Fraturas de platô tibial em crianças

Estatisticamente representam menos de 1% das lesões fisárias. Ocorrem em virtude de traumas diretos por atropelamentos, traumas indiretos com mecanismo de hiperextensão e abdução, ou situações em que a fise está comprometida por tumores ou infecções.

Clinicamente se pode observar incapacidade de suporte de peso sobre o membro afetado, dor localizada no joelho, hemartrose e deformidade grosseira ou angulação. O ortopedista deve ficar atento na avaliação da condição neurovascular e em uma possível síndrome de compartimento.

Utilizamos para fins de prognóstico e tratamento a classificação radiológica de Salter-Harris juntamente com a classificação que relaciona o deslocamento com a força geradora da fratura. Essa segunda classificação é extremamente simples e muito útil: deslocamento medial (força em abdução) e deslocamento posterior (força em hiperextensão). O deslocamento anterior é evitado pela tuberosidade anterior da tíbia, e o deslocamento lateral pela fíbula.

As fraturas de Salter-Harris do tipo I e II não deslocadas são tratadas com gesso inguinopodálico, seguido de acompanhamento ambulatorial e controle radiológico sistemático no primeiro mês. Essas fraturas quando deslocadas requerem tratamento cirúrgico fechado com intensificador de imagens, sendo feita a redução e fixação com pinos de Steinmann (nas fraturas do tipo I, usar pinos de fino calibre para atravessar a fise; nas fraturas do tipo II, colocar os pinos paralelos à fise na metáfise). As fraturas de Salter-Harris dos tipos III e IV solicitam redução aberta com fixação por pinos de Steimann colocados preferencialmente paralelos à fise.

As principais complicações das fraturas de platô tibial em crianças e adolescentes são: recorrência do deslocamento, limitação de mobilidade articular, lesão neurovascular, síndrome de compartimento, infecção e deformidade angular.

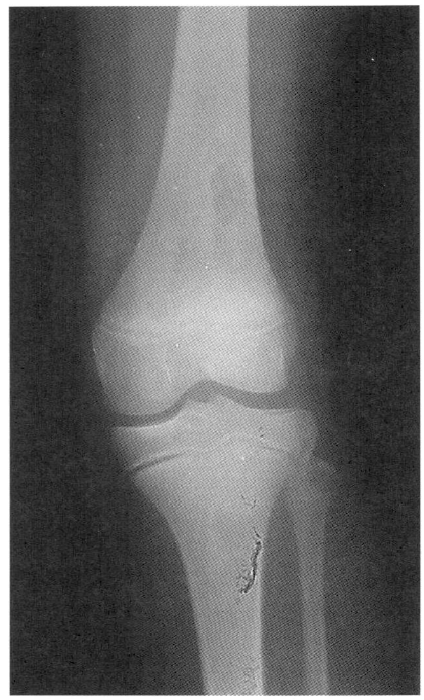

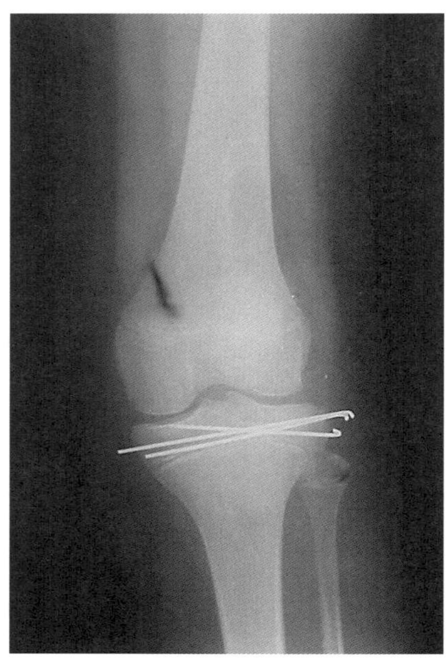

Figura 8.6. *Fratura de platô tibial lateral em menina com 12 anos de idade, após queda de bicicleta. Fixação com pinos*

Bibliografia

1. Alpert WS, Bem-Yishay A, Koval KJ, Zuckerman JD. Proximal tibial fractures. In: Alpert WS, Bem-Yishay A, Koval KJ, Zuckerman JD. Fractures and Dislocations – A Manual of Orthopaedic Trauma. New York: Lippincott-Raven, 1994; pp. 185-186.
2. American College of Surgeons. Trauma. In: Advanced Trauma Life Support Student Manual. Chicago: ACS, 1993; pp. 165-300.
3. Christensen K, Powell J, Bucholz R. Early results of a new technique for treatment of high grade tibial plateau fractures. J Orthop Trauma 1990; 4: 226-229.
4. Hohl M. Fraturas da tíbia e fíbula proximais. In: Rockwood Jr CA, Green DP, Bucholz RW. Fraturas em Adultos. São Paulo: Manole, 1994; pp. 1691-1723.
5. Hungria Neto JS, Mercadante MT, Teixeira AAA, Fregoneze M, Araujo DG, Teixeira OR. Fraturas bicondilares do planalto tibial: fixação híbrida (placa de suporte associada à fixação externa uniplanar). Rev Bras Ortop 1996; 31(6):465-468.
6. Kfuri Jr M. Fraturas do Platô Tibial – Artrotomia com Fixação Interna. Apresentado no I Congresso de Ortopedia e Traumatologia do Centro-Oeste do Brasil, Brasília, 2001.
7. Paccola CAJ. Fraturas articulares complexas: uma tática operatória para restabelecer a superfície articular. Rev Bras Ortop 1998; 33(7):557-559.
8. Rasmussen PS. Tibial condylar fractures. J Bone Joint Surg 1973; 55A:1331-1350.
9. Roberts JM. Fraturas e separações epifisárias do joelho. In: Rockwood CA, Wilkins KE, King RE. Fraturas em Crianças. São Paulo: Manole, 1993; pp. 1169-1179.
10. Salter RB, Harris WR. Injuries involving the epiphyseal plate. J Bone Joint Surg 1963; 45A:587-622.
11. Schatzker J. Fraturas do platô tibial. In: Schatzker J, Tile M. Tratamento Cirúrgico das Fraturas – Técnicas Recomendadas pelos Grupos AO-ASIF. São Paulo: Manole, 1994; pp. 279-294.
12. Schatzker J, McBroom R, Bruce D. The tibial plateau fracture: the Toronto experience 1968-1975. Clin Orthop 1979; 138:94-104.
13. Szyszkowitz R. Fraturas do platô tibial. In: Müller ME, Allgöwer M, Schneider R, Willenegger H. Manual de Osteossíntese – Técnicas Recomendadas pelos Grupos AO-ASIF. São Paulo: Manole, 1993; pp. 568-574.
14. Watson JT, Wiss DA. Tibial-plateau fractures: open reduction internal fixation. In: Wiss DA. Fractures – Master Techniques in Orthopaedic Surgery. Philadelphia: Lippincott-Raven, 1998; pp. 363-380.

Capítulo 9

Fraturas da Patela

Introdução

As fraturas da patela representam 1% de todas as lesões ósseas. São mais freqüentes entre os 40 e 50 anos de idade, mas ocorrem em qualquer faixa etária. Acometem o sexo masculino, em relação ao feminino, na proporção 2:1. Não existe predomínio de um lado, sendo raras as bilaterais.

Mecanismo das fraturas de patela

O mecanismo de lesão pode ser por trauma direto, indireto ou pela combinação de ambos. Nos traumas diretos, pode-se observar ao exame clínico o joelho com hemartrose, uma área de epidermólise na região anterior do joelho acometido, e em alguns casos há lesões abertas. Ainda nos traumatismos diretos, observa-se a preservação do mecanismo ativo de extensão do joelho, deslocamento mínimo em virtude da preservação das expansões retinaculares medial e lateral, bem como um padrão de cominuição na fratura. Estatisticamente, as fraturas por mecanismo direto estão mais relacionadas com fraturas cominutas e estreladas, porém, em uma menor quantidade, encontram-se também fraturas marginais longitudinais e até mesmo transversas.

O mecanismo indireto ocorre quando há uma contração súbita e forte do quadríceps com o joelho fletido entre 45° e 65°. Neste caso, encontram-se classicamente fraturas transversas, com deslocamentos por lesões dos retináculos, e perda da extensão ativa do joelho, com hemartrose associada.

Outros tipos de fraturas de patela

Em algumas situações peculiares da atividade do cirurgião de joelho, pode haver também complicações que ocasionam fraturas da patela, tais como fratura iatrogênica durante a retirada do enxerto do ligamento patelar ou do tendão quadricipital nas reconstruções de LCA, e fratura da patela durante artroplastia total de joelho por excessiva resecção óssea ou por necrose térmica.

No âmbito da traumatologia esportiva, vale ressaltar as fraturas osteocondrais tangenciais da patela, originalmente descritas por Milgram. Essas fraturas localizam-se na face medial e freqüentemente são conseqüência de luxações agudas da patela. Nesse tipo de fratura não há acometimento do mecanismo extensor, sendo o diagnóstico essencialmente radiológico (pode ser suspeitado quando a artrocentese mostra gotículas de gordura).

Embora muito rara, pode haver também a fratura de estresse da patela, originada após esforço repetitivo e intenso sobre a região. Na literatura ortopédica foi descrita pela primeira vez em 1943, e em nosso meio foi relatado por Carneiro Filho *et al.* um caso com acometimento bilateral.

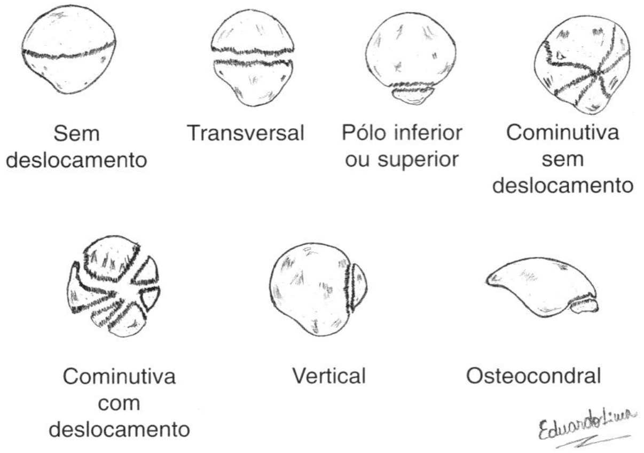

Figura 9.1. *Classificação de fratura da patela*

Diagnóstico radiológico

Comumente, são solicitadas as incidências em AP, perfil e axial de patela (esta última sendo possível sua execução a depender da gravidade do traumatismo agudo). O perfil mostra claramente a diástase dos fragmentos, e a projeção em axial permite avaliar as fraturas osteocondrais que porventura existam. Na incidência em AP, deve-se ater a um diagnóstico diferencial importante: a patela bipartida. Trata-se de um centro de ossificação acessório da patela com localização súpero-lateral, linha de separação regular e freqüente acometimento bilateral do joelho.

Tratamento

Nas fraturas com diástase mínima entre 2 mm e 3 mm, incongruência da superfície articular entre 1 mm a 2 mm, e mecanismo extensor íntegro, está indicado tratamento conservador. Este consiste de artrocentese de alívio para melhorar a dor provocada pela grande hemartrose, colocação de um cilindro gessado inguinopodálico (bem modelado sobre os côndilos do fêmur), com flexão de 25º. O gesso é deixado por quatro semanas e a marcha é liberada com carga parcial com muletas a partir da terceira semana. Após a retirada do gesso, o paciente inicia exercícios passivos e ativos com acompanhamento fisioterápico.

As indicações para tratamento cirúrgico são: diástase dos fragmentos maior que 3 mm, incongruência articular maior que 2 mm, e lesões abertas. Nas fraturas osteocondrais, geralmente por existirem corpos livres intra-articulares, pode ser feita cirurgia artroscópica eletivamente para a retirada ou fixação.

No tocante às indicações cirúrgicas das fraturas de patela, compartilhamos da filosofia AO, em relação ao uso da banda de tensão. Nesta técnica, usam-se dois pinos de Kirschner paralelos e longitudinais, passando idealmente no centro da patela (para assegurar estabilidade rotacional e lateral, e sempre atravessados da base para o ápice), associados com fio de aço em tirante (finos para o amarrilho não ficar saliente na pele) que deve passar adjacente ao osso através dos tendões do quadríceps e patelar antes de tensionar na superfície anterior da patela. Seguindo os critérios de Müller, amarra-se sob tensão o fio durante extensão do joelho até formar uma fenda na fissura articular; neste momento, flete-se o joelho além de 90º para permitir compressão dos fragmentos. Nas fraturas do pólo distal da patela, com fragmento que permita redução, utiliza-se parafuso interfragmentar para compressão, associado ao fio de aço em tirante para proteção. No pós-operatório, coloca-se o joelho em flexão de 40º a 60º em uma goteira de Braum, por três dias. O paciente não usará gesso e deverá fazer exercícios ativos de flexão e extensão, mas só é permitida a carga total após as primeiras seis semanas.

Mais recentemente, o grupo AO tem ensinado em seus cursos uma forma elegante de tratamento das fraturas transversas de patela. A técnica consiste na redução e fixação percutânea, usando intensificador de imagens, com colocação de dois parafusos canulados longitudinalmente para compressão interfragmentária e posterior cerclagem através desses parafusos para manter a banda de tensão.

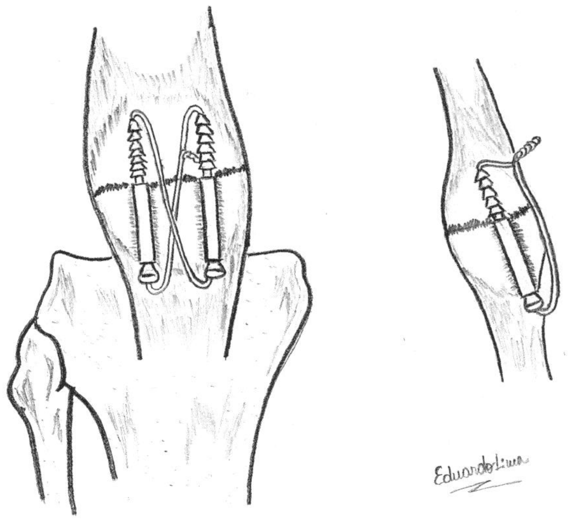

Figura 9.2. *Banda de tensão com parafusos canulados (modificado de Cramer e Moed)*

Kurzweil tem tratado fraturas transversas de patela, cujo traço separe fragmentos de mesmo tamanho, por fixação com parafusos canulados e sempre assistida por artroscópio. Após a redução percutânea com pinça apropriada, posteriormente conferida na superfície articular com o artroscópio, são colocados dois parafusos canulados introduzidos pelos portais no ápice da patela, e, como meta final, é realizada a avaliação do posicionamento dos parafusos pelo intensificador de imagens.

Se o fragmento polar é muito pequeno e cominuto, não permitindo a redução, está indicada a patelectomia parcial. Nessa condição, deve-se ter o cuidado de reinserir o tendão patelar, sem originar uma patela alta ou baixa (com o joelho em flexão de 45º, tem-se como parâmetro o teto do sulco intercondiliano). São utilizados fios não-absorvíveis para a sutura de reinserção através de túneis ósseos verticais, com o tendão próximo à superfície articular para evitar a basculação. No pós-operatório, o membro deve ser protegido com gesso e muletas por quatro semanas.

A patelectomia total tem sido evitada, pelos danos que provoca ao mecanismo extensor. Em apenas dois dos nossos casos operados em que não pudemos salvar a patela e decidimos extirpá-la totalmente, as pacientes evoluíram com necessidade de fisioterapia por longo tempo, déficit de força em extensão e amplitude, bem como alterações degenerativas significativas. Nos casos de grande cominuição, é bastante racional e com grande aplicabilidade a cerclagem, através do ligamento patelar sintético de poliéster, reorganizando os fragmentos cominutos e contornando o corpo patelar. Essa técnica tem sido realizada por Gonçalves, com resultados extremamente gratificantes. Passamos a adotá-la em substituição aos casos cuja indicação era a patelectomia total.

Em cominuição não tão grande e com fragmentos de bom tamanho, pode ser feita uma osteossíntese usando dois fios de Kirschner longitudinais e dois outros fios transversais associados com cerclagem por fio de aço, montando uma "disposição em jogo da velha".

Uma outra forma de tratar as fraturas de patela com diástase moderada é pela cerclagem circunferencial percutânea usando fios Ethibond nº 5. Não temos experiência pessoal com esse método, mas uma vantagem dessa técnica é seu caráter estético, pois são usados quatro pequenos furos para a introdução do fio, e sem a desvitalização; contudo, a redução é obtida de forma mais difícil, e deve-se ater à possibilidade da perda da redução após eventuais fortes contrações do quadríceps no pós-operatório.

Nossa abordagem cirúrgica tem sido feita pela incisão longitudinal mediana ou pararrotuliana, pois consideramos que a incisão transversa, embora ofereça boa exposição e melhor cicatrização, compromete, se forem necessárias outras cirurgias no joelho. Um outro detalhe importante de salientar é em relação à sutura das expansões retinaculares. Temos optado por reparar criteriosamente apenas o retináculo medial, como forma de prevenir luxações patelares subseqüentes (embora alguns autores relatem que a sutura do retináculo contribua para a estabilidade da fratura).

Finalmente, nas fraturas de patela que acontecem nas artroplastias totais de joelho (variando de 3% a 21%), com soltura do componente patelar, a fixação dos fragmentos é considerada de acordo com o tipo de fratura, devendo haver a troca do componente patelar. Nas fraturas sem mau alinhamento do implante, e sem soltura do componente patelar, indica-se apenas imobilizador para o joelho e carga parcial com muletas.

Complicações

As complicações mais comuns são: infecção pós-operatória, perda da fixação, refratura, pseudo-artrose, necrose do fragmento proximal, artrose da patelofemoral, perda da mobilidade (aderência das aletas), cicatriz dolorosa, extrusão do material de síntese pela pele, instabilidade patelar e perda da força extensora.

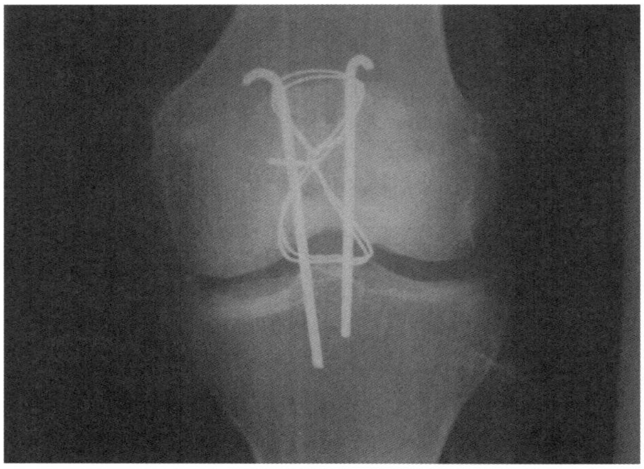

Figura 9.3. *Aspecto em AP de síntese de patela com banda de tensão*

Fratura de patela em crianças

É considerada rara em crianças com idade abaixo dos 15 anos, correspondendo a 1% de todas as fraturas da patela. O tipo de mecanismo gerador da fratura é similar ao que ocorre nos adultos. É importante salientar que o centro de ossificação só aparece entre os 3 e os 5 anos de idade, com a ossificação completa aos 10-13 anos de idade, fato que impossibilita ao ortopedista muitas vezes o seu reconhecimento pelos raios X. Diante disso, o diagnóstico clínico torna-se muito importante, devendo-se observar a impotência de extensão ativa do joelho, patela alta, hemartrose, crepitação, dor ao toque e defeito palpável.

Na grande maioria das vezes, a fratura é não deslocada ou incompleta, necessitando apenas de gesso cilíndrico inguinopodálico em semi-extensão por 4 a 6 semanas. Nas raras fraturas deslocadas em adolescentes, são adotados os mesmos critérios de indicação e de tratamento cirúrgico realizados para os adultos, já comentados anteriormente.

Bibliografia

1. Carneiro Filho M, Nery CAS, Mestriner LA, Russo DR. Fratura de estresse da patela: relato de um caso de ocorrência bilateral e concomitante. Rev Bras Ortop 1993; 28(5):284-286.
2. Cramer KE, Moed BR. Patellar fractures: contemporary approach to treatment. J Am Acad Orthop Surg 1997; 5(6):323-331.
3. Fogagnolo F, Kfuri Jr M, Paccola CAJ. Fraturas da patela. Revista do Joelho 2002; 2(2):84-88.
4. Gonçalves MR. Comunicação pessoal, 1999.
5. Johnson EE. Fraturas da patela. In: Rockwood Jr CA, Green DP, Bucholz RW. Fraturas em Adultos. São Paulo: Manole, 1994; pp. 1729-1733.
6. Kurzweil PR. Arthroscopically-assisted fixation of patella fractures. In: Jackson DW. Reconstructive Knee Surgery – Master Techniques in Orthopaedic Surgery. New York: Raven Press, 1995; pp. 229-234.
7. Milgram JW, Rogers LF, Miller JW. Osteochondral fractures: mechanism of injury and fate of fragments. Am J Roentgenol 1978; 130:651-654.
8. Milgram JW. Injury to articular cartilage joint surfaces: II. Displace fractures of underlying bone. Clin Orthop Rel Res 1986; 206:236-247.
9. Schatzker J. Fraturas da patela. In: Schatzker J, Tile M. Tratamento Cirúrgico das Fraturas – Técnicas Recomendadas pelos Grupos AO-ASIF. São Paulo: Manole, 1994; pp. 273-277.
10. Szyszkowitz R. Fraturas da patela. In: Müller ME, Allgöwer M, Schneider R, Willenegger H. Manual de Osteossíntese – Técnicas Recomendadas pelos Grupos AO-ASIF. São Paulo: Manole, 1993; pp. 564-566.

Capítulo 10

Patologia Meniscal

Introdução

As características anatômicas e biomecânicas dos meniscos foram descritas nos Capítulos 1 e 4. Neste capítulo serão abordados os principais tipos de lesões meniscais e o tratamento indicado.

Epidemiologia e história natural da lesão de menisco

As lesões meniscais correspondem a 50% de todas as lesões cirúrgicas do joelho, sendo as lesões do menisco medial 4 vezes mais comuns (os meniscos mediais são menos móveis), e com maior acometimento no corno posterior. A incidência de lesão meniscal já foi observada na proporção de 61:100.000 na população geral. A lesão é bastante rara em crianças com idade abaixo de 12 anos, mas vem aumentando com a precocidade do início de atividades esportivas competitivas em faixas etárias pré-adolescentes. A relação da lesão entre o sexo masculino e o feminino é 2,5:1. O pico de aparecimento nos homens é entre 31 e 40 anos e nas mulheres, entre 11 e 20 anos.

O tipo de mecanismo que provoca uma lesão de menisco é geralmente um movimento torcional do joelho fletido com o pé fixo no solo. O joelho evolui com dor localizada em interlinha articular (60%), associadamente com aumento de volume, e/ou perda de extensão completa da perna. Esse tipo de lesão é chamada de traumática, porém existe a lesão típica de indivíduos mais velhos, conhecida como lesão degenerativa, bem como a lesão dita congênita ou malformada. Nos casos traumáticos e isolados, a sintomatologia é intermitente. Porém, na maioria dos casos sintomáticos, a lesão meniscal está associada com alteração do ligamento ou cartilagem.

O paciente com lesão por trauma refere piora da dor ao "agachar" ou subir escadas, bem como queixas de falseio (súbita parada de contração muscular). Em médio e longo prazo ocorre evolução da hipotrofia da musculatura do quadríceps, em virtude da alteração proprioceptiva.

Uma situação peculiar com a qual o ortopedista pode se deparar em seu trabalho no pronto-socorro é o dramático quadro de um paciente com deslocamento meniscal e encarceramento, com conseqüente bloqueio do joelho. Nessa situação, deve ser realizada a manobra de redução, colocando-se o paciente em decúbito dorsal horizontal com quadril fletido a 90° e o joelho fletido ao máximo conseguido. Para reduzir o menisco medial, deve-se fazer um estresse em valgo e rodar a perna internamente, passando a estender a perna, rodando-a externamente enquanto se mantém o valgismo. Para reduzir o menisco lateral, a manobra é similar, conquanto se invertem as rotações da tíbia.

Na meniscopatia degenerativa, é raro o falseio, mas ocorre sintomatologia noturna, com derrames freqüentes (muito associada com lesões condrais). Nessa situação, caracteristicamente o paciente assume uma atitude em flexão dos

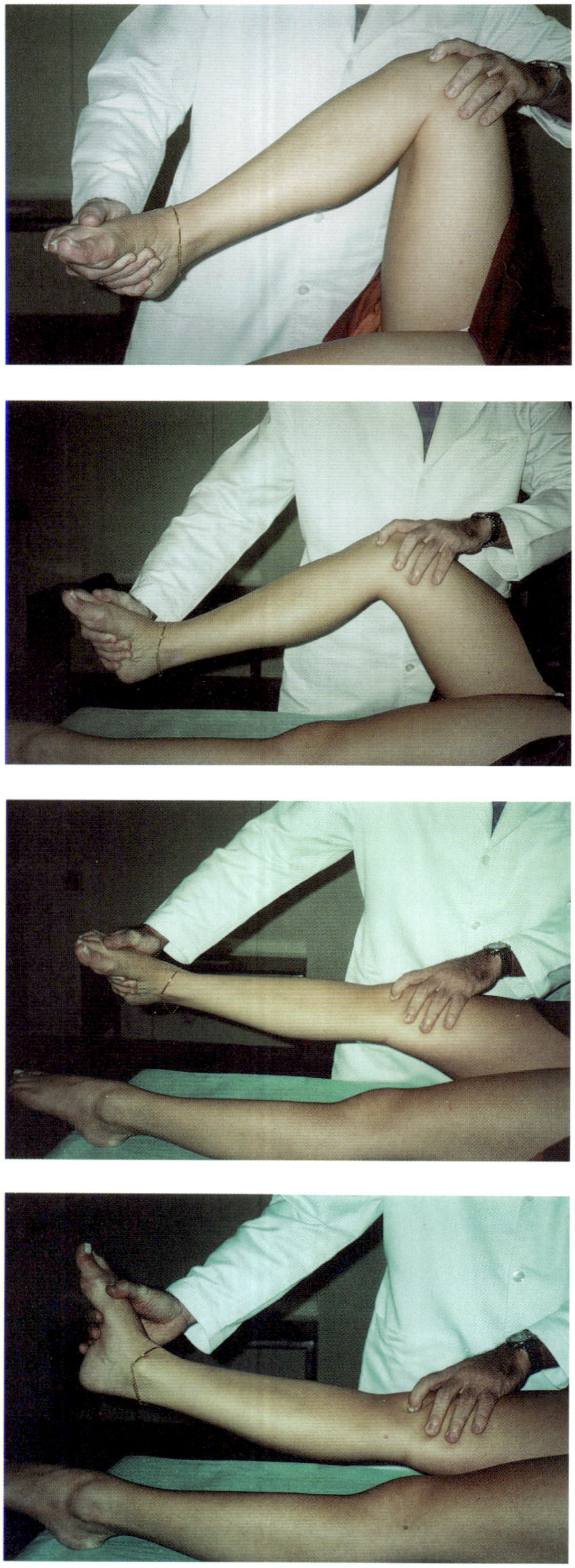

Figura 10.1. *Fases 1, 2, 3 e 4 da manobra para reduzir o menisco medial*

joelhos. A lesão congênita por vezes se confunde com a traumática, sendo o diagnóstico etiológico mais difícil.

Os testes de MacMurray, Steinmann e Appley são usados para realizar o diagnóstico clínico. O menisco lateral geralmente apresenta um "comportamento menos sintomático" em relação à dor, quando comparado ao menisco medial. O teste de MacMurray é positivo em 50% dos casos, geralmente para lesão periférica posterior.

A RM apresenta mais de 90% de sensibilidade e especificidade (ver Capítulo 6), mas os raios X simples podem ser apenas sugestivos de lesão de menisco medial, mostrando, em casos crônicos, um estreitamento do espaço articular medial. Os raios X também podem mostrar alterações na forma de depósitos periosteais ou "saliência" com margem pontiaguda (às vezes com o espessamento cortical). Essas alterações, descritas originalmente por Rauber, foram demonstradas radiologicamente por Barucha em mais de 80% dos pacientes com lesões de menisco antigas. O aplanamento do côndilo lateral, o aumento do espaço articular e a posição mais superior da cabeça da fíbula nos raios X simples sugerem a presença de um menisco discóide. Fernandes *et al.*, ao estudarem 37 casos de menisco discóide, encontraram em 100% dos casos um alargamento do compartimento comprometido, e a elevação da cabeça da fíbula em apenas 34,6%. Já Fairbank, em seu estudo clássico, mostrou as características radiológicas degenerativas típicas de joelhos submetidos a meniscectomias totais: osteófitos tibiais marginais ("cristas"), aplanamento da superfície articular femoral (côndilos femorais), "apagamento" do espaço articular e esclerose subcondral.

Classificação de lesão de menisco

Existem vários padrões de lesões quanto à orientação: longitudinais, radiais, horizontais e oblíquas.

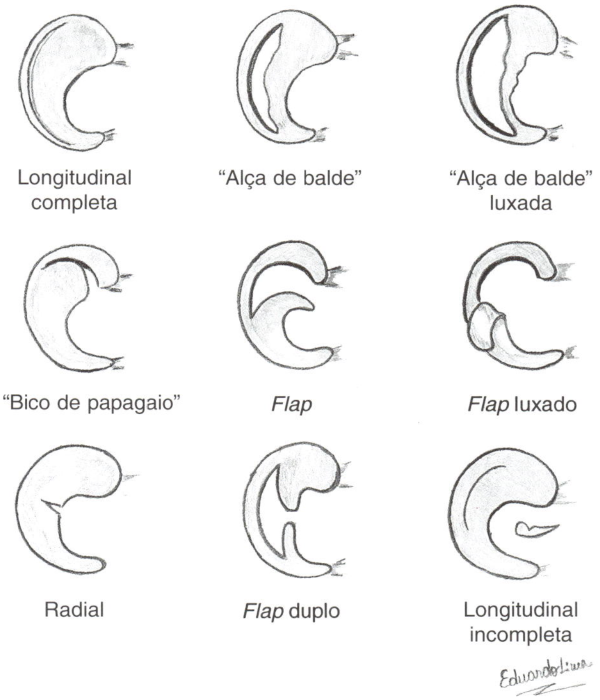

Figura 10.2. *Tipos de lesão de menisco*

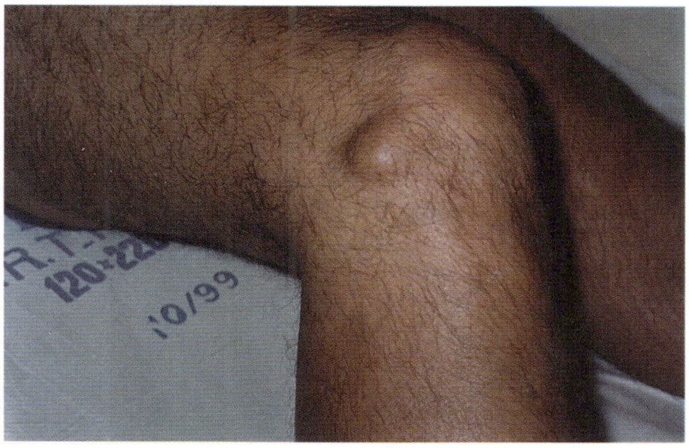

Figura 10.3. *Cisto de menisco lateral*

As lesões longitudinais são geralmente de etiologia traumática, ocorrendo em pacientes jovens, mais comuns no terço posterior do menisco medial, podendo ser completas ou incompletas. As lesões radiais ou transversas ocorrem mais no menisco lateral, na borda livre, no terço médio, podendo ou não se estender para o meio do menisco. As horizontais são, comparativamente, as mais encontradas no menisco lateral, de etiologia degenerativa, e ocorrendo em pacientes idosos.

Para o artroscopista é adotada uma classificação bastante prática, atrelada à orientação e à forma da lesão. Assim temos: lesão em "alça de balde" (uma lesão longitudinal extensa, indo do corno anterior até o corno posterior, e que por vezes é luxada, causando bloqueio da extensão, sendo 3 vezes mais comum no menisco medial e em 90% dos casos associada com lesão de LCA), lesão em "bico de papagaio" (combinação de uma lesão longitudinal com uma lesão radial ou transversa), *flap* (lesão tipicamente degenerativa, instável na região de carga articular, ou dobrada superiormente, e que pode se encontrar luxada ou dupla, sendo mais comum no cornos posteriores), lesão em clivagem horizontal (estende-se mais para a superfície inferior, sendo encontrada freqüentemente no corno posterior do menisco medial; separa-se em fragmento superior e inferior), e lesão complexa (sem um padrão definido, geralmente de etiologia degenerativa).

Existem ainda outros tipos diferentes de lesão meniscal: as lesões intersticiais, císticas e menisco discóide. As lesões intersticiais não apresentam significado clínico, sendo um achado na RM, em virtude de os mucopolissacérides e os focos de mucina elevarem a intensidade de sinal, projetando apenas uma lesão na intimidade do corpo meniscal, totalmente sem instabilidade, que não requer nenhuma forma de tratamento.

As lesões císticas acontecem 4 vezes mais no menisco lateral, associadas com padrões horizontais de menisco lesado. O líquido cístico tem uma natureza química similar ao do líquido sinovial, sendo envolto por uma bolsa cística que se comunica de extra para intra-articular, com a lesão meniscal através de um pertuito ou trajeto. A aparência no joelho é de uma tumefação na interlinha articular. Quando não tratadas, cronicamente pode haver erosão óssea de fêmur e tíbia periadjacentes.

O menisco discóide é raro, sendo mais comum o acometimento do lateral (7:1). Trata-se de uma malformação, com o menisco aumentado de tamanho, perda da concavidade central, e assumindo a forma de um disco. Em crianças, algumas vezes captamos um "clique" no exame físico em razão de o côndilo femoral

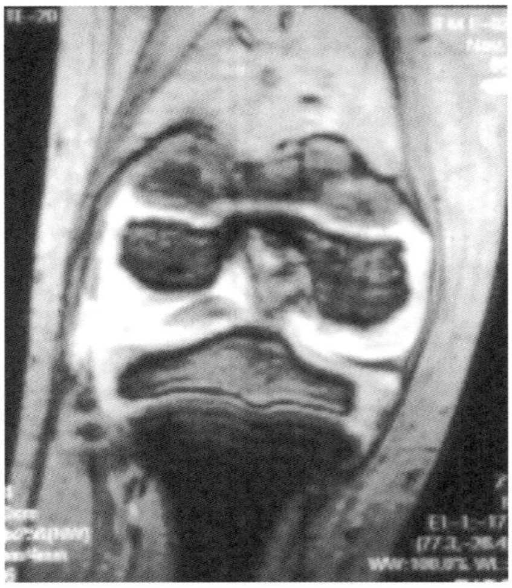

Figura 10.4. *Menisco discóide lateral roto em um paciente com 18 anos de idade*

lateral saltar sobre a margem posterior do menisco, e esta condição é isenta de dor (ressalto ou *snapping knee*). Há classificações embriológicas, artrográficas e artroscópicas do menisco discóide, porém tem-se valorizado apenas a última classificação (de Watanabe), por sua aplicabilidade no tratamento artroscópico. Assim, o menisco discoíde pode ser do tipo semilunar completo (totalmente em forma de disco e centralmente delgado; é o mais comum), do tipo semilunar incompleto (com borda livre, côncava ou convexa), e do tipo de Wrisberg (hipermóvel, sem inserção tibial posterior, e que se encontra unido ao ligamento de Wrisberg, é o mais raro).

Há também as desinserções meniscocapsulares, que geralmente envolvem o menisco medial. Esse tipo de lesão é freqüentemente associada com lesão do ligamento colateral medial, e embora seja extremamente difícil, pode ser vista na RM pela presença de fluido entre a borda periférica do menisco e a cápsula.

Tratamento

Existem basicamente duas formas de tratar as lesões de menisco no adulto: a forma conservadora ou a forma cirúrgica (cada qual com sua indicação).

A forma conservadora, ao nosso ver, não tem indicação para os indivíduos sintomáticos com lesões, que queiram ou necessitam realizar exercícios físicos com certa regularidade, sejam eles ativos competitivos ou ativos recreacionais. Ainda existem controvérsias em relação aos indivíduos de maior idade, sedentários, ou os considerados inativos, com lesão degenerativa isolada, e com poucos sintomas de dor. Nesses casos selecionados, pode ser realizado o alongamento muscular com orientação de fisioterapeuta, bem como um controle de peso de forma eficaz (o que é mais difícil).

Autores como Weiss e DeHaven não indicam ressecção cirúrgica em lesões estáveis periféricas, que não deslocam por manobra com o *probe* (gancho de prova) acima de 3 mm. Outros autores tratam lesões agudas pequenas e periféricas apenas com repouso articular por 3 a 6 semanas.

O tratamento cirúrgico consiste de uma diversidade de técnicas, muitas hoje em desuso. Pode-se abordar cirurgicamente uma lesão de menisco por meniscectomia parcial artroscópica (na maioria das vezes, é o nosso tratamento de eleição), meniscectomia total artroscópica (procure evitar), meniscectomia parcial aberta (em desuso), meniscectomia total aberta (em desuso), sutura meniscal artroscópica (*inside out repair, outside in repair* e *all inside repair*) e sutura aberta (usada somente durante osteossíntese com artrotomia, em caso de fraturas de platô tibial, pós-desinserção parcial do menisco). O transplante meniscal autógeno constitui uma técnica com resultados clínicos a longo prazo ainda não estabelecidos, contra-indicada para lesões degenerativas com instabilidade, e ainda não disponível em todos os hospitais americanos pelo controle da Federal Drug Administration – FDA. Os resultados parecem ser extremamente dependentes da seleção do paciente, o qual deve possuir: dor tipo persistente, cartilagem intacta, meniscectomia prévia, pequeno grau de artrose, estabilidade articular, idade menor do que 55 anos e alinhamento normal dos joelhos. A possibilidade de reação imune é baixa, assim como a transmissão

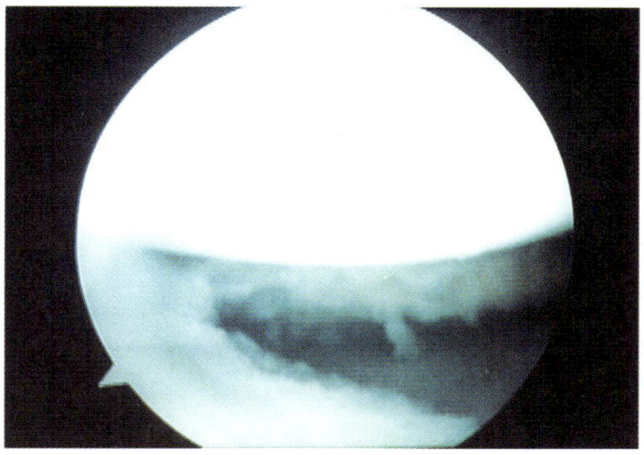

Figura 10.5. *Ressecção parcial de menisco por artroscopia*

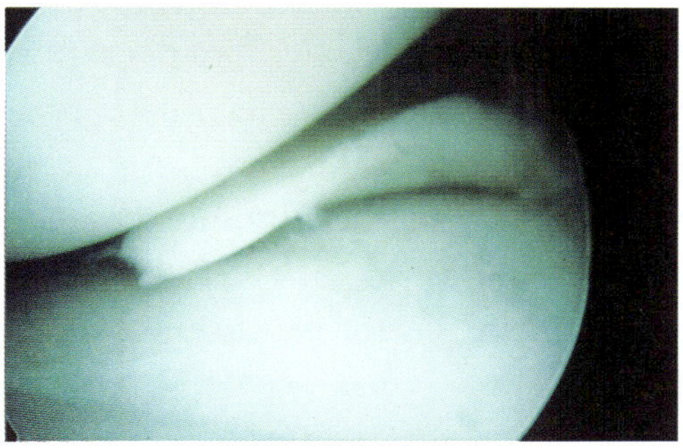

Figura 10.6. *Luxação de menisco lesado em* flap *vista na artroscopia*

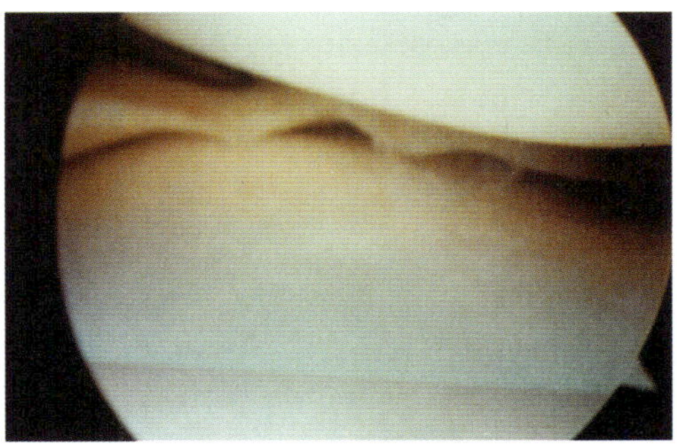

Figura 10.7. *O cirurgião deve testar dinamicamente a instabilidade desta lesão com o* probe. *Há hipermobilidade?*

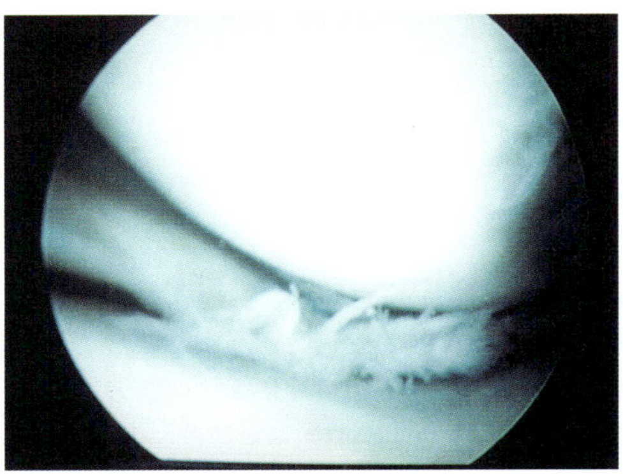

Figura 10.8. *Lesão meniscal mista com aspecto degenerativo*

de doenças. O procedimento é realizado por artroscopia e com uma mínima artrotomia apenas para a introdução do menisco. O pós-operatório permite apoio total precoce de peso corporal e uma imediata amplitude articular é estimulada.

Um outro tipo de tratamento inserido no futuro é a prótese meniscal ou "menisco sintético", dependente de um avanço tecnológico maior. Atualmente, novos estudos têm sido feitos em relação à vantagem de usar a cola de fibrina (autóloga ou comercial) no sítio de reparo, para o potencial de regeneração de menisco; existem controvérsias quanto ao seu uso devido ao fato de os crioprecipitados exigirem um *pool* de doadores de sangue.

Sutura de meniscos

Os ramos superiores e inferiores das artérias genicular medial e lateral formam um plexo na periferia do menisco, na região da sinovial e na cápsula, atingindo cerca de 25% a 30% da extensão; esta área é conhecida como zona vascular ou vermelha (*red on red*), e tem melhor potencial de cicatrização. A área avascular mais central é conhecida como zona branca ou *white on white*, e não tem nenhum potencial de cicatrização. No meio dessas duas zonas anteriores está a zona conhecida como vermelha e branca ou *white on red*, com razoável poder de cicatrização.

Cohen *et al.* realizaram o estudo histológico de 28 meniscos de 14 cadáveres, observando a correlação entre a vascularização meniscal e a idade, tendo como conclusão que o índice de vascularização diminui à medida que a idade aumenta.

Dessa forma, o local da lesão é importante para um bom prognóstico de reparo, mas não é o único fator para o sucesso. Assim, só se obtêm bons resultados na sutura quando se pode selecionar um grupo de fatores, como área vascular periférica (zona vermelha ou zona vermelha e branca), pacientes com menos de 30 anos de idade, lesões com menos de oito semanas de existência, lesões longitudinais ou verticais com menos de 2,5 cm de comprimento, e de preferência associar sempre no mesmo tempo cirúrgico, com reconstrução do LCA nas instabilidades anteriores (DeHaven mostra que em joelhos instáveis não reconstruídos houve 38% de "relesões" de meniscos suturados, enquanto nos ligamentos estáveis essa complicação foi de apenas 5%).

Existem diversas técnicas para sutura de meniscos, incluindo tanto as suturas *inside-out* e as *outside-in* (com suturas verticais biomecanicamente superiores e mais fortes) quanto os reparos com *arrows* mais modernos (que podem ser também pinos bioabsorvíveis, âncoras, grampos ou miniparafusos). Estes últimos têm sido atualmente mais usados pelos cirurgiões de joelho, por serem mais práticos e de muito mais fácil fixação no corno posterior, evitando principalmente os temidos danos neurovasculares. Contudo, também são passíveis de complicações, como lesão de cartilagem articular, perda de fixação pela falta de aproximação do tecido meniscal, migração na articulação, quebra de material, formação de hematoma cístico e dor posterior no joelho operado.

Um fator importante de ordem técnica, previamente a qualquer tentativa de sutura de menisco, é o cirurgião ter nas mãos uma boa cureta, raspa ou *shaver* com ponteira delicada para escarificar as bordas do menisco, facilitando a própria capacidade cicatricial. São detalhes que, quando não lembrados, comprometem a qualidade da sutura realizada.

A reabilitação após sutura de menisco envolve dois aspectos distintos: a reabilitação pós-sutura com reconstrução associada de LCA e após sutura isolada.

No primeiro caso, segue-se um protocolo de forma a não permitir a flexão do joelho acima de 90° pelas primeiras seis semanas. Durante esse período, o paciente é mantido sob os cuidados do fisioterapeuta, para garantir essa restrição acima imposta e também para supervisionar a marcha com muletas, visando à descarga parcial de peso.

Nos pacientes com sutura isolada, é permitida já nas primeiras seis semanas o apoio total de peso, com um *brace* em extensão, mas a flexão do joelho continua restrita acima dos 90°. Os exercícios de velocidade e de cadeia cinética fechada e o aumento de amplitude acima dos 90° são liberados a partir da 12ª até a 16ª semana.

Ressecção parcial artroscópica de menisco

Excluindo as lesões muito bem indicadas para sutura, as pequenas lesões estáveis e as intersticiais (ou intramurais) para tratamento conservador, a ressecção parcial econômica por artroscopia tem sido nossa conduta mais habitual e, portanto, de eleição. Segundo Fu *et al.*, deve-se ressecar todos os fragmentos móveis que durante o movimento protuem para o espaço articular. Na ressecção, deve-se modelar de forma apenas suficiente a borda do menisco remanescente.

Nas lesões em "alça de balde" luxadas, deve-se inicialmente tentar reduzi-las com o gancho de prova (o *probe*), mas isto é muitas vezes impossível. Nessa situação, é de boa norma ressecar primeiramente o corno posterior do menisco, e só depois ressecar o corno anterior, sob o risco de perder o fragmento ao tentar segurá-lo.

As principais complicações das meniscectomias são: lesão cartilaginosa, quebra de instrumento cirúrgico, lesão de ligamentos colaterais, lesões arteriais e perda de fragmento meniscal (existem outras complicações relacionadas diretamente à cirurgia artroscópica – ver Capítulo 5).

Nos cistos de meniscos, deve-se abordar a lesão radial com pinças de ressecção apropriadas, e posteriormente chegar até o óstio do cisto com uma cureta ou o *shaver* "abrindo o caminho". Quando o conteúdo cístico for visto na articulação, terão sido tratadas ambas as condições, diminuindo significativamente a possibilidade de recidiva.

Não existe indicação cirúrgica para meniscos discóides em pacientes assintomáticos, mas é possível a meniscectomia parcial econômica nos tipos completo e incompleto com sintoma de dor no paciente. Embora seja raro, alguns autores indicam, no menisco discóide hipermóvel sem a inserção tibial posterior e com grande repercussão dolorosa no paciente, a meniscectomia total. Contudo, Rosenberg *et al.*, relatam sua boa experiência com menisco do tipo Wrisberg, realizando meniscectomia parcial e reinserção posterior meniscocapsular. Em nossa escassa experiência com os "raros" meniscos discóides, seja no período de nossa formação ou durante a atividade profissional propriamente dita, temos nos inclinado apenas para meniscectomias parciais, sem realizarmos de imediato procedimentos cirúrgicos radicais, como a excisão completa do menisco discóide de Wrisberg. Concordamos com outros autores que preconizam, nesses casos, um período maior de observação.

Pós-operatório de meniscectomia como procedimento isolado

A meniscectomia não deve ser vista como um procedimento cirúrgico ambulatorial. Realizada sempre por meio artroscópico, temos realizado sistematicamente esse procedimento em centro cirúrgico, de acordo com as normas habituais de artroscopia (ver Capítulo 5). Utiliza-se um enfaixamento compressivo de Jones imediatamente após a cirurgia (estendendo-se da raiz da coxa até a região supramaleolar), ou um enfaixamento elástico. O paciente fica internado pelas 12 horas seguintes de pós-operatório, com medicação analgésica de suporte. Após as 12 horas, o paciente é liberado do enfaixamento de Jones e permitida a administração agressiva de crioterapia domiciliar. No segundo dia, é liberada a carga de peso sem limites.

Obviamente, dependendo do "perfil" da ressecção realizada, deve-se retardar os exercícios de força muscular e amplitude nos pacientes em até duas semanas de pós-operatório para evitar hemartrose ou não desencadear sinovites. Com duas semanas, os pacientes podem iniciar exercícios sem pesos, estirando a perna (indica-se esta atividade física na piscina). Com três semanas completas, retornam ao trabalho, mas sem forçar o joelho que foi operado. Com quatro semanas, iniciam exercícios com peso para reforço de quadríceps, de forma gradual, e sempre com apoio do fisioterapeuta. Findos os dois meses de pós-operatório, o paciente pode iniciar corridas após as orientações fisioterápicas e, conquanto tenha confiança, retornar progressivamente à atividade esportiva.

Tratamento de lesões meniscais isoladas por trauma na infância

Em relação às lesões meniscais traumáticas na infância, em virtude de sua raridade, ainda não tivemos experiência de tratamento efetivo. Porém, concordamos com inúmeros autores quanto à constante necessidade de uma artroscopia de caráter diagnóstico, mesmo que tenhamos em mãos a RM positiva. Essa artroscopia fornece subsídios mais consistentes, pelo uso prévio do *probe* (os verdadeiros "olhos" de um artroscopista experiente), e determina no transoperatório a conduta definitiva. Para isso, deve-se estar preparado e levar ao centro cirúrgico as pinças de ressecção apropriadas, o *shaver* com ponteira fina (instrumento motorizado), e, principalmente, um *kit* completo para sutura de menisco, com o qual o cirurgião tenha familiaridade de uso. Se as lesões forem estáveis, periféricas, agudas e menores que 1 cm, podem ser tratadas com imobilização por 3 a 6 semanas. As lesões periféricas instáveis, maiores que 1 cm e menores que 2,5 cm, agudas ou subagudas, podem ser suturadas usando-se o artroscópio. Nos outros casos (instáveis, maiores que 2,5 cm, não agudas e não periféricas), a meniscectomia parcial bastante econômica deve ser a escolha terapêutica, preservando a maior parte do menisco. Alguns autores sugerem que a conduta de reparo com sutura pode ser usada até mesmo em lesões crônicas (embora pareça que somente até as oito semanas de lesão há um melhor prognóstico para cicatrização pós-sutura). No pós-operatório, tanto para sutura isolada quanto para meniscectomia parcial nas crianças, devem ser adotados os protocolos já referidos anteriormente para os adultos, contudo liberando esportes competitivos somente com 6 meses.

Bibliografia

1. Arnockz SP, Warren RF. Microvasculature of the human meniscus. Am J Sports Med 1982; 10:90-95.
2. Barucha E. Unsere Erfahrungen über den Wert des Rauberschen Röntgenzeichens bei der Meniskusdiagnose. Monatsschr Unfallheilkd 1960; 63:370-373.
3. Beaty JH. Lesões do joelho. In: Rockwood Jr CA, Wilkins KE, King RE. Fraturas em Crianças. São Paulo: Manole, 1993; pp. 1233-1236.
4. Cohen M, Granata Jr GSM, Ejnisman B, Seixas MT, Vicenze V. Estudo da vascularização do menisco humano. Rev Bras Ortop 1998; 33(4): 264-270.
5. DeHaven KE. Peripheral meniscal repair alternative to meniscectomy. J Bone Joint Surg 1981; 63B: 463-466.
6. Fairbank TJ. Knee joint changes after meniscectomy. J Bone Joint Surg 1948; 30Br:664-670.
7. Fernandes JL, Viana LV, Natal MRC, Bastos T. Menisco discóide – Avaliação radiológica. Radiol Bras 1990; 23:153-156.
8. Larson R, Johnson D, Asselmeir M. Meniscal repair. In: The Masters Experience Comprehensive Arthroscopy of the Knee. Chicago: The Arthroscopy Association of North America, 1999.
9. Rauber A. Ein wenig bekanntes Röntgensymptom bei älteren Meniskusaffektionen. Z Orthop 1944; 37:1-4.
10. Rosenberg TD, Paulos LE, Parker RD, Harner CD, Gurley WD. Discoid lateral meniscus. Case report of arthroscopic attachment of a symptomatic Wrisberg ligament type. Arthroscopy 1987; 3(4):277-282.
11. Sampaio TCV. Programa de reabilitação pós-sutura meniscal. In: Camanho GL. Patologia do Joelho. São Paulo: Sarvier, 1996; pp. 52-53.
12. Scott WN, Insall JN, Kelly MA. Arthroscopy and meniscectomy. In: Insall JN, Windsor RE, Scott WN, Kelly MA, Aglietti P. Surgery of the Knee. New York: Churchill Livingstone, 1993; pp. 165-224.
13. Watanabe M. Arthroscopy of the knee joint. In: Helfet AJ. Disorders of the knee. Philadelphia: Lippincott, 1974; pp. 45-46.
14. Weiss CV, Lundberg M, Hamberg P, DeHaven KE, Gilquist J. Non-operative treatment of meniscal tears. J Bone Joint Surg 1989; 71A:811-822.

Capítulo 11

Lesão Ligamentar: LCA e Colaterais

Introdução

Antes de iniciar especificamente os Capítulos 11 e 12, mencionaremos a Classificação das Instabilidades do Joelho baseada em Hughston. Essa classificação, outrora bastante usada pela sua aplicabilidade nas lesões periféricas e por ser guia para reconstruções extra-articulares (tenodeses com trato iliotibial ou fáscia lata), é importante tanto pelo seu valor histórico quanto pela sua validade didática. Por ser este livro um suporte para o aprendizado do residente de ortopedia, consideramos ser importante o conhecimento dessa classificação.

Considerando, a mobilidade da tíbia em relação ao seu próprio eixo e o fêmur imóvel, pode-se reconhecer os seguintes possíveis tipos de instabilidade:

Instabilidade unidirecional (direta ou reta)

- Instabilidades mediais
- Instabilidades laterais
- Instabilidades anteriores
- Instabilidades posteriores

Instabilidade rotacional

- Instabilidades ântero-mediais
- Instabilidades ântero-laterais
- Instabilidades póstero-laterais

Instabilidade combinada

- Instabilidade ântero-medial + ântero-lateral
- Instabilidade ântero-lateral + póstero-lateral
- Instabilidade ântero-medial + ântero-lateral + póstero-lateral.

Epidemiologia das lesões de LCA e de colaterais

As lesões ligamentares de LCA e/ou colaterais do joelho são bastante freqüentes nos atletas jovens (faixa etária média de 25,5 anos), acometendo também indivíduos sedentários vítimas de quedas ou acidentes automobilísticos. As lesões de LCA apresentam predomínio no sexo feminino (na média pelo valgismo constitucional do joelho na mulher), mas a instabilidade anterior decorrente dessas lesões é mais encontrada no sexo masculino.

Lesão aguda de LCA

O mecanismo lesional pode ser direto ou indireto, envolvendo uma torção associada com desaceleração súbita, valgo/rotação externa, hiperextensão, ou raramente um movimento em varo/rotação interna. Geralmente ocorre durante uma atividade esportiva, e o paciente costuma relatar a presença de um "estalido" no joelho durante a torção. Existe uma evolução rápida da dor e é variável o aparecimento da hemartrose (se presente, há lesão de LCA em 82% dos casos).

Contudo, lesões com pouca dor e sem derrames extensos às vezes têm um prognóstico muito pior; a dor pode inexistir em razão do comprometimento de nervos da cápsula, e o aumento de volume ser insignificante pelo total extravasamento na cápsula danificada.

As manobras semiológicas são geralmente ineficazes no joelho agudo, pois "a dor trava o paciente". Evita-se manusear repetitivamente o joelho do paciente no episódio agudo, entretanto deve-se abordar semiologicamente com o mínimo necessário para o diagnóstico clínico. Uma opção é o teste de Lachman, por ser menos ofensivo ao paciente com dor e apresentar mais sensibilidade, bem como o estresse em varo-valgo em extensão e em 30º de flexão. Após duas semanas do trauma, aplica-se o exame físico com outros testes de forma mais detalhada para fins de diagnóstico (ver Capítulo 3).

A avaliação com os raios X simples é mandatória no pronto-socorro, mostrando por vezes um arrancamento ósseo na borda do planalto tibial externo, conhecida por "fratura de Second" (grave comprometimento ântero-lateral). A RM quando disponível deve ser usada, mostrando ser importante como exame complementar.

A lesão do LCA pode ser classificada em diferentes tipos: isolada parcial, isolada completa, completa associada com lesão meniscal, completa associada com lesão de ligamento colateral, completa associada com lesão completa de LCP e lesão complexa. A "tríade infeliz de O'Donoghue" consiste na associação de lesões do LCA, ligamento colateral medial e menisco medial.

A conduta em relação aos entorses com conseqüente lesão aguda de LCA deve ser rigorosamente protocolada e seguida de forma sistemática com o acompanhamento dos pacientes. No pronto-socorro, fazemos punção de alívio se necessário no joelho acometido, e seguimos o protocolo PRICE nas primeiras três semanas. Esta sigla é composta de: "P" de proteção com muletas, "R" de repouso, "I" de *ice* (gelo), "C" de compressão com enfaixamento crepom, e "E" de exercícios isométricos para flexores e extensores. Raramente deve-se permitir o "engessamento" de um joelho pós-entorse sem fraturas associadas, pois desencadeará uma atrofia muscular danosa ao prognóstico da lesão (a exceção é a lesão medial tratada conservadoramente). Assim, deve-se acompanhar regularmente esses pacientes no ambulatório durante os primeiros 21 dias e realizar na terceira semana uma semiologia apurada com solicitação quando possível e somente se necessário de RM ou TC.

Os pacientes com os sinais clínicos de instabilidade no exame físico têm indicação para reconstrução cirúrgica intra-articular de LCA, com tratamento por via artroscópica das lesões intrínsecas associadas. A cirurgia deve sempre ser realizada após os 21 dias iniciais, para evitar a artrofibrose ou síndrome da contratura infrapatelar do joelho. As diversas técnicas de reconstrução serão comentadas quando forem enfocadas as lesões crônicas de LCA, para não se tornar repetitivo.

Os pacientes sob suspeita de lesão do cruzado anterior, sedentários ou ativos recreacionais, com RM ou TC positiva, mas sem os sinais clínicos de instabilidade no exame físico, são apenas acompanhados ambulatorialmente após o protocolo PRICE, e orientados subseqüentemente para modificação da atividade física ou esportiva (com liberação tardia após 12 semanas), fortalecimento da musculatura flexora e reavaliação clínica freqüente. Contudo, os ativos competitivos, mesmo sem sinais de instabilidade mas com ressonância ou TC positiva, se beneficiarão de uma artroscopia (após os 21 dias) na qual serão tratadas as lesões porventura existentes, e conferida dinamicamente pelo uso de *probe* a extensão da lesão do LCA. Estes poderão ser submetidos no mesmo ato a uma reconstrução intra-articular do cruzado anterior.

Camanho *et al.*, estudando a evolução de 73 pacientes com lesão aguda de LCA, indicam os casos agudos como fatores geradores de lesão meniscal, observando que a ocorrência de lesão meniscal nos agudos é menor que nos crônicos.

Lesão aguda dos ligamentos colaterais (ligamentos periféricos)

O ligamento colateral medial pode ser lesado durante o entorse em valgo/rotação externa do joelho, ou por um trauma direto aplicado no lado externo do joelho. A lesão do ligamento colateral lateral é muito menos comum quando comparada com o LCM, e geralmente ocorre durante um mecanismo torcional na tíbia e uma força aplicada medialmente no joelho. O exame físico pode mostrar três graus de abertura ao estresse em varo-valgo: grau I – menor que 5 mm; grau II – de 5 mm até 10 mm; e grau III – acima de 10 mm. A dor à palpação é bastante discreta e delimitada no complexo ligamentar lesado, com a tumefação bem variável.

No acometimento do ligamento periférico podem acontecer as seguintes situações: lesão solitária, associada com LCA, associada com LCP ou associada com LCA e LCP.

A lesão solitária pode ser tratada por meios conservadores ou cirúrgicos, sempre objetivando manter a apropriada vascularização dos cotos ligamentares e a proteção dos ligamentos nas fases de regeneração e de solicitação funcional. Nas lesões solitárias grau I e grau II dos colaterais (com presença de *end-point*), a indicação é geralmente o tratamento conservador. Este se divide em três fases: controle da dor e inflamação; fortalecimento muscular; retorno aos níveis funcionais. Temos administrado medicamentos antiinflamatórios, crioterapia local, orientado uso de muletas e enfaixamento inguinomaleolar do tipo Jones na primeira semana pós-traumatismo. O fortalecimento de quadríceps orientado por um fisioterapeuta deve ser estimulado logo após retirada a imobilização na segunda semana. A intensificação do retorno aos níveis funcionais (como, por exemplo, correr e parar subitamente ou subir e descer escadas) só deve ser iniciada quando o paciente estiver completamente assintomático. Temos por conduta liberar totalmente as atividades esportivas geralmente após a oitava semana, de preferência usando uma proteção com reforço medial e lateral no joelho acometido.

Em lesões solitárias grau III de colaterais, existem controvérsias em relação à escolha do tratamento. Alguns cirurgiões preferem o tratamento cirúrgico, e outros somente o tratamento conservador. Segundo Indelicato, o tratamento não-cirúrgico oferece um retorno ao esporte de forma mais precoce, e sem déficits funcionais a longo prazo. Preferimos o tratamento conservador, contudo liberamos as atividades esportivas somente após a 12ª semana. Nas lesões do complexo medial, com estresse em valgo positivo, o tratamento com gesso inguinomaleolar com 20º de flexão assegura a cicatrização das estruturas ligamentares mediais.

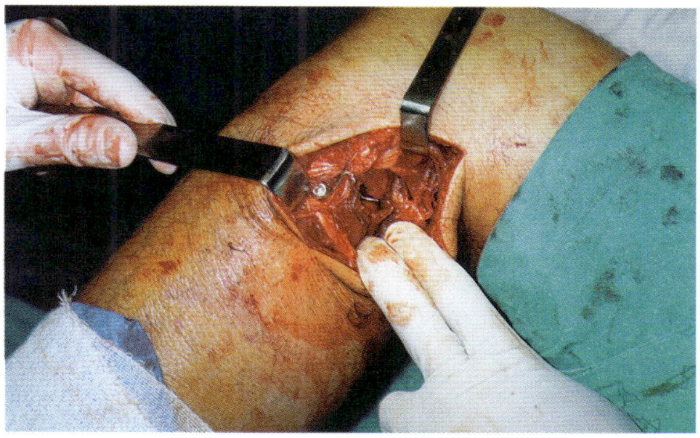

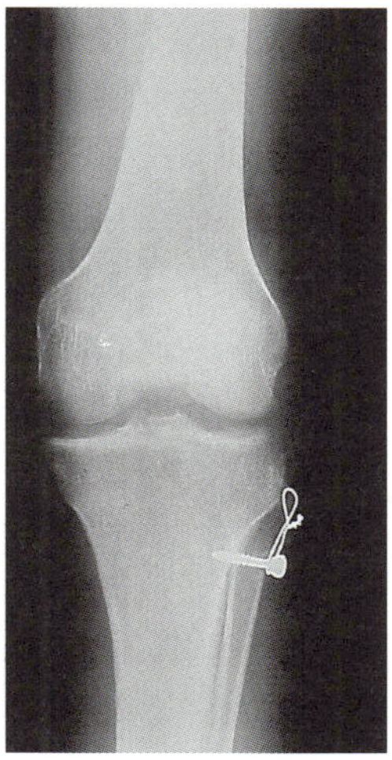

Figura 11.1. *Reinserção de fratura-avulsão da cabeça da fíbula*

As lesões grau III de colaterais (sem *end-point*) associadas com lesões de cruzado anterior são unanimamente de indicação cirúrgica. Quando o colateral e o LCA estão ambos lesados, com sinais de instabilidade clínica, seguimos o protocolo PRICE para o LCA, e o reconstruimos após 21 dias. No momento da reconstrução do LCA, é realizada a sutura término-terminal e/ou retensionamento do LCM ou LCL (com fios absorvíveis, e com muito cuidado para não deixar o joelho rigído), ou reinserção óssea, caso necessário (com parafusos ou agrafes). As lesões grau 3 de colaterais associadas com lesão de LCP, ou associadas com lesão de LCP e LCA, serão comentadas no Capítulo 12.

Finalmente, existe a instabilidade grosseira com teste de estresse em varo positivo acima de 10 mm, provocada pela fratura-avulsão da cabeça da fíbula. O tratamento consiste geralmente na osteossíntese da fratura, sem necessidade de reparo ligamentar. Neste caso, sempre averiguar a possibilidade de lesão associada do nervo fibular comum.

Lesão crônica do LCA

Diante de lesões crônicas do LCA, deve-se ter em mente que o conceito de instabilidade é fundamental para definir o tratamento. A história natural da instabilidade anterior está relacionada com multifatores intrinsicamente co-participativos de um entorse de joelho com lesão de LCA. Abdalla comprovou que uma parcela considerável de pacientes com lesão parcial de LCA diagnosticada artroscopicamente evoluiu sem instabilidade. Assim, pode-se dizer que nem todos os joelhos com lesão de LCA evoluem clinicamente para instabilidade anterior. Em relação à progressão degenerativa da articulação visualizada radiologicamente, existe uma variabilidade de achados na literatura. Pattee *et al.* encontraram uma incidência elevada de osteoartrose (65%) nos raios X de pacientes com lesão de LCA seguidos por quatro a dez anos. Outros autores como Ciccotti *et al.*, em um seguimento de dois a dez anos, encontraram apenas 13% de osteoartrose.

Conforme exposto anteriormente, uma parcela de indivíduos não apresentará osteoartrose ou instabilidade no acompanhamento a longo prazo. Mas então qual é o perfil dos indivíduos com lesão crônica e indicação cirúrgica para reconstrução ligamentar? Certamente, aqueles com instabilidade anterior e os que, mesmo sem instabilidade, apresentam algumas características. Essas características são: jovens ativos competitivos, adolescentes, lesões meniscais associadas, alterações degenerativas evoluindo nos raios X e índice intercondiliano menor que 0,2. Entende-se como índice intercondiliano um valor obtido pela divisão da largura do intercôndilo pela distância bicondiliana, ao nível da incisura do poplíteo, em raios X considerando a flexão de 110° a 120° do joelho e com raios incidindo em direção perpendicular à mesa. A literatura mostra também que mesmo indivíduos com LCA lesado sem instabilidade, mas que apresentam genu varo e/ou inclinação posterior do planalto tibial associadamente a uma atividade esportiva de forma constante tendem a desenvolver a instabilidade em um futuro não tão distante.

O clássico trabalho de Noyes *et al.* avaliou 84 pacientes com lesão de LCA em um *follow-up* de três anos com tratamento conservador baseado em reabilitação, modificação de atividades e uso de órtese. Esses autores observaram que um terço melhorou com o retorno às atividades recreativas e cotidianas e com sintomas mínimos ou ausentes; um terço piorou ao tentar retornar às atividades cotidianas e recreativas (com aumento dos sintomas); e um terço manteve-se inalterado em relações aos sintomas existentes.

As provas semiológicas já relatadas são de mais fácil execução em uma lesão antiga do que quando executadas em um joelho agudamente comprometido. Isso se explica pela ausência da dor originada pelo processo inflamatório agudo. Os exames por imagem, especificamente a RM, devem ser solicitados em determinadas situações para comprovação da lesão.

As radiografias em estresse apresentam grande aplicabilidade no diagnóstico da instabilidade anterior crônica, medindo o deslocamento da tíbia em relação ao fêmur com o joelho em 20° de flexão mediante o uso de aparelhos mecânicos do

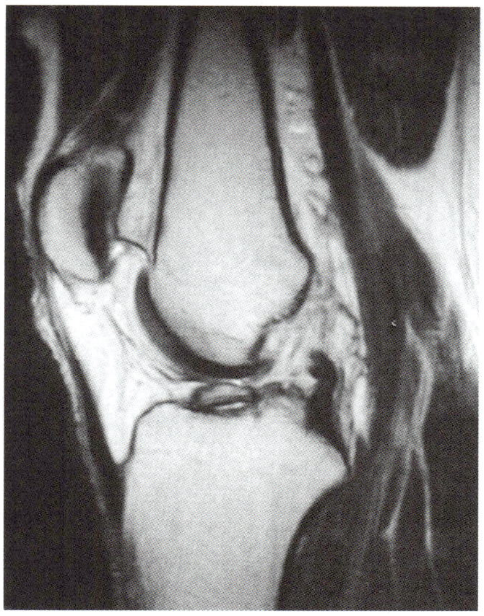

Figura 11.2. *Lesão crônica de ligamento cruzado anterior na RM*

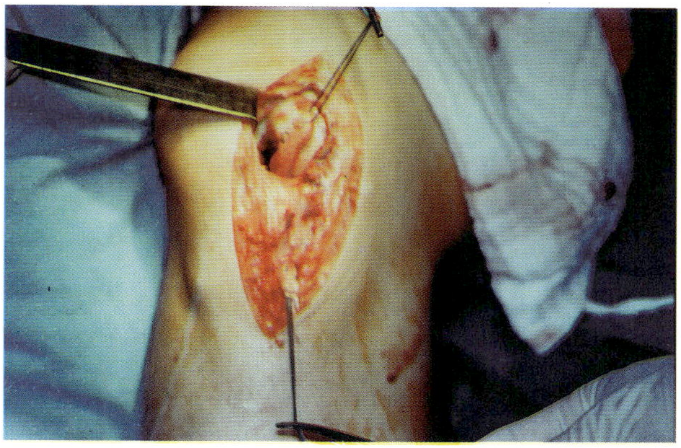

Figura 11.3. *Reconstrução de LCA por artrotomia, usando semitendinoso-grácil*

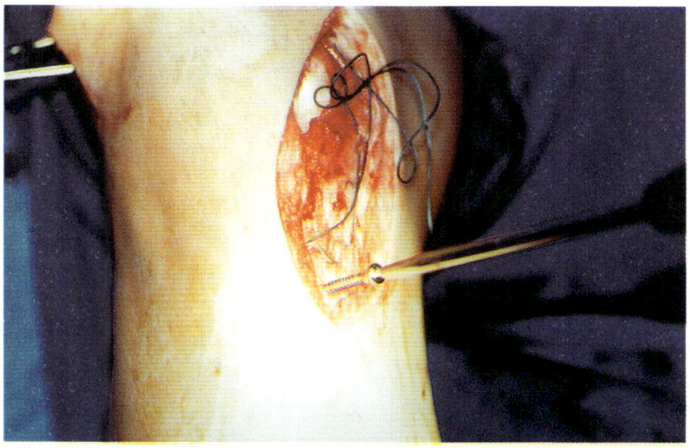

Figura 11.4. *Fixação tibial do enxerto com parafuso AO*

tipo TELOS® (Lachman radiográfico). Camanho relata subluxação permanente e progressiva da tíbia constatada nos raios X em estresse, relacionada com o tempo de evolução da lesão crônica de LCA. Averiguações adicionais usando dinamômetro, como, por exemplo, o KT 1.000®, pode ser útil para caracterizar a instabilidade anterior.

Qual o melhor momento para operar uma lesão crônica total de LCA de um paciente que chega ao consultório de um ortopedista? Se houver associação com lesão de menisco, a indicação deve ser extremamente precoce. Nos outros casos, é preferível investir no fortalecimento muscular e ganho de movimento por um tempo determinado, visando a um bom resultado cirúrgico.

Nas lesões crônicas totais, o tratamento cirúrgico preconizado consiste na reconstrução do LCA usando enxerto autógeno (retirado do próprio paciente) ou homólogo (retirado de um banco de tecidos). Essa reconstrução pode ser realizada via artroscópica ou por miniartrotomia, sendo a escolha definida pela experiência do cirurgião, com resultados similares a longo prazo. A opção por ligamentos sintéticos em substituição do pivô central (LCA) nos casos crônicos não apresenta resultados satisfatórios, possuindo alta taxa de complicações (falência variando de 29% a 80%). Reparo extra-articular isolado (tipo tenodese do trato iliotibial) pode prevenir um *pivot-shift* positivo, mas não a translação anterior da tíbia.

Em relação ao tipo de enxerto, as duas opções biológicas mais populares são o terço central do ligamento patelar (osso-LP-osso), e os tendões flexores (semitendinoso com ou sem o grácil). As taxas de complicações que existem nos dois tipos de enxerto não permitem identificar claramente um tipo superior ao outro. Os que defendem o uso dos flexores, argumentam que a retirada do ligamento patelar contribui para o enfraquecimento do quadríceps e gera dor na região anterior do joelho no pós-operatório. Possivelmente isso se deve mais a uma técnica cirúrgica não rigorosa na retirada de parte do ligamento patelar, devendo-se sempre preconizar a necessidade do uso de serra oscilatória com lâmina estreita ao invés de somente osteótomos, bem como a sutura final apenas da aponeurose de revestimento após a colocação de enxerto ósseo esponjoso no defeito da patela. Porém o tipo de enxerto usado na substituição parece não influenciar no desenvolvimento de artrose em pacientes com lesão de LCA.

Quanto à resistência, entre os dois tipos de enxerto existem diferenças que são dependentes da largura e do preparo isolado ou combinado. Butler relata que o osso-LP-osso com 14 mm de largura é mais forte do que um tendão flexor isolado. Mas segundo Frank e Jackson, essa vantagem diminui ao ser usado o ligamento patelar com largura entre 9 mm e 10 mm e comparar com tendões flexores associados dobrados. Lasmar e Mello relatam o uso do semitendinoso-grácil dobrado com boas características biomecânicas.

Quanto ao ponto ideal de localização dos túneis, deve-se sempre seguir o conceito teórico da isometria. Esse é um requisito da cinemática do movimento articular do joelho que permite ao ligamento, corretamente fixado em pontos considerados isométricos, manter tensão fisiológica apropriada, sem ficar excessivamente apertado em um ponto no arco de movimento e excessivamente frouxo em um outro. O conceito de isometria é fundamental para se evitar evolutivamente um posterior afrouxamento.

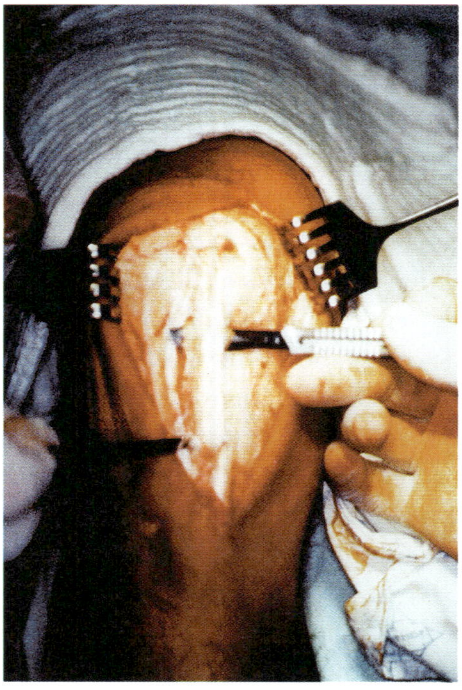

Figura 11.5. *Retirada do terço central do ligamento patelar*

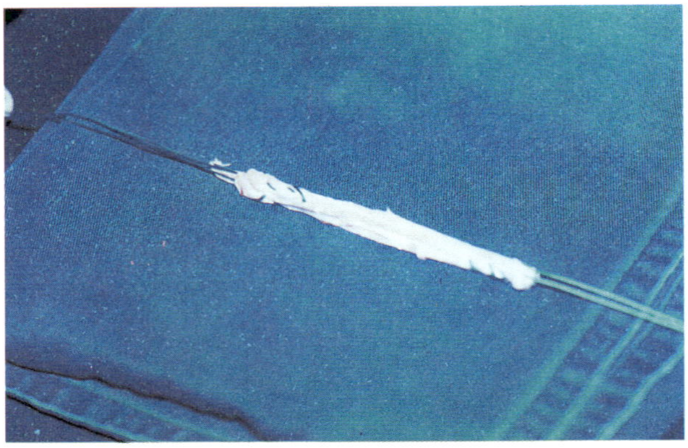

Figura 11. 6. *Preparo de enxerto semitendinoso-grácil*

Os meios de fixação são extremamente importantes para garantir o sucesso de uma reconstrução ligamentar, devendo ter boa resistência, principalmente no período mais precoce do pós-operatório. A fixação escolhida depende muito, obviamente, do tipo de enxerto usado. Além dos enxertos citados previamente, existem ainda outros três tipos bastante escolhidos pelos cirurgiões de joelho: fáscia lata, cinta iliotibial e tendão do quadríceps. A fixação pode variar desde os parafusos convencionais esponjosos AO com arruelas até os parafusos de interferência bioabsorvíveis. A indústria moderna vem colocando à disposição dos ortopedistas diversas opções para fixação femoral e tibial: miniplaca Endobutton® (permitindo no mesmo sistema a fixação tibial e femoral a distância, com enxerto de tendão flexor quádruplo), parafuso de interferência metálico, parafuso de interferência bioabsórvivel (Bioscrew® feito de poli-L-ácido láctico), Linx HT® (sistema com âncora), Bone Mulch®, Sling Shot®, Transfix® (permitindo passar um pino transversal à dobra do tendão flexor quádruplo proximalmente, assegurando forte fixação), RigidFix® (dois parafusos bioabsórviveis transversais ao enxerto proximal, podendo ser usada a técnica tanto para tendões flexores quanto para ligamento patelar).

Independentemente do tipo de enxerto escolhido ou do método de fixação, alguns princípios em comum devem ser seguidos quando se faz reconstrução de LCA por artroscopia: mínimo tempo de garrote, reparar as lesões meniscais associadas, retirada atraumática dos enxertos na área doadora, preparo dos enxertos compatíveis em tamanho e em comprimento com os túneis a serem feitos no joelho, limpar os restos do LCA, fazer o túnel tibial localizado 7 mm anterior à inserção do ligamento cruzado posterior em linha mediana, fazer somente o mínimo de intercondiloplastia para evitar *impingement* anterior durante a extensão (com ostéotomo ou *shaver* com ponteira abrasiva), delimitação e visualização da *resident's ridge* (crista que fica um pouco anterior ao local ideal para o túnel femoral, e que muitas vezes é confundida com este), visualização da cortical posterior e confirmação com o *probe* da sua integridade, fazer o túnel femoral com o guia colocado através do túnel tibial e o joelho fletido em 90º, colocar o túnel femoral em pontos isométricos (analogamente aos ponteiros de um relógio, significando uma hora para joelho esquerdo e onze horas para joelho direito), e pretensionar o enxerto após a fixação femoral com 15 a 20 ciclos repetitivos de flexoextensão.

As principais complicações relacionadas com a reconstrução de LCA são: fraturas de patela, corte acidental de tendão flexor durante a retirada (sempre liberar todas as vínculas, usar um extrator longo de tendão, e lembrar que 20% dos semitendinosos apresentam bifurcação na inserção tibial), túnel tibial muito anterior (*impingement*), túnel femoral muito anterior (enxerto falha em flexão), ruptura da cortical posterior (*blow-up*), lesão neurovascular, quebra de parafusos, perda de fixação, infecção intra-articular ou de partes moles, alargamento de túnel ao usar parafusos bioabsorvíveis (área de osteólise), tendinites em áreas doadoras de enxerto e artrofibrose ou síndrome da contratura infrapatelar.

A infecção pós-cirurgia de reconstrução do LCA deve ser diagnosticada precocemente para evitar a perda do enxerto e artrite séptica com destruição articular de grande magnitude. Assim, nem sempre é necessária a retirada do enxerto ou dos meios de fixação, podendo serem feitas "limpezas artroscópicas" semanais ou desbridamento na região doadora antes de atitudes mais radicais. A antibioticoterapia deve seguir com base em cultura e antibiograma do material colhido na cirurgia.

A anteriorização dos túneis tibial ou femoral muitas vezes necessita de uma cirurgia de revisão com reperfuração de um novo túnel e intercondiloplastia maior. Um outro grande problema é a artrofibrose com limitação acentuada da extensão ou flexão total. Cohen, em enxertos muito anteriores na tíbia, resseca as fibras mais anteriorizadas por artroscopia e realiza a intercondiloplastia e/ou tetoplastia para permitir o ganho da extensão total. É fundamental a ressecção de tecido fibroso (*cyclops*) na região intercondilar nestes casos. Já em déficit de flexão, deve ser feita ressecção artroscópica da fibrose e de aderências entre a patela e o fêmur e/ou *release* lateral. Sempre manipulamos cuidadosamente o joelho sob anestesia antes e, principalmente, após a abordagem artroscópica a ser realizada.

O pós-operatório das cirurgias de reconstrução do LCA sofreu mudanças extremas durante a evolução das técnicas. Com o uso do método artroscópico, a morbidade no período pós-cirúrgico é menor e, por conseqüência, a reabilitação pode ser mais rápida. O paciente sai da sala de cirurgia com um enfaixamento fino inguinomaleolar do tipo Jones, e é orientado a fletir passivamente o joelho no leito hospitalar, recebendo alta ao atingir uma flexão de 90º (geralmente em 48 horas). Sistematicamente, a crioterapia é adotada como medida adjuvante para diminuir a dor na primeira semana. Ao sair do hospital, é colocado um imobilizador com velcros (*brace*) e um par de muletas para deambulação com carga tanto quanto tolerada. Com duas semanas, já pode ser retirado o *brace*, mantendo as muletas por mais duas semanas. No tocante à reabilitação, existe uma diversidade enorme de protocolos, havendo uma tendência mais atual de serem usados os mais acelerados (como o proposto por Shelbourne *et al.*). O fisioterapeuta deve acompanhar ambulatorialmente o paciente, usando uma série de exercícios para reforço muscular (extensores e flexores) do tipo cadeia cinética fechada e cronologicamente definidos. O treinamento de reeducação proprioceptiva também é recomendado durante a fase de reabilitação, sendo usado atualmente em muitos serviços de nosso país pranchas ou aparelhos como o *rollover*. Esse aparelho cilíndrico, idealizado inicialmente para fins não-médicos, restabelece a força e a agilidade ao paciente no pós-operatório e pode também ser usado dentro da piscina. O retorno às atividades esportivas em média ocorre após os seis meses de PO.

Finalmente, em relação às lesões parciais de LCA, quando o paciente não apresenta instabilidade, mas é submetido à artroscopia para correção meniscal, alguns autores preconizam no mesmo momento o encolhimento ou retensionamento das fibras soltas do ligamento utilizando instrumento de radiofreqüência (*shrinkage*). Este tipo de conduta cirúrgica não é isenta de riscos potenciais ao ligamento, devendo ser executada com prudência pelo ortopedista.

Lesão de LCA e deformidade em varo

Há duas situações que se enquadram nesse aspecto: genu varo e genu duplo varo. No primeiro caso, ocorre instabilidade anterior, com acometimento do LCA acarretando indicação cirúrgica, associada com varismo gerando forças compressivas no compartimento medial do joelho, com dor e artrose. No segundo caso, acrescenta-se, além disto, um típico acometimento crônico das estruturas laterais, com o afrouxamento ao estresse em varo feito pelo examinador e o varo dinâmico durante a fase de apoio da marcha. O tratamento de ambas é a osteotomia valgizante e a reconstrução intra-articular do LCA, as quais podem ser feitas em um único tempo ou separadamente. O joelho triplo varo será comentado no Capítulo 12.

Lesão crônica de LCA em crianças

Um outro ponto que merece destaque é a instabilidade anterior crônica em crianças, principalmente pela raridade e controvérsias de tratamento. A instabilidade nesses pacientes pode ser conseqüência de uma hiperfrouxidão ligamentar, de agenesia congênita ou de episódios traumáticos. Quanto às lesões traumáticas, serão comentadas aqui apenas as instabilidades provenientes de rupturas intra-substâncias, pois as fraturas de eminência tibial serão discutidas no Capítulo 20.

Essas lesões devem ser sempre muito bem documentadas e o exame físico deve ter primazia na anamnese. A ressonância magnética é um exame de indicação para a localização por imagem da lesão ligamentar. Diversos autores consideram o tratamento conservador de difícil eficácia, tendo em vista o perfil psicossocial dos pacientes na infância ou na adolescência (comumente hiperativos, com expectativas altas para retorno às atividades esportivas, sem disciplina para os exercícios e intolerantes ao uso de *braces*).

Revisando a literatura, observa-se que as condutas com resultados melhores são as cirúrgicas. DeLee e Curtis fizeram sutura primária em três pacientes com lesão de LCA e fises abertas, e no seguimento de 21 meses apresentaram grave instabilidade anterior. Em nosso meio, Camanho *et al.* trataram 14 pacientes com lesão intra-substância de LCA (com idade entre 8 e 12 anos), concluindo que a reconstrução imediata (não tardia) com enxerto do tendão do músculo semitendinoso duplo foi a melhor conduta. Esses autores, nos casos operados, fizeram a fixação por amarria a dois parafusos de esponjosa, posicionando o enxerto no fêmur *over the top*. Outros trabalhos mostram técnicas cirúrgicas reconstrutivas em duas etapas: tenodeses extra-articulares se existirem fises abertas totalmente, e posteriormente técnicas intra-articulares no fechamento fisário completo ou incompleto. É sempre bem aconselhável o tratamento artroscópico no mesmo ato cirúrgico para tratar lesões meniscais associadas.

Bibliografia

1. Amatuzzi MM. Antigos conceitos são modernos no tratamento das doenças ligamentares do joelho. Rev Bras Ortop 2001; 36(1/2):1-8.
2. Abdalla RJ. Artroscopia nas hemartroses pós-traumáticas do joelho. Escola Paulista de Medicina Tese de Mestrado, 1988.
3. Butler DL. Anterior cruciate ligament: its normal response and replacement. J Orthop Res 1989; 7:910-921.
4. Camanho GL. Entorse do joelho – Fatores prognósticos. In: Mello Jr W. Clínica Ortopédica – Lesões Ligamentares do Joelho. Rio de Janeiro: Medsi, 2000; pp. 547-553.
5. Camanho GL, Olivi R, Camanho LF, Torres MR, Ribeiro Filho JEG. Lesão do ligamento cruzado anterior do joelho em pacientes com esqueleto imaturo. Acta Ortop Bras 1999; 7(4):152-158.
6. Ciccotti MG, Lombardo SJ, Nonweiler B, Pink M. Non-operative treatament of ruptures of the anterior cruciate ligament in middle-aged patients. Results after long-term follow-up. J Bone Joint Surg 1994; 76A: 1315-1321.
7. Cohen M. Cirurgia de revisão das reconstruções ligamentares (LCA). Simpósio – Artrofibrose do joelho. In: Mello Jr W. Clínica Ortopédica – Lesões Ligamentares do Joelho. Rio de Janeiro: Medsi, 2000; pp. 689-692.
8. DeLee JC, Curtis R. Anterior cruciate ligament insufficiency in children. CORR 1983; 172:112-118.
9. Frank CB, Jackson DW. Current concepts review – The science of reconstruction of the anterior cruciate ligament. J Bone Joint Surg 1997; 79A:1556-1576.
10. Hernandez AJ. Tratamento das lesões periféricas. In: Camanho GL. Patologia do Joelho. São Paulo: Sarvier, 1996; pp. 19-24.
11. Hernandez AJ, Rezende MU, Camanho GL. Lachman radiográfico: uma proposta para a avaliação sagital da tíbia em relação ao fêmur. Rev Bras Ortop 1992; 27:709-715.
12. Hughston JC, Andrews JR, Cross MJ, Moschi A. Classification of knee ligament instabilities. Part I. The medial compartment and cruciate ligaments. J Bone Joint Surg 1976; 58:158-172.
13. Hughston JC, Andrews JR, Cross MJ, Moschi A. Classification of knee ligament instabilities. Part II. The lateral compartment. J Bone Joint Surg 1976; 58:178-180.
14. Indelicato PA. Non-operative treatment of complete tears of the medial collateral ligament of the knee. J Bone Joint Surg 1983; 65A:323-329.
15. Lasmar NP, Mello Jr W. Lesões do ligamento cruzado anterior. Parte IV. Reconstrução cirúrgica: escolha do enxerto, posicionamento dos túneis e métodos de fixação. In: Mello Jr W. Clínica Ortopédica – Lesões Ligamentares do Joelho. Rio de Janeiro: Medsi, 2000; pp. 573-578.
16. Larson R, Johnson D, Asselmeir M. ACL reconstruction. In: The Masters Experience Comprehensive Arthroscopy of the Knee. Chicago: The Arthroscopy Association of North America, 1999.
17. Noyes FR, Roberts CS. High tibial osteotomy in knees with associated chronic ligament deficiencies. In: Jackson DW. Reconstructive Knee Surgery – Master Techniques in Orthopaedic Surgery. New York: Raven Press, 1995; pp. 185-212.
18. Noyes FR, Matthews DS, Mooar PA, Grood ES.The symptomatic anterior cruciate-deficient knee. II. The results of rehabilitation, activity modification and counseling on functional disability. J Bone Joint Surg 1983; 65A:163-165.
19. O'Donoghue DH. Injury to the ligaments of the knee. Am J Orthop 1961; 3:46-52.
20. Pattee GA, Fox JM, Del Pizzo W, Friedman MJ. Four to tem year follow-up of unreconstructed anterior cruciate ligament tears. Am J Sports Med 1989; 17:430-435.
21. Shelbourne KD, Nitz P. Accelerated rehabilitation after anterior cruciate ligament reconstruction. Am J Sports Med 1990; 18(3):292-294.

Capítulo 12

Lesão Ligamentar: LCP e Luxação de Joelho

Introdução

Neste capítulo serão abordados dois temas bastante controversos quanto às suas formas de tratamento: a lesão do ligamento cruzado posterior (LCP) e a luxação de joelho.

Lesão do ligamento cruzado posterior

As considerações anatômicas e biomecânicas do ligamento cruzado posterior (LCP) já foram devidamente salientadas nos Capítulos 1 e 4, precisando sempre serem lembradas em todas as suas peculiaridades para uma melhor compreensão clínica e cirúrgica. Pelo fato de essas lesões serem raras e somente alguns estudos na literatura atestarem um *follow-up* mais extenso, a escolha cirúrgica ainda é bastante controversa.

Recapitulando, o ligamento cruzado posterior apresenta dois tipos de feixes que variam em tensão de acordo com a flexoextensão; são eles: feixe ântero-lateral tenso em flexão e feixe póstero-medial tenso em extensão. O comportamento biomecânico do LCP faz dele um restritor primário à translação posterior da tíbia em relação ao fêmur acima dos 30° de flexão, e também um restritor secundário à rotação interna em varo-valgo.

Epidemiologia

Estatisticamente, a incidência de lesão de LCP varia em uma média de 3% a 37% entre todas as lesões ligamentares de joelho. Há percentuais distintos encontrados, por exemplo, em um pronto-socorro de Traumatologia e em uma população de esportistas. Harner e Höher acreditam que as lesões apresentam especificidade para determinados esportes. A maior parte dos trabalhos nos Estados Unidos mostra uma incidência mais elevada em atletas de futebol americano. Rezende, Camanho e Hernandez mostraram que o futebol foi o esporte mais freqüentemente relacionado como causa da lesão em nosso meio. Parece também que as lesões isoladas de LCP são mais encontradas em atletas do que em indivíduos acidentados que chegam ao pronto-socorro (nestes, as lesões tendem a ser combinadas).

História natural

Dejour relata três fases distintas na história natural de um ligamento cruzado posterior lesado: adaptação funcional (fase em que a reabilitação melhora a adaptação), tolerância funcional (quando ocorre o retorno às atividades e ao esporte) e artrose. Esse autor determinou o aparecimento de alterações degenerativas graves após um período de 15 a 20 anos pós-lesão.

Camanho e Gali avaliaram as lesões isoladas de LCP quando não tratadas, e verificaram uma correlação proporcional entre o tempo de lesão e o desgaste articular do joelho.

Classificação

Didaticamente, pode-se dividir as lesões de LCP em isoladas, combinadas, agudas e crônicas.

As lesões isoladas podem ser classificadas em três graus; os dois graus iniciais definem lesão parcial e o terceiro grau define uma lesão completa. Isso é quantificado em milímetros pelo teste da gaveta posterior (ver Capítulo 3): grau I (uma cruz ou < 5 mm), grau II (duas cruzes ou 5 mm a 10 mm), e grau III (três cruzes ou > 10 mm). Essas lesões geralmente são secundárias ao trauma com hiperflexão do joelho e tendem a apresentar bons resultados com o tratamento conservador. As lesões parciais ocorrem quando as fibras póstero-mediais do ligamento cruzado posterior permanecem intactas, e isso pode ser pecebido clinicamentre nas mãos de um médico examinador experiente (presença de um ponto de parada ou *end-point*). A incidência de lesão meniscal associada com lesão isolada de LCP é menor que 20%, sendo porém encontrada uma taxa maior de lesões de cartilagem.

As lesões combinadas são aquelas nas quais coexistem mais de uma lesão ligamentar, sendo mais freqüentes do que as isoladas de LCP. Geralmente resultam em instabilidade, podendo ser de três tipos: instabilidade póstero-anterior (das três é a mais comum), instabilidade pósterolateral e instabilidade póstero-medial (a menos encontrada). Pode ainda haver em graves luxações de joelho uma combinação dos três tipos entre si. Esses tipos podem ocorrer por hiperextensão e trauma direto na região anterior proximal da tíbia (muito comum em jogadores de futebol americano), o que geralmente ocorre após uma luxação de joelho que reduziu de forma espontânea. Pode também haver comprometimento neurovascular e fraturas (em alguns casos, ocorre um "joelho flutuante" com fratura de fêmur e tíbia ipsilateral).

Existe descrita uma classificação específica para as lesões isoladas de LCP que correlaciona a instabilidade posterior com o prognóstico da lesão existente. Assim, temos: instabilidade posterior sem posteriorização passiva da tíbia, instabilidade com posteriorização passiva da tíbia redutível, e instabilidade com posteriorização passiva da tíbia irredutível.

Quadro clínico

O quadro clínico na lesão aguda corresponde a uma situação em que o derrame articular às vezes é inaparente, mas a dor durante a manipulação ou movimento impossibilita um exame físico detalhado. A avaliação nos pulsos do pé (pedioso dorsal e tibial posterior) e nos dermátomos dos ramos motores e sensitivos do nervo fibular é essencial na fase aguda. Já na lesão isolada crônica, o paciente refere durante a anmnese uma incapacidade muito mais ditada pela dor (no compartimento medial e patelofemoral) e pela limitação funcional que atrapalha suas atividades do que pela instabilidade. Os testes semiológicos descritos no Capítulo 3, e em especial o teste de gaveta posterior (com a sensibilidade de 90% e especificidade de 99%), são bastante úteis na lesão isolada crônica.

Os testes que costumamos executar são: gaveta posterior, Lachman posterior, Godfrey ("Posterior Sag Sign"), teste de rotação externa, recurvatum, e recurvatum em rotação externa. Alguns testes também fazem parte do "arsenal de exame físico" e são comumentes citados na literatura, mas não os consideramos tão essenciais: o teste ativo do quadríceps e o "Pivot Shift Reverse" (redução da subluxação posterior do platô tibial lateral aos 20° de flexão). No teste

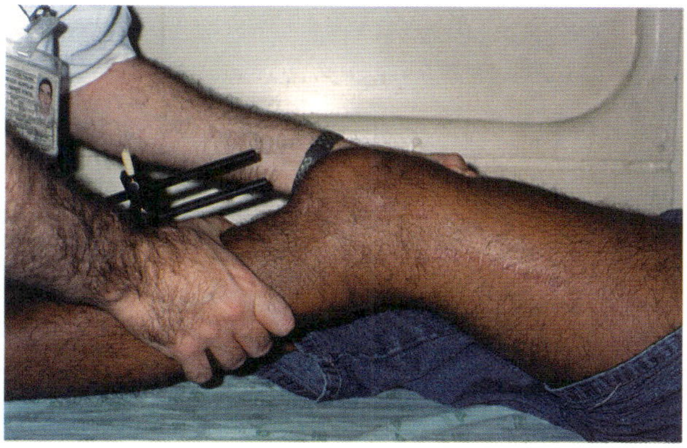

Figura 12.1. *Teste de Lachman posterior positivo*

ativo do quadríceps, o paciente fica posicionado em decúbito dorsal horizontal com o quadril em 45° e o joelho em 90°, com o pé fixo na mesa. O médico solicita que seja levantado o pé do paciente para provocar a contração do quadríceps e, diante de uma lesão de LCP, observa a anteriorização da tíbia (a resultante vetorial é dirigida anteriormente neste caso).

Nas lesões combinadas de LCP com estruturas póstero-laterais, quando se faz o teste da gaveta posterior, há uma significativa positividade em todos os graus de flexão do joelho e não apenas em 90° (na lesão pura das estruturas póstero-laterais, a posteriorização da tíbia é maior em 30°). No teste da gaveta posterior realizada com o pé em rotação neutra (ver Capítulo 3) é provável a instabilidade póstero-lateral se o platô tibial lateral se posteriorizar de forma isolada.

Outros testes sugestivos para lesões combinadas (póstero-laterais com LCP) são: 1) teste de rotação externa em decúbito ventral horizontal, com rotação externa aumentada no lado acometido aos 90° (quando aumentada em 30° há lesão pura das estruturas póstero-laterais); 2) teste de recurvatum em decúbito dorsal horizontal (com sustentação pelo hálux), mostrando recurvatum mais rotação externa (Hughston *et al.* consideraram este um sinal patognomônico para lesão pura das estruturas póstero-laterais, com o que não concordamos); e 3) bocejo significativo ao estresse em varo com o joelho em extensão e aos 30° de flexão. É importante perceber em lesões combinadas crônicas (instabilidade póstero-lateral) o varo dinâmico durante a marcha do paciente (especificamente a fase de apoio).

Exames para diagnóstico

Radiologia

Os raios X simples em incidências AP, perfil, e oblíquas podem mostrar a evidência indireta de uma lesão de LCP em casos como uma luxação traumática de joelho ou lesões por avulsão óssea. Sempre devem ser solicitados, seja na lesão aguda ou crônica.

As radiografias realizadas por estresse são evidentemente úteis para confirmar, documentar e quantificar o aumento da complacência originado pelas lesões de LCP isoladas ou combinadas. É importante no momento do exame que o paciente tenha sua dor aliviada por anestesia local, principalmente para anular o espasmo muscular, mas o examinador deve ter o cuidado para não agravar as lesões com um estresse excessivamente traumático.

As radiografias por estresse podem ser feitas por manobras manuais (quando o examinador

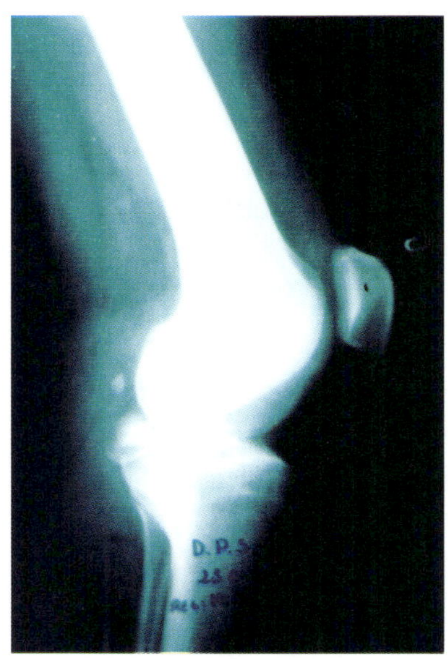

Figura 12.2. *Lesão de LCP por avulsão óssea*

exerce uma força deslocante sobre o joelho) e por uso de aparelhos especiais. No primeiro caso, embora sejam técnicas menos onerosas, apresentam a enorme desvantagem de expor o examinador à radiação. O Lachman radiográfico consiste em posicionar o joelho no mesmo ângulo de flexão do teste de Lachman posterior, quando então são feitas radiografias sob estresse. Rijke *et al.* mostraram resultados com um aparelho mecânico denominado TELOS®, deslocando a tíbia sob uma força pré-definida constante. A medição no TELOS®, atualmente bastante divulgada nos EUA e na Europa, é avaliada pela média das distâncias de cada côndilo femoral ao seu respectivo platô. O médico deve medir o deslocamento posterior em milímetros com um *template*. A força aplicada na articulação e usada no TELOS® é padronizada geralmente em 15 kg para indivíduos adultos.

Rezende, Camanho e Hernandez, em nosso meio, idealizaram um aparelho mecânico portátil de baixo custo, em virtude da falta de disponibilidade do uso de TELOS®, para radiografias em estresse anterior e posterior do joelho a 20° de flexão e com peso equivalente a 10% do peso do paciente. Esses autores, usando o aparelho, estudaram o Lachman radiográfico posterior comparativamente com o joelho normal, apresentando conclusões interessantes: os pacientes com instabilidade posterior alteram a excursão posterior e anterior (embora a excursão anterior em joelhos com lesão isolada de LCP seja menor do que no joelho normal contralateral); as diferenças entre os lados acima de 5 mm no sentido posterior são altamente sugestivas de lesão do LCP; e a instabilidade posterior do joelho resulta em uma subluxação permanente e significativa do joelho na direção da instabilidade.

A cintilografia óssea é um outro exame que pode ser solicitado diante de uma suspeita de lesão de cruzado posterior. O seu valor reside principalmente na avaliação mais precoce de alterações degenerativas no compartimento medial do joelho, determinando prognóstico nas lesões crônicas.

A ressonância magnética tem uma grande acurácia (de 96% a 100%) para o diagnóstico das lesões de LCP. É extremamente útil para determinar o local da lesão (inserção tibial? origem femoral? intra-substância no meio do ligamento?). A aparência normal de um LCP visto na RM em T1 corresponde a uma forma de ampulheta curva (curvilínea). Segundo Stump *et al.*, o LCP normal na ressonância magnética mostra contornos regulares e sinal baixo em toda a sua extensão nas seqüências convencionais em *spin-eco* (T1 e T2). Nas se-

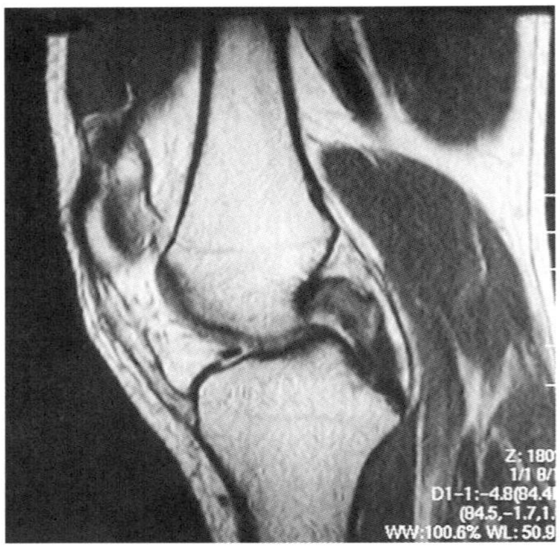

Figura 12.3. *Lesão total de LCP mostrada em RM*

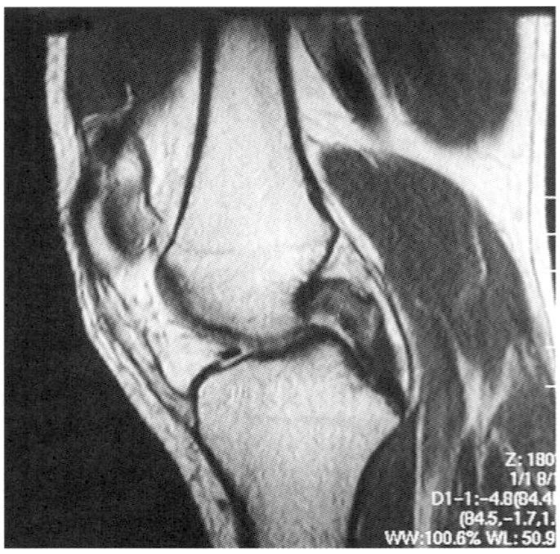

Figura 12.4. *Lesão parcial de LCP em RM*

qüências em gradiente-eco, embora não totalmente confiáveis e progressivamente abandonadas por alguns radiologistas na avaliação das lesões ligamentares, podem ser encontradas áreas focais de hipersinal no segmento proximal, e quando ocorrem lesões intraligamentares pode ocorrer uma elevação de sinal heterogêneo em toda a extensão do ligamento acometido. A RM tem uma eficácia maior nas lesões agudas do LCP e é mais útil do ponto de vista de diagnóstico nas lesões intraligamentares completas do que nas parciais.

A RM tem importância também na avaliação das lesões do canto póstero-lateral do joelho. Segundo Lopes, nas lesões de LCL há áreas de confluência de hiperintensidade de sinal nas seqüências T2, com contornos ligamentares mal-definidos. As rupturas do tendão do bíceps femoral no plano coronal são também mais facilmente vistas por aumento de sinal e contusão óssea da cabeça da fíbula.

Artroscopia

A artroscopia serve também como um importante exame diagnóstico, seguindo o conceito de inspeção das três zonas de Fanelli *et al.* A zona 1 é visualizada pelo portal ântero-lateral e compreende a origem femoral do LCP. As zonas 2 e 3, vistas pelo portal póstero-medial, correspondem respectivamente às lesões intra-substância no meio do ligamento e às localizadas na inserção tibial. O artroscopista tanto pode localizar de forma imediata, simples e direta uma lesão completa do LCP como encontrar sinais indiretos, como uma frouxidão ao *probe* associada com lesões condrais.

Noyes, em 1999, descreveu o *gap test* como uma manobra executada em varo-valgo e comprovada por via artroscópica em joelhos com suspeita de lesões associadas, para avaliar a abertura do compartimento medial ou lateral e mensurar com o *probe* milimetrado. Se a abertura for maior que 12 mm, a suspeita de lesão associada dos ligamentos periféricos é fortemente sugerida.

Artrômetro

O artrômetro KT 1.000®, originalmente desenvolvido por Daniel *et al.*, pode determinar de forma quantitativa a translação tibial posterior da tíbia em relação ao fêmur, com o joelho colocado em flexão de 90°. Na realidade, estudos mostram que o KT 1.000® subestima os valores de deslocamento posterior nas lesões de LCP.

Tratamento

Os objetivos do tratamento da lesão de LCP são: restaurar a capacidade funcional do joelho, eliminar a instabilidade proporcionada pela lesão ligamentar e prevenir o desenvolvimento futuro de artrose. É grande o potencial de cicatrização do ligamento cruzado posterior, mas isso obviamente dependerá significativamente do tipo ou grau de lesão encontrada no joelho.

Lesões isoladas agudas

Em alguns tipos de lesões isoladas agudas pode ser realizado o tratamento conservador com uma boa taxa de sucesso. Hernandez e Camanho tratam as lesões isoladas agudas com base na ausência ou na presença de posteriorização passiva. Nos pacientes com trauma agudo e suspeita clínica de lesão isolada de LCP sem posteriorização passiva é realizado o protocolo PRICE (ver Capítulo 11) por três semanas, dando destaque aos exercícios isométricos de quadríceps. O seguimento deve ser feito no ambulatório, com solicitação de ressonância magnética quando possível. Esses pacientes, quando submetidos no seguimento a um bom programa de reabilitação assistida (baseado em ganho de amplitude articular e fortalecimento da musculatura extensora), apresentam um ótimo prognóstico, com retorno curto às atividades esportivas em 3 a 4 semanas. Abdalla também refere, em sua experiência, a boa evolução alcançada por essas lesões de graus I e II quando tratadas de forma conservadora.

Nos pacientes com lesão aguda isolada de LCP com posteriorização passiva (correspondente às lesões de grau III com deslocamento posterior maior que 10 mm) podem existir duas situações: avulsão óssea do fragmento tibial onde se insere o ligamento, ou lesão intra-substância. Na avulsão óssea, é consenso no meio ortopédico a reparação por artrotomia via acesso poplíteo por reinserção do LCP com parafuso e uma possível adicional proteção com uso de tendão autólogo ou ligamento sintético (nossa escolha é o tendão do semitendineo). Sung *et al.* tratam essas lesões por via artroscópica com redução do fragmento da fratura usando um guia de LCP e fazendo a fixação com suturas múltiplas (em cominuições ou fragmentos menores que 10 mm) e com parafusos ou pinos de Kirschner (em fragmentos maiores que 10 mm). Esses autores usam basicamente três vias: póstero-medial, póstero-lateral e ântero-medial. Na lesão intra-substância deve ser feita a reconstrução ligamentar de preferência via artroscópica, de acordo com a opção do cirurgião quanto aos meios de fixação e escolha de enxerto. Tais cirurgias de reconstrução podem ser realizadas somente após as duas primeiras semanas do trauma agudo, tendo o cuidado de, durante esse período, manter o joelho imobilizado em extensão para evitar a subluxação posterior da tíbia (a posteriorização passiva da tíbia nos casos agudos geralmente é redutível com a extensão do joelho). No pós-operatório desses casos, deve também ser sistematizada a imobilização em extensão por um período de 6 semanas, com mobilidade passiva e ativa assistida diariamente.

Lesões isoladas crônicas

Nas lesões isoladas crônicas de LCP, Hernandez e Camanho tratam de forma conservadora os pacientes com graus de posteriorização ativa < 10 mm (graus I e II), e cirurgicamente, com reconstrução via artroscópica, aqueles que apresentam posteriorização ativa ou passiva > 10 mm (grau III). Harner e Höher acreditam que, nas lesões crônicas de graus I e II, nenhuma técnica cirúrgica conseguirá restaurar a gaveta posterior. Esses autores indicam o tratamento cirúrgico nos casos crônicos isolados de grau III somente naqueles que persistem com sintomatologia de dor e instabilidade, associada a mudanças degenerativas na cintilografia após um programa de fisioterapia e mudança de atividade.

Lesões combinadas agudas

Nas lesões combinadas agudas de LCP com estruturas póstero-mediais ou póstero-laterais, a cirurgia de reconstrução do LCP (ou a reinserção do fragmento avulsionado associada com o *augmentation* do tendão do semitendinoso) deve ser realizada nas duas primeiras semanas posteriores ao trauma. Isso é muito importante, pois se a cirurgia for indevidamente postergada poderá ser impossível a necessária sutura primária dos ligamentos periféricos em virtude de a rápida cicatrização dessas estruturas lesadas alterarem os planos anatômicos normais. Um método bastante usado no pós-operatório para permitir a mobilidade precoce consiste na fixação da patela à tíbia mediante o uso de um pino de Steinmann por três semanas (olecranização).

As lesões agudas combinadas acometendo LCP/LCA/estruturas periféricas serão discutidas no item "Luxação de Joelho", pois as particularidades que as envolvem devem ser minuciosamente abordadas.

Lesões combinadas crônicas

Já as lesões combinadas crônicas podem alcançar o LCA, o LCP e os cantos póstero-medial e póstero-lateral. Estas são as chamadas lesões complexas crônicas do joelho, apresentando uma grande diversidade de opções relacionadas à escolha do enxerto e ao tipo de técnica cirúrgica. Porém, sendo o tratamento cirúrgico a melhor escolha, deve ser realizado com base na reconstrução das estruturas lesadas. O fundamental é não existir posteriorização passiva nestes casos, pois isso, na realidade, "sela" o prognóstico do joelho. Se houver posteriorização passiva determinando a subluxação posterior ou luxação irredutível cronicamente, é imposível o tratamento cirúrgico por reconstrução de todos os ligamentos usando quaisquer tendões de substituição. Se realizada a cirurgia, o resultado tende a ser a frouxidão ligamentar com manutenção da subluxação. Nesses casos, a melhor conduta, dependendo da preferência do cirurgião, está entre dois métodos de tratamento cirúrgico: 1) artrotomia com *release* amplo para completa redução articular e utilização de ligamentos sintéticos para reconstrução do LCA e do LCP, associadamente com a reconstrução do canto pósterolateral; 2) artrotomia e *release* amplo para completa redução articular, com utilização de tendões autólogos do próprio paciente ou heterólogos quando disponíveis para reconstrução de LCA e LCP, sendo colocado um fixador externo dinâmico no joelho no mesmo ato operatório para fornecer estabilidade inicial e possibilitar mobilidade precoce (também fazendo a reconstrução do canto póstero-lateral).

Um tipo de associação complexa crônica encontrada em joelho com varismo é a coexistência de lesão LCA/LCP com afrouxamento do canto póstero-lateral. Este é conhecido como joelho triplo varo e apresenta um prognóstico bastante pobre. O tratamento cirúrgico comumente é a terapêutica mais acertada, consistindo de osteotomia valgizante da tíbia associada com a reconstrução do pivô central (prioritariamente LCP) e canto póstero-lateral.

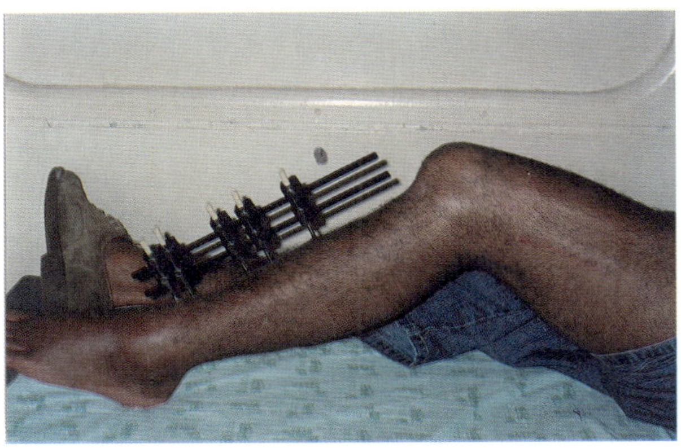

Figura 12.5. *Joelho flutuante, com lesão complexa multiligamentar (observar posteriorização passiva)*

Reconstrução póstero-lateral

A reconstrução póstero-lateral baseia-se na idéia de substituição do complexo ligamentar falido (com lesão anatômica) por estruturas adjacentes, ou por estruturas enxertadas, e também técnicas de sutura. Técnicas diversas existem, com resultados extremamente variados. Noyes *et al.* descreveram técnica de reconstrução com o uso de tendão de Aquiles. Baker *et al.* realizaram a reconstrução em casos agudos de lesão do canto póstero-lateral mediante sutura primária das estruturas lesadas. Insall relatou o uso da fáscia lata com passagem *over the top* e por túnel lateral transtibial para fixação na inserção femoral do colateral lateral. Hughston realizou sua reconstrução com o avanço anterior e superior das seguintes estruturas: tendão do gastrocnêmio lateral, ligamento colateral fibular, cápsula póstero-lateral e tendão do poplíteo (este autor executou o retensionamento pela reinserção do retângulo ósseo distal do complexo ligamentar). Clancy descreveu sua técnica baseada na transferência do tendão do bíceps femoral, preservando a sua inserção distal e promovendo sua tenodese no epicôndilo femoral lateral, com fixação por parafuso canulado.

Em nosso meio, Abdalla opera as lesões agudas de grau II associadas com LCA e LCP, e as lesões grau III. Também indica a cirurgia para as lesões crônicas nas seguintes situações: associadas, isoladas clinicamente com falseio, e todas as lesões de grau III. Nos casos crônicos com lesão por ruptura do complexo arqueado, este autor tem feito a reconstrução póstero-lateral usando tira de fáscia lata para substituir o ligamento arqueado, bem como tira do tendão do bíceps femoral para substituir o ligamento colateral lateral.

Camanho descreveu, em 1993, a sua técnica, na qual aprofunda a inserção femoral do complexo ligamentar póstero-lateral com a retirada de aproximadamente 1 cm do côndilo lateral (usando osteótomo milimetrado) e fixação com um parafuso para o retensionamento isométrico. A técnica de Camanho permite bons resultados apenas nos casos de frouxidão progressiva, não devendo ser indicada nas lesões ligamentares verdadeiras.

Reconstrução do ligamento cruzado posterior

A técnica de reconstrução pode ser aberta por artrotomia via anterior ou por via artroscópica. No primeiro caso, ao se utilizar o ligamento patelar (osso-ligamento-osso) como substituto, usa-se o local da retirada de enxerto como via de acesso. O ligamento patelar é atualmente o mais usado nas reconstruções de LCP nos diversos relatos da literatura, podendo ser usado como enxerto homológo ou autológo. Outras alternativas bastante atraentes são a utilização do semitendinoso e do grácil, formando enxerto quádruplo, tendão do quadríceps e tendão de Aquiles de banco de enxerto. Assim, como visto anteriormente nas lesões de LCA, a escolha do enxerto depende da preferência e experiência pessoal do cirurgião.

Se a cirurgia for realizada por artroscopia, inicia-se introduzindo o artroscópio (lente com 70º) pela via ântero-lateral inferior convecional, devendo ser colocado então o *shaver* na via ântero-medial inferior para desbridamento do LCP, a fim de facilitar a passagem do enxerto. A via póstero-medial com colocação de cânulas próprias para instrumental dá acesso para curetar (com curetas ou raspas) e remover a extremidade do LCP na tíbia, visando ao preparo do túnel. Mantendo o artroscópio na via ântero-lateral inferior, é então introduzida a ponta do guia tibial através da via ântero-medial inferior, com o joelho fletido a 90º, sendo o túnel perfurado logo abaixo do nível do tubérculo anterior, com saída 10 mm abaixo da superfície articular posteriormente (este tempo cirúrgico é muito importante e deve ser usada proteção para as estruturas vasculares posteriores, bem como controle da saída da broca com o uso do intensificador de imagens).

Quanto ao túnel femoral, a sua localização deve ser de 8 mm a 12 mm posteriormente à borda anterior do côndilo femoral medial, sempre com base na seguinte orientação: uma hora para o joelho direito e dez horas para o joelho esquerdo. Como a extremidade do LCP em contato com o fêmur é muito "espalhada", o ponto isométrico especialmente nesta área é bastante difícil de ser obtido, tornando complexo tecnicamente o procedimento cirúrgico. Dessa forma, existem os guias desenhados especialmente para o túnel femoral, com a ponta inferiormente introduzida pela via ântero-medial inferior e o guia da broca superiormente colocado entre o epicôndilo femoral medial e a margem articular medial do sulco femoral (5 mm da borda articular do côndilo). O túnel é "construído" de fora para dentro, sob visão do artroscópio, tendo como parâmetro o centro do feixe ântero-lateral original do LCP. Alguns cirurgiões preferem usar a técnica de duplo feixe, justificada no argumento de este tipo de reconstrução dar mais semelhança biológica com o ligamento original. Na passagem do enxerto podem ser usados fios curvos preparados para facilitar a introdução de suturas guiadas do enxerto, ou também uma "cinta" transportadora de enxerto (tal como o Gore Smoother *crucial tool*), a qual facilita de forma especial esta passagem (ao ser usado o tendão quadricipital, passar de proximal para distal). A fixação pode ser realizada por parafusos de interferência no fêmur por via póstero-medial, e na tíbia por via ântero-medial inferior. O tensionamento do enxerto deve ser feito com o joelho a 90º de flexão antes da fixação.

O pós-operatório consiste na colocação de um *brace* longo em extensão para o membro inferior operado (o qual deve ficar por seis semanas), analgesia com medidas físicas na fase subaguda, exercícios de amplitude articular precoces na posição pronada, passivamente ou ativamente assistidos com bloqueio em 70º (iniciados na primeira ou segunda semana, com a finalidade de obter amplitude articular total após dois meses), fortalecimento precoce, principalmente do quadríceps, com isométricos (*straight leg raising*), suporte de peso parcial tanto quanto tolerado, início de exercícios de cadeia cinética fechada após as seis primeiras semanas (*step*, *leg press* e bicicleta), e início de corrida após seis meses.

Luxação do joelho

Esta lesão grave é definida como a perda da relação articular entre a tíbia e o fêmur, com comprometimento de ambos os cruzados e de pelo menos um dos complexos ligamentares colaterais. A incidência de luxação do joelho não é freqüente no cotidiano de um ortopedista não habituado ao atendimento de trauma. Em uma revisão realizada pela Mayo Clinic, houve apenas 14 luxações relatadas em 2 milhões de admissões, em um período de 49 anos. Meyers apresenta um maior volume, com 53 luxações em um período de 10 anos. Em dois anos, com nossa atividade paralela em um pronto-socorro de alta demanda e no Ambulatório de Joelho do Hospital de Taguatinga/SES-DF, tivemos cinco casos comprovados de luxação de joelho. Provavelmente, a incidência real em diversos centros seja maior (incluindo o nosso), isso ocorrendo pela redução eventual da luxação que possa existir durante a chegada do paciente à sala de emergência do hospital e antes de ser examinado pelo médico. A luxação do joelho é uma situação na qual o tratamento cirúrgico impõe-se de forma imediata ou precoce (preferencialmente nos dois primeiros dias ou nas primeiras três semanas), na grande maioria das vezes.

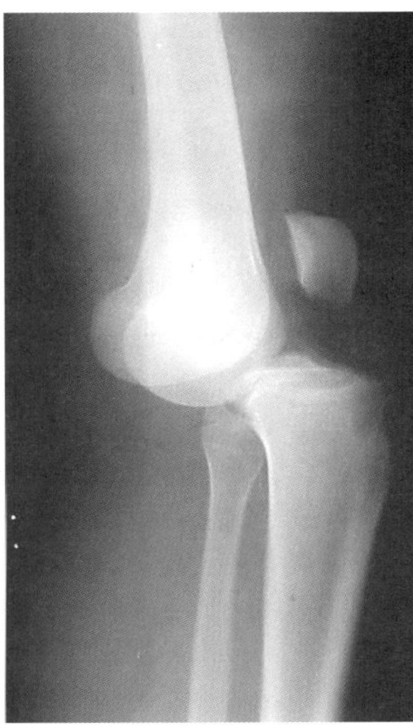

Figura 12.6. *Luxação de joelho em um paciente após trauma de baixa energia cinética*

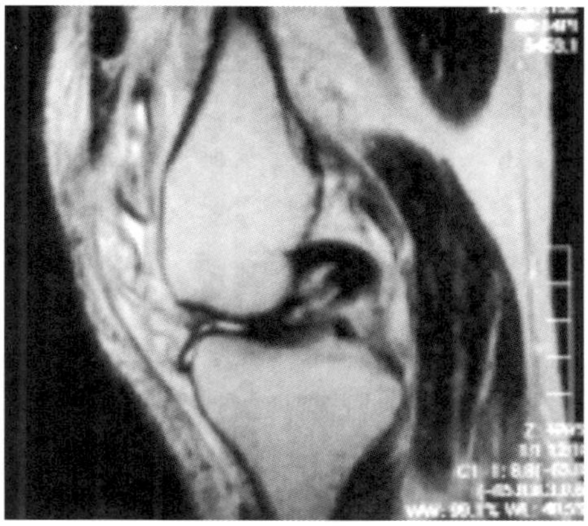

Figura 12.7. *RM mostrando lesões de LCM, LCL e cruzados, por luxação de joelho*

Didaticamente, pode-se dividir a luxação do joelho em cinco tipos básicos: anterior, posterior, medial, lateral e rotatória (esses tipos levam em conta a posição da tíbia em relação ao fêmur). Quando o joelho luxa anteriormente (forma mais comum), o mecanismo de trauma é por hiperextensão forçada, com risco de laceração da artéria poplítea. A translação posterior da tíbia também oferece esse risco de forma mais grave, principalmente em traumas de grande magnitude. A luxação rotatória, especialmente a póstero-lateral com imbricamento capsular e interposição de partes moles, pode ser de difícil redução incruenta, necessitando da artrotomia para redução efetiva. Assim, essas luxações acarretam lesões múltiplas na articulação do joelho, comumente havendo não apenas lesão de ambos os cruzados e colaterais, mas também lesões capsulomeniscais (e em alguns casos, até fratu-

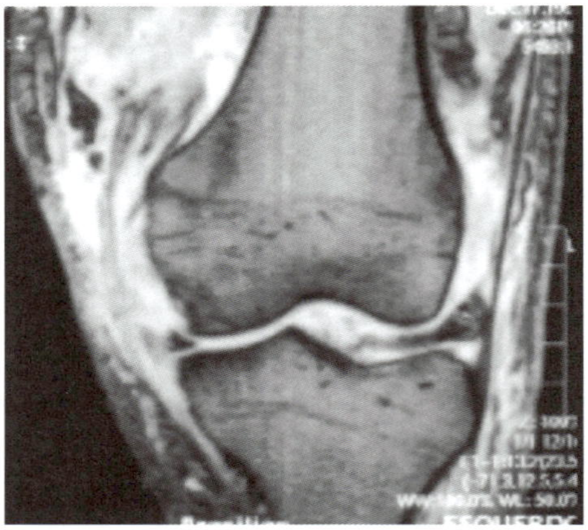

Figura 12.8. *RM mostrando lesão de LCM, LCL e cruzados, por luxação de joelho*

ras intra-articulares ou lesões vasculonervosas). A etiologia mais freqüente é o trauma de alta energia cinética, devendo estar o paciente politraumatizado aos cuidados de uma equipe multidisciplinar. Por esta causa, como já salientado, muitas vezes diante de lesões mais graves, e pelo fato de existirem reduções eventuais durante o atendimento paramédico ou no transporte ao hospital, a luxação do joelho pode passar despercebida. Luxações por entorses em esportes também acontecem, com uma menor gravidade de lesões associadas. Pacientes grandes, obesos, com entorses em buracos também podem luxar os joelhos.

Antes do exame clínico, a redução da luxação é realizada de forma prioritária. A redução na sala de emergência é feita com a manobra de extensão da perna de forma delicada, com tração longitudinal e aplicação de pressão sobre a tíbia deslocada. O exame clínico deve ser cuidadoso, avaliando não somente as próprias lesões ligamentares. Sempre diante de lesões acometendo as pernas, em uma situação em que se avalia um politraumatizado no pronto-socorro, deve-se averiguar o *status* dos pulsos, em busca de confirmar o comprometimento vascular. Se houver diminuição significativa de pulsos periféricos, torna-se necessário o auxílio de um cirurgião vascular, com possível exploração cirúrgica visando à reparação (enxerto de veia safena contralateral). Nessa particular situação, a reconstrução ligamentar deve ser realizada em segundo tempo (em média após dez dias), mas o ortopedista prioritariamente promove a estabilização mediante o uso de um fixador externo ou olecranizando. Pulsos pediosos presentes não afastam lesões da camada íntima da artéria, e por este motivo sempre temos solicitado arteriografias como mandatório em nosso protocolo. Uma arteriografia mostrando lesão da íntima autoriza o tratamento clínico com anticoagulantes pelo cirurgião vascular e retarda a reconstrução ligamentar pelo ortopedista. A lesão do nervo fibular (existente em cerca de 35% dos casos, sendo mais comum em póstero-laterais) tem um prognóstico pior, e um especialista em microcirurgia deve intervir. Quanto ao mapeamento das lesões ligamentares, deve ser feito através de um ressonância magnética sempre que possível.

No tocante à reparação ligamentar, ela deve ser bem avaliada em sua indicação. Aqueles pacientes sem dano vasculonervoso e com preservação razoável das estruturas ligamentares colaterais tendem a apresentar um bom prognóstico com o tratamento conservador (alguns pacientes referem dor ao agachar na evolução a médio prazo no PO, mas sem instabilidade). Este pode ser feito com o uso de gesso cilíndrico inguinomaleolar em extensão por quatro semanas, e depois iniciados exercícios de ampli-

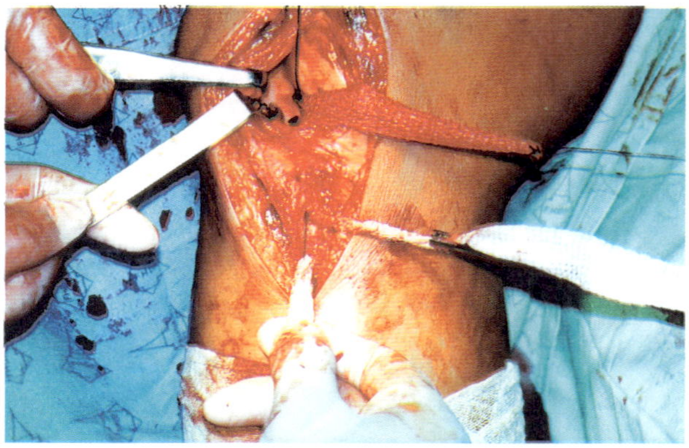

Figura 12.9. *Luxação do joelho: após a redução articular, nossa opção é reconstruir agudamente o LCA e o LCP com uso de ligamentos sintéticos, para início de mobilidade precoce*

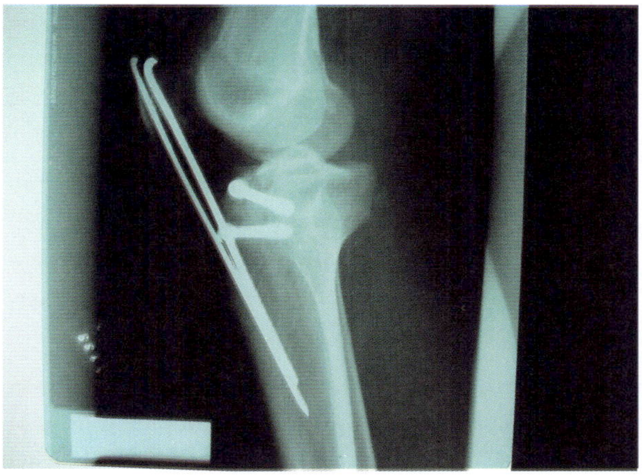

Figura 12.10. *Olecranização*

tude articular e força muscular. Nos pacientes com lesões múltiplas e graves, a cirurgia deve ser indicada. O cirurgião pode optar por preservar a estabilidade em detrimento da amplitude articular, fazendo a reconstrução dentro dos primeiros seis dias com enxertos autólogos (ligamento patelar para LCP e flexores para LCA) e associadas reparações nos colaterais. Contudo, a melhor solução é operar nos dois primeiros dias e usar ligamentos sintéticos no pivô central, como forma de iniciar mobilidade precoce sem perder a estabilidade (em outras situações, como nas lesões crônicas, nunca são indicados ligamentos sintéticos para a reconstrução dos ligamentos centrais). Em nossa experiência, operar após as duas primeiras semanas com enxertos autólogos confere ganho de amplitude, mas perda da estabilidade. De outra forma, Abdalla avaliou 14 pacientes com luxação de joelho e mostrou resultados que o animaram a protocolar o tratamento dessas lesões com reabilitação assistida nas quatro semanas iniciais, e posterior reconstrução artroscópica usando o tendão do quadríceps contralateral como enxerto para o LCP. O grande diferencial talvez seja a forma como esse autor orienta a reabilitação assistida até o momento cirúrgico: anteriorização da tíbia e exercícios de flexo/extensão assistidos em meio aquático.

Nas luxações expostas de joelho com grande perda de partes moles, a preocupação do cirurgião deve ser concentrada nos desbridamentos, e na limpeza com soro fisiológico (no mínimo dez litros) e na estabilização com fixador externo (ou olecranizar, unindo a patela à tíbia), sendo então neste caso postergada a reconstrução ligamentar após duas a três semanas. Finalmente, é importante salientar que o reparo cuidadoso da estrutura capsular (especialmente da cápsula posterior) e uma atitude de não sacrificar os meniscos deve ser lembrada em todas as cirurgias envolvendo a luxação de joelho.

Bibliografia

1. Abdalla RJ. Lesões do ligamento cruzado posterior. Parte I: Diagnóstico, história e indicações de tratamento. In: Mello Jr W. Clínica Ortopédica – Lesões Ligamentares do Joelho. Rio de Janeiro: Medsi, 2000; pp. 607-610.
2. Baker CL, Norwood LA, Hughston JC. Acute combined posterior cruciate and posterolateral instability of the knee. Am J Sports Med 1984; 12:204-208.
3. Camanho GL. Instabilidade póstero-lateral do joelho: uma proposta para o tratamento cirúrgico. Rev Bras Ortop 1993; 28(4):237-241.
4. Camanho GL, Gali JC. Conseqüências tardias das lesões isoladas do ligamento cruzado posterior. Rev Bras Ortop 1991; 26:175-179.
5. Clancy Jr WG, Meister K, Craythorne B. Posterolateral corner collateral ligament reconstruction. In: Jackson W. Reconstructive Knee Surgery – Master Techniques in Orthopaedic Surgery. New York: Raven Press, 1995; pp. 143-160.
6. Daniel DM, Stone ML, Sachs R, Malcom LL. Instrumented measurement of the anterior knee laxity in patients with acute anterior cruciate ligament disruption. Am J Sports Med 1985; 13:401-407.
7. Dejour H, Walch G, Peyrot J, Eberhard P. Historie naturelle de la rupture du ligament croisé postérieur. Rev Chir Orthop 1988; 74:35-43.
8. Fanelli GC, Giannotti BF, Edson CJ. The posterior cruciate ligament: arthroscopic evaluation and treatment. Arthroscopy 1994; 10:673-688.

9. Gonçalves RK, Camanho GL. Lesões do ligamento cruzado posterior. Parte III: Instabilidade póstero-lateral de joelho. In: Mello Jr W. Clínica Ortopédica – Lesões Ligamentares do Joelho. Rio de Janeiro: Medsi, 2000; pp. 621-630.
10. Harner CD, Höher J. Evaluation and treatment of posterior cruciate ligament injuries. Am J Sports Med 1998; 26(3):471-482.
11. Hernandez AJ, Camanho GL. Tratamento das lesões ligamentares agudas – Tratamento das lesões posteriores. In: Camanho GL. Patologia do Joelho. São Paulo: Sarvier, 1996; pp. 17-25.
12. Hoover NW. Injuries of popliteal artery associated with fractures and dislocations. Surg Clin North Am 1961; 41:1099-1112.
13. Hughston JC, Jacobsen KE. Chronic posterolateral rotatory instability of the knee. J Bone Joint Surg 1985; 67A:351-354.
14. Insall JN. Chronic instability of the knee. In: Surgery of the Knee. New York: Churchill Livingstone, 1984; pp. 335-339.
15. Laraya MHF, Hernandez AJ, Navarro RD, Laraya Jr. I. Avaliação radiográfica do deslocamento póstero-lateral da tíbia por meio da rotação externa máxima da perna em joelhos normais. Rev Bras Ortop 2002; 17(7): 303-314.
16. Larson R, Johnson D, Asselmeir M. Posterior cruciate ligament. In: The Masters Experience Comprehensive Arthroscopy Association of North America, Chicago, 1999.
17. Lopes AMA. Diagnóstico por imagem nas lesões ligamentares do joelho – lesões periféricas. In: Mello Jr. W. Clínica ortopédica – lesões ligamentares do joelho. Rio de Janeiro: Medsi, 2000; pp. 61-63.
18. Meyers M, Moore T, Harvey JP. Follow-up notes on articles previously published in the journal: traumatic dislocation of the knee joint. J Bone Joint Surg 1975; 57A:430-431.
19. Mooney MF, Paulos LE. Arthroscope-assisted posterior cruciate ligament repair/reconstruction. In: Jackson DW. Reconstructive Knee Surgery – Master Techniques in Orthopaedic Surgery. New York: Raven Press, 1995; pp. 117-142.
20. Noyes FR, Barber-Westin SD. Surgical reconstruction of severe chronic posterolateral complex injurie of the knee using allograft tissues. Am J Sports Med 1995; 23:2-12.
21. Rezende MU, Camanho GL, Hernandez AJ. Alteração da atividade esportiva nas instabilidades crônicas do joelho. Rev Bras Ortop 1993; 28(7):443-448.
22. Rezende MU, Camanho GL, Hernandez AJ. Lachman radiográfico na avaliação dos joelhos cruzados deficientes. Rev Bras Ortop 1993; 28(5):251-257.
23. Rijke AM, Tegtmeyer CJ, Weiland DJ, McCue III FC. Stress examination of the cruciate ligaments: a radiologic Lachman test. Radiology 1987; 165: 867-869.
24. Stump XMGRG, Skaf AY, Homsi C. Diagnóstico por imagem nas lesões ligamentares do joelho – Ligamentos cruzados. In: Pardini Jr AG, Souza JMG. Clínica Ortopédica – Lesões Ligamentares do Joelho. Rio de Janeiro: Medsi, 2000; 647-660.
25. Sung-Jae Kim, Sung-Jin Shin, Nam-Hong Choi, Shin-Kany Cho. Arthroscopically assisted treatment of avulsion fractures of the posterior cruciate ligament from the tibia. J Bone Joint Surg 2001; 83A:698-708.

Capítulo 13

PATOLOGIA SINOVIAL

Introdução

Neste capítulo serão enfocados de forma específica a avaliação e o tratamento das sinovites sob a visão do ortopedista – sem a profundidade, portanto, dos tratados de Reumatologia.

Abordaremos as doenças mais comuns que acometem a membrana sinovial do joelho, dando destaque para as sinovites relacionadas com as artrites. As sinovites secundárias aos traumas (plicas sinoviais hipertróficas e cistos poplíteos) e os tumores de membrana sinovial serão discutidos em outros capítulos.

Fisiopatologia da membrana e do líquido sinovial

A membrana sinovial do joelho, como visto no Capítulo 1, é a maior de todo o corpo. Ela é constituída por uma dupla camada de células mesenquimais e por uma extensa rede de microvasos que lhe conferem uma característica própria. As células da camada interna são divididas em dois tipos: sinoviócitos do tipo A (predominantes e com características de macrófagos, que fagocitam a hemossiderina) e sinoviócitos do tipo B (produtoras de ácido hialurônico). Alguns autores descrevem os sinoviócitos do tipo C, os quais podem ser variantes dos outros dois tipos, em resposta a estímulos metabólicos.

A membrana sinovial tem uma quantidade notável de vilosidades, aumentando a área de sua superfície funcional. Além disso, apresenta uma permeabilidade seletiva para solutos de variados tamanhos. Naqueles hidrossolúveis, a facilidade para entrada no espaço articular ocorre mediante o tamanho molecular. Os cristalóides difundem-se via vasos capilares para dentro da articulação, mas as grandes moléculas coloidais saem do espaço intra-articular via vasos linfáticos. Além desse suprimento vascular, a membrana sinovial é também ricamente inervada por nervos autonômicos e sensitivos (alguns produzem neurotransmissores peptídeos que estão envolvidos no processo inflamatório).

Nas sinovites, a membrana sinovial apresenta-se inflamada e espessada. Ela reage nestas situações com um espessamento mais ou menos intenso e decorrente da hiperplasia e/ou hipertrofia (por aumento da síntese de matriz e da celularidade); reage formando por efusão um grande derrame articular (seroso, purulento ou hemorrágico); e, finalmente, reage formando aderências com a cartilagem articular. A efusão no processo inflamatório ocorre por causa de certos mediadores inflamatórios (tais como os leucotrienos) que aumentam a permeabilidade dos capilares sinoviais. Assim, nos processos inflamatórios que acometem a cavidade articular do joelho, além de uma hiperproliferação celular também ocorre mudança na permeabilidade vascular e liberação de enzimas. Um mecanismo complexo imunológico é desencadeado, com liberação de fatores citotóxicos e anafiláticos que alteram o metabolismo da articulação. É produzida uma variedade de proteinases com capacidade de degradar as matrizes da membrana sinovial e da articulação.

O líquido sinovial existente na articulação é composto de constituintes do sangue (contém albumina e globulina, mas não possui fibrinogênio) e de células sinoviais (ácido hialurônico, proteínas). É o ácido hialurônico que fornece as propriedades viscoelásticas ao líquido sinovial e permite à cartilagem "sobreviver" às lesões por sobrecarga. Esse líquido normalmente "lubrifica" a cavidade articular, embora alguns estudos indiquem ter a lubricina uma maior capacidade lubrificante nas superfícies cartilaginosas. A importância do líquido sinovial nas sinovites ocorre pelo fato de ser ele um fluido "acumulador" dos produtos de degradação da articulação, sendo um indicador confiável para doenças acometendo a membrana sinovial.

Sinovites relacionadas com artrites

As sinovites estão relacionadas clinicamente com as diversas formas de apresentação das artrites. Estas podem ser classificadas quanto ao número de articulações acometidas em: monoartrites (dor em uma única articulação), oligoartrites (até 5 articulações) e poliartrites (acima de 5 articulações).

Avaliação clínica

O ortopedista que avalia uma sinovite no joelho de seu paciente deve realizar uma história clínica completa e um exame físico rigoroso, para então, com base em possíveis hipóteses diagnósticas, solicitar exames complementares, caso haja necessidade.

Na história clínica devem ser abordadas todas as queixas do paciente, com definição do padrão de dor articular (aditiva ou migratória?), distribuição anatômica (axial ou periférica?), tempo e forma de aparecimento da sintomatologia (aguda ou crônica, súbita ou gradual), associação com outras enfermidades, associação com trauma, história familiar, medicamentos usados e vida sexual. Deve-se ter em mente que as sinovites muitas vezes constituem a "ponta de iceberg", com comprometimento de outros sistemas do corpo. Por esse motivo, procuramos averiguar: lesões cutâneas (tofos na gota, lesões multiformes em áreas de exposição solar no LES, vesículas em gonococcemias, lesões anulares expansivas na doença de Lyme e nódulos subcutâneos na artrite reumatóide), lesões oculares (artrite reumatóide, síndrome de Sjögren, síndrome de Reiter e espondilite anquilosante), aparelho gastrointestinal (xerostomia na síndrome de Sjögren, episódios de diarréia e estomatite na síndrome de Reiter), aparelho cardiovascular (pericardite no LES, valvulopatia na febre reumática), sistema nervoso central e periférico (neuropatia periférica no LES ou na artrite reumatóide, mielopatia na artrite reumatóide, episódios convulsivos na doença de Lyme).

Os exames laboratoriais específicos, que podem ser solicitados na investigação das sinovites relacionadas com artrites, são de domínio do reumatologista, mas devem ser conhecidos pelo ortopedista que acompanha conjuntamente o caso. Os exames considerados básicos são classicamente os mais simples e menos onerosos para o paciente e a instituição de saúde, mas apresentam uma inespecificidade muito ampla. Estes devem ser solicitados de forma inicial pelo ortopedista, como meio de avaliar o estado de saúde geral do paciente. Os exames básicos são: hemograma completo, velocidade de hemossedimentação e exame do sedimento urinário. Podem ser solicitadas facultativamente, na mesma etapa de investigação, as provas de atividade inflamatória, sempre quando na suspeita de uma doença reumática de base e para encaminhar ao reumatologista. Essas provas, também denominadas "reações de fase aguda do soro", e cujas proteínas estão alteradas em processos inflamatórios, infecciosos ou de lesões teciduais, são: mucoproteínas, proteína C-reativa, eletroforese de proteínas, haptoglobulina, beta-2-microglobulinas, proteína sérica amilóide A e interleucinas.

A análise do líquido sinovial, mediante artrocentese realizada de forma asséptica no joelho, permite ao médico uma melhor compreensão do quadro clínico tanto pelo estudo macroscópico quanto celular. Com isso, pode ser feita a distinção entre as enfermidades não-inflamatórias, inflamatórias e infecciosas. As indicações de artrocentese diagnóstica são: artrite inexplicável associada com derrame articular, suspeita de artrite séptica, suspeita de artrite induzida por cristais, e controle terapêutico em artrite séptica. A técnica de punção é sempre precedida de uma antissepsia rigorosa no joelho, com álcool iodado, aplicação de um "botão" anestésico com xylocaína sem vasoconstrictor na pele, seguida da introdução de uma agulha estéril com calibre de 8 mm acoplada a uma seringa estéril de 20 ml na bursa suprapatelar.

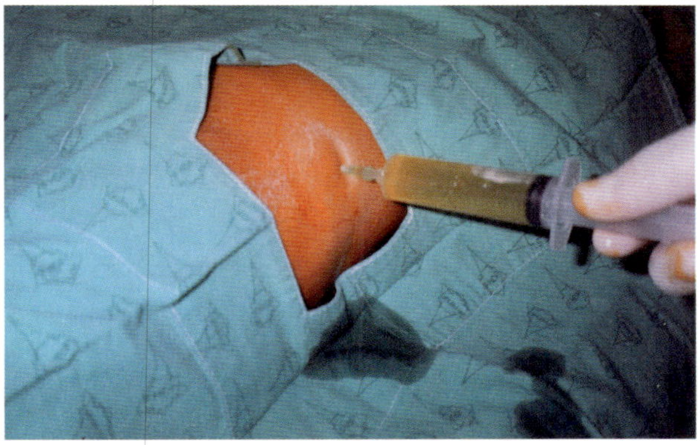

Figura 13.1. *Artrocentese do joelho*

Na macroscopia do líquido sinovial, é importante o aspecto (limpidez e viscosidade) e a coloração. Um conteúdo francamente hemorrágico com partículas de gordura, ou amarelo-palha, ou xantocrômico, ou até mesmo turvo/"leitoso"/esbranquiçado, trazem dados importantes ao exercício do raciocínio diagnóstico. A viscosidade deve ser avaliada na "ponta dos dedos" (polegar e indicador), ou em um tubo de ensaio, e classificada em alta ou baixa. Nesta avaliação, normalmente o fio viscoso atinge 3 cm a 4 cm de comprimento antes de se romper. A avaliação quantitativa da viscosidade ainda pode ser feita por um viscosímetro, ou semiquantitativa pelo Teste de Mucina (o coágulo mucina é tanto mais frouxo quanto menor for a viscosidade).

A sinovioanálise, tão comumente solicitada nos casos de derrame articular por sinovite, deve constar de: microscopia (pesquisa de cristais, leucócitos, hemácias e células especiais), microbiologia (bacterioscopia e cultura) e bioquímica. A pesquisa de cristais apresenta especificidade nas seguintes situações: urato monossódico (100% na gota), pirofosfato de cálcio diidratado (condrocalcinose) e ferritina (em casos de hemartrose cronificada). Na contagem diferencial da taxa de leucócitos, um percentual de neutrófilos polimorfonucleares acima de 25% sugere fortemente um líquido inflamatório. Na contagem global, aceita-se como limite para um líquido inflamatório o valor de 2.000 leucócitos/ml. Na bioquímica, nos processos inflamatórios ou sépticos, a glicose do líquido sinovial é cerca de 30 mg% a 60 mg% inferior à glicose plasmática. Porém, quanto às proteínas, elas apresentam um padrão inflamatório semelhante ao encontrado no plasma. Na fase de urgência, sob suspeita de infecção, deve ser solicitada a microbiologia. Inicialmente, o antibiograma identificará o germe em Gram-positivo ou Gram-negativo para a escolha da terapêutica de urgência. A cultura será decisiva para a identificação específica do germe e para a opção definitiva do antibiótico a ser usado.

A biópsia sinovial isolada na histopatologia tem sido, em nossa experiência, um exame de pouca valia na grande maioria das sinovites secundárias às doenças reumáticas. Nas artroscopias em que se retira o fragmento da membrana sinovial para biópsia e quando não se consegue uma suspeição diagnóstica macroscópica, o diagnóstico histopatológico de sinovite inespecífica foi preponderante. Trata-se de um exame importante apenas para descartar um tumor de sinovial ou uma infecção.

Artrite séptica

A artrite infecciosa ou séptica apresenta geralmente um quadro clínico bem peculiar: sinais flogísticos localizados na articulação acometida (calor, rubor, aumento de volume e dor exacerbada ao movimento), febre (nem sempre presente), queda do estado geral, e foco infeccioso a distância ou periadjacente. Porém, alguns casos oligossintomáticos são ditos de baixa virulência. Pode existir na forma monoarticular aguda (merecendo neste caso um alto grau de suspeição) ou na monoarticular crônica. Pode acometer indivíduos adultos com doenças de base que evoluíram para um estado de imunocomprometimento (diabetes, SIDA, e usuários crônicos de corticosteróides), ou crianças com história de trauma. O joelho é a articulação do corpo mais freqüentemente afetada na artrite séptica.

Os mecanismos etiológicos mais comuns são: infecção contígua de osso ou tecidos moles, inoculação hematogênica não contígua por bacteremia, e uso exacerbado de drogas intravenosas. No paciente adolescente devem ser direcionados na história clínica os antecedentes de vida sexual, visando ao diagnóstico de artrite gonocóccica e síndrome de Reiter. No Brasil, ainda deve ser considerado como fator etiológico da monoartrite séptica crônica a tuberculose, pelo *Mycobacterium tuberculosis.*

A infecção articular pode ser de origem bacteriana, viral e fungíca. As bacterianas apresentam uma incidência muito maior, com grande potencial de destruição da articulação. Existe uma heterogeneidade de tipos de germes mais comuns para determinadas faixas etárias: adultos e adolescentes com idade acima de 15 anos (mais de 75% tem a *Neisseria gonorrhoeae*), idosos (prevalece o *Staphylococcus aureus*), crianças menores de 1 ano de idade (*S. aureus*, estreptococcus do grupo B e bacilos Gram-negativos), crianças entre 1 e 5 anos de idade (*Haemophilus influenzae*) e crianças entre 5 e 15 anos de idade (*Staphylococcus aureus* em 50%). Epidemiologicamente, os bacilos Gram-negativos são mais freqüentes em pacientes imunocomprometidos e/ou alcoólatras crônicos. Nos indivíduos com lesões de pele como porta de entrada para a infecção (mais freqüente nas mulheres jovens), é mais comum a gonococcemia disseminada, com o acometimento preferencial do joelho. Em um quadro de artrite monoarticular de joelho, tem-se por conduta considerar o diagnóstico como artrite séptica até que os exames de investigação provem o contrário.

As artrites de etiologia por fungos são de ocorrência mais rara, porém devem sempre ser consideradas nas micoses como candidíase, paracoccidioidomicose, blastomicose, coccidioidomicose e esporotricose. Já as artrites virais, predominantemente poliarticulares e autolimitadas, estão associadas aos vírus da rubéola e da hepatite B. Alguns autores consideram a associação com o vírus da hepatite B um quadro de artrite reativa, pelo não isolamento de antígenos virais na articulação acometida. O diagnóstico laboratorial das artrites virais deve ser feito com base em testes sorológicos para detectar anticorpos específicos.

Um conceito importante quando se aborda artrite infecciosa é o de artrite reativa. Conceitua-se como artrite reativa a situação em que um foco de infecção a distância estabelece (por um mecanismo imunológico) uma artropatia inflamatória sem haver germe na articulação. O médico deve "procurar" focos distantes com culturas de sangue, material fecal, secreções e liquor (além dos outros exames já citados e a pesquisa de antígeno de histocompatibilidade HLA B27). As formas mais comuns encontradas na prática clínica são: febre reumática, hanseníase e síndrome de Reiter.

Assim, a síndrome de Reiter é um diagnóstico diferencial bastante importante, sendo a tríade uretrite/artrite/conjuntivite um elemento precioso para delinear a sua descoberta. Na uretrite ou cervicite por *Clamydia trachomatis* (ou *Mycoplasma*) com acometimento poliarticular crônico associado e história sexual relacionada, deve-se direcionar de forma especial para Reiter. Porém, as infecções intestinais por *Shigella* e *Salmonella* também em alguns casos podem apresentar sua responsabilidade. O quadro clínico da artrite nesta doença apresenta quatro semanas iniciais de envolvimento genital ou intestinal, passando a ocorrer uma sintomatologia articular persistente de 2 a 6 meses, e posteriormente podendo haver uma resolução completa do quadro (em 40% a 70%).

Os exames básicos na artrite séptica geralmente mostram um quadro infeccioso com leucocitose e desvio à esquerda, e VHS elevado (o PCR tende atualmente a ser mais solicitado em substituição ao VHS). A punção revela um líquido sinovial turvo com baixa viscosidade, hipercelularidade às custas de neutrófilos polimorfonucleares, e presença de bactérias intracelulares. Vale ressaltar que o achado padrão do líquido sinovial no joelho séptico difere quanto à artrite gonocóccica, pois a bacterioscopia é muitas vezes negativa nesta última.

Deve-se ainda solicitar como rotina os raios X simples em AP e perfil do joelho acometido, para avaliar o comprometimento ósseo. Na fase inicial, os raios X mostram apenas derrame articular, com aumento de tecidos moles e osteopenia periarticular. Quando mais avançada, além das alterações já descritas, mais revela uma destruição

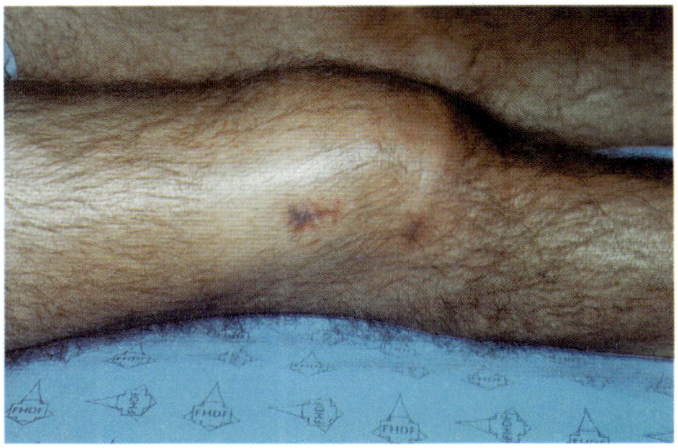

Figura 13.2. *Artrite séptica, com provável "porta de entrada" pelo ferimento lateral do joelho*

da cartilagem com graus de erosão e diminuição expressiva do espaço articular.

Ao se atender no pronto-socorro um paciente com forte suspeita de artrite infecciosa aguda no joelho, deve-se introduzir, como primeira terapêutica, antibióticos por via parenteral empiricamente (antes, deve ser feita a colheita de sangue para exames básicos e a punção do derrame articular para sinovioanálise). Este empirismo deve seguir a história clínica e principalmente a faixa etária do indivíduo, podendo incluir um ou mais antibióticos para cobrir, com um largo espectro, a grande maioria dos microorganismos patogênicos epidemiologicamente mais freqüentes (ver Tabela 13.1). A seguir, deve ser realizada a imobilização com tala ges-

Tabela 13.1. Microorganismos patogênicos mais freqüentes

Microorganismo	Abaixo de 1 ano de idade	Entre 1 e 5 anos de idade	Entre 5 e 15 anos de idade	Entre 15 e 50 anos de idade	Acima de 50 anos de idade
Staphylococcus aureus	+++	+++	+++	++	++++
Streptococcus ssp[1]	++	++	++	+	++
Streptococcus pneumoniae	++	++	+	–	+
Haemophilus influenzae	+	+++	+	–	–
Neisseria gonorrhoeae	–	–	+	++++	+
Bacilo Gram-negativo[2]	++	++	++	+	++

[1]*Inclui:* Streptococcus *dos grupos A e B,* Streptococcus viridans, *microaerofílico* Streptococcus *sp*

[2]*Inclui: Enterobactérias e* Pseudomonas aeruginosa

sada do membro acometido para diminuir a dor e a flogose. Somente após os achados na cultura do líquido sinovial, se poderá mudar os antibióticos administrados (se houver necessidade). Não é indicado o uso de antibióticos por via intra-articular, pois isso pode proporcionar um quadro de sinovite química de difícil controle.

A segunda terapêutica (logo ao conseguir encaminhar o paciente ao centro cirúrgico) deve ser a drenagem cirúrgica do joelho para descomprimir a cavidade articular, remover os componentes celulares inflamatórios e irrigar abundantemente, porém não se realiza irrigação contínua de forma habitual nos pacientes em pós-operatório. Dessa forma, é preferível realizar uma "artrotomia branca" ao invés de usar o "excesso de prudência não-cirúrgica" e ter o risco de perder a articulação. Mas em alguns casos, como nas artrites gonocóccicas e sinovites infecciosas crônicas, a drenagem cirúrgica pode não ser necessária, sendo suficiente punções associadas com irrigações por agulha com soro fisiológico (infusões). Essas infusões/aspirações nos casos agudos por agentes gonocóccicos devem ser realizadas de forma precoce (até os primeiros três dias de sintomatologia), e com uma freqüência definida de uma a duas vezes ao dia. A artroscopia tem sido uma outra modalidade de tratamento cirúrgico bastante eficaz, realizando uma irrigação efetiva e detalhada, associadamente com a remoção de debris e pannus (células mesenquimatosas hiperproliferadas com granulação vascular que invadem perifericamente a cartilagem). Neste procedimento deve ser usado o *pump*, sendo colocados no mínimo 18 litros de soro fisiológico para irrigação. O uso de *shaver* para sinovectomia nos casos de artrite séptica aguda é motivo de controvérsias na literatura, porém preferimos como conduta pessoal não usá-lo. No pós-operatório da drenagem, é deixada uma tala gessada para imobilização nos dois dias subseqüentes da cirurgia, contudo a mobilidade precoce será estimulada de forma passiva pelo fisioterapeuta para evitar artrofibrose do joelho. De forma subjetiva, havendo a melhora clínica, é permitida a deambulação com muletas sem apoio (o qual só é permitido totalmente no limite de 6 semanas). Com o desaparecimento da sintomatologia séptica, o paciente continua a fazer uso de antibiótico por via parenteral por 3 semanas, introduzindo o antibiótico por via oral no momento da alta hospitalar e o mantendo por mais 3 semanas.

Nas artrites sépticas crônicas, a função do cirurgião ortopédico muitas vezes se restringe ao tratamento cirúrgico com a utilização da artroscopia para tratar a sinovite crônica já exacerbada (neste caso, deve ser realizada a sinovectomia artroscópica). O quadro é clássico, pois, quando avançado, cursa com aumento difuso do joelho pela hiperproliferação de membrana sinovial e imensa destruição articular.

As principais complicações da artrite séptica são: septicemia (podendo levar ao óbito), pandestruição da cartilagem articular, luxação articular permanente, necrose da epífise e anquilose fibrosa ou óssea.

Artrite gotosa

A gota, também chamada artropatia úrica, é uma doença em que ocorre a hiperuricemia com sintomatologia clínica expressiva pelo precipitado de cristais de monourato de sódio, principalmente na membrana sinovial e na cartilagem articular. Pode ocorrer nos homens a partir da quarta ou quinta décadas de vida, e nas mulheres geralmente na pós-menopausa. A incidência no sexo masculino é muito mais comum (90%). Apresenta um padrão de acometimento monoarticular agudamente, sendo diagnosticada pela interação da história clínica (febre e artralgia, ingestão maior de álcool, dieta hiperpróteica, hipercolesterolemia, diabetes) e exames laboratoriais. A pesquisa de ácido úrico elevado no sangue (acima de 7,0 mg/dl), juntamente com a pesquisa de cristais de monourato de sódio no líquido sinovial e nos tofos, determinam o diagnóstico exato. O aspecto citológico do líquido sinovial apresenta uma hipercelularidade por neutrófilos polimorfonucleares. Os raios X mostram geralmente erosões ósseas marginais, ausência de osteopenia periarticular, massa de tecido mole lobulada e preservação parcial do espaço articular.

O tratamento clínico deve ser realizado pelo reumatologista, sendo usados atualmente para o controle nos casos agudos da gota os seguintes fármacos: antiinflamatórios não-hormonais (bons resultados, mas usados com cautela em idosos), colchicina (se administrada adequadamente, ocorre melhora do processo inflamatório em 80% dos casos) e corticosteróides (podendo ser administrado por via sistêmica). A profilaxia é feita com subdoses de colchicina durante o período de um ano após normalizar as concentrações séricas de monourato de sódio. O tratamento específico de hiperuricemia envolve, além da dieta e da mudança de estilo de vida, os seguintes tipos de drogas: uricosúricos e inibidores da xantina-oxidase.

Condrocalcinose

Também conhecida como pseudogota, representa uma doença por acúmulo de cristal pirofosfato de cálcio diidratado em cartilagens, sinovial, tendões e ligamentos. Ocorre comumente o acometimento do joelho com sinovite inflamatória. Tem um quadro clínico bem similar ao da gota, porém a análise do líquido sinovial com a presença do cristal específico a diagnostica. O uso de indometacina tem bons resultados, bem como a sinovectomia artroscópica em casos de sinovite acentuada.

Artropatia hemofílica

A hemofilia clássica, também conhecida como hemofilia A, ocorre pela deficiência do fator VIII de coagulação sanguínea. A hemofilia B, por sua vez, representa uma deficiência do fator IX. Nos joelhos de indivíduos com esses tipos de hemofilia, ocorre geralmente um quadro de sinovite secundária à hemorragia aguda, determinada pela discrasia sanguínea.

Os joelhos são as articulações mais suscetíveis de ocorrer hemartrose nos pacientes hemofílicos. A história natural da hemorragia intra-articular envolve três aspectos: fase aguda (tumefação, dor, contratura em flexo antálgica, calor local e boa resposta na administração de concentrados de fator), fase subaguda (má resposta na administração de concentrado de fator, pouca ou nenhuma dor, leve contratura, hipertrofia de sinovial), e fase crônica (insidiosa em adultos jovens, dor relacionada aos esforços e crises agudizadas intermitentes com sinovites e derrames). Assim, a sinovite crônica com liberação de enzimas hidrolíticas resulta em um quadro de artropatia degenerativa com fibrose articular acentuada.

O tratamento clínico deve ser realizado pelo hematologista, por meio de reposição de fatores VIII ou IX para cada caso, e com o auxílio de um fisioterapeuta nos casos subagudos para preservar a função do joelho. Importância deve ser dada ao diagnóstico diferencial com artrite séptica espontânea em relação aos casos de hemartrose aguda. Quando houver contratura em flexão, podem ser usados pelo ortopedista diversos métodos para a correção gradual da deformidade, com trações longitudinais e gessos articulados.

O tratamento cirúrgico pela sinovectomia (seja aberta ou artroscópica) deve ser tentado quando um paciente jovem, ainda sem alterações artríticas acentuadas, apresentar quadro de resistência ao tratamento clínico, com derrames de repetição e sinovite ampla. Em casos avançados e incapacitantes de osteoartrose nos pacientes hemofílicos (sem altas taxas de inibidores), com os avanços de técnica cirúrgica, pode ser realizada, de forma excepcional, a artroplastia total (com estabilização posterior e substituição da patela). Esse procedimento de risco deve ser realizado apenas em grandes centros, com o apoio de equipes multidisciplinares. A artrodese pode ser indicada também em pacientes selecionados, adultos jovens com comprometimento em um único joelho e com contratura em flexo.

Artrite reumatóide

A artrite reumatóide é uma síndrome crônica em que ocorre uma inflamação simétrica das articulações periféricas, evoluindo para uma destruição articular avançada. Pode, desta forma, ser expressa como monoartrite ou poliartrite crônicas. Um por cento de toda a população é acometida, sendo três vezes mais comum nas mulheres. O início na forma adulta geralmente ocorre em indivíduos na quarta década de vida. Na forma juvenil, acomete pacientes menores de 18 anos. Sua etiologia ainda é desconhecida; alguns estudos aventam a etiologia genética, já que as alterações imunológicas podem ocorrer por uma multiplicidade de fatores em indivíduos geneticamente suscetíveis.

A membrana sinovial passa a apresentar um aspecto espessado e repleto de pregas vilosas, em resposta ao infiltrado de células plasmáticas e de linfócitos. Ocorre uma hiperplasia sinovial maior progressivamente com a formação de pannus. Os nódulos reumatóides no subcutâneo (30% a 40% dos pacientes) são freqüentes no desenvolvimento dessa doença. Estes nódulos são constituídos por áreas de necrose central, circundadas por células mononucleares em paliçada.

O início pode ser repentino, porém o mais comum é ser insidioso, com dor articular e espessamento sinovial progressivamente. O acometimento é dito simétrico, e a queixa de dor com rigidez matinal é bastante freqüente. O período de persistência da sintomatologia deve ser investigado pelo médico e identificado para fins de diagnóstico como existente por um tempo mínimo de 6 semanas. Os raios X em fases variáveis podem mostrar um padrão de certa forma característico: tumefação fusiforme de tecidos moles, osteopenia periarticular, erosão óssea marginal ou central, lesões císticas, ausência de osteófitos e esclerose subcondral ausente ou mínima.

O fator reumatóide (presente em 70% dos casos adultos e em 30% dos juvenis) e o antígeno de histocompatibilidade HLA DR4 determinam um pior prognóstico. Anemia normocítica hipocrômica ou normocrômica é encontrada em 80% e o VHS está anormalmente alto em 90%. O líquido sinovial apresenta uma tipicidade comum aos líquidos de natureza inflamatória (como já referido anteriormente neste próprio capítulo).

O tratamento clínico precoce deve ser a base do sucesso na artrite reumatóide, visando ao retardo ou à diminuição das deformidades que causem incapacidade funcional. Orientações médicas quanto à necessidade de uma dieta nutritiva efetiva (substituir gorduras saturadas por insaturadas, e dieta rica em ácido gamalinolênico encontrado no óleo do peixe) e períodos regulares de repouso ou uso de órteses para repouso articular devem ser feitos nas crises agudas. O arsenal terapêutico usado pelos reumatologistas envolve uma diversidade de drogas: antiinflamatórios não-hormonais (quando usados cronicamente, podem causar sangramentos gastrointestinais, sintomas de SNC, edema e plaquetopenias), salicilatos (também têm efeitos colaterais gástricos), compostos de ouro (devem ser bem indicados, pois podem apresentar efeitos tóxicos, sendo selecionados em critérios clínicos como um complemento no uso do salicilato), D-penicilamina, hidroxicloroquina, corticosteróides (são os melhores a curto prazo) e medicamentos imunossupressores (como a ciclofosfamida nos casos graves, reduzindo a atividade lítica do pannus). Mais recentemente, surgiram a nova geração de antiinflamatórios com inibição específica e seletiva da ciclooxigenase 2 (não havendo distúrbios gástricos em ingestas de longa duração) e os DMARDS (*disease modifying anti-rheumatic drugs* ou drogas de base). Entre os DMARDS que já estão em uso com bons resultados, aprovados pelo FDA (Food and Drug Administration, nos EUA), temos o leflunomide e o etanercept. Essas drogas, bastante atuais em sua aplicação, vieram modificar a terapêutica da artrite reumatóide. O leflunomide (via oral) inibe o metabolismo das pirimidinas, impedindo a ação rápida linfocitária e, em conseqüência, o aparecimento da inflamação. O etanercept (via subcutânea) liga-se ao fator de necrose tumoral (TNF), impedindo que este se una à célula para iniciar a inflamação na doença.

O acompanhamento com o ortopedista e o fisioterapeuta segue uma filosofia preventiva e substancialmente efetiva para oferecer uma melhor qualidade de vida ao paciente. Preventiva, no sentido de evitar deformidades por contratura em flexão e restaurar a força muscular. Podem ser feitas também intervenções, como sinovectomias de grandes e pequenas articulações e artroplastias totais para a substituição articular em estadiamentos avançados com grande dor. É importante para o ortopedista considerar as prioridades quanto às artroplastias envolvidas em um "paciente reumatóide" com dor e deformidades graves disseminadas. O que primeiro operar? Seguimos um roteiro dessas prioridades: membros superiores inicialmente (para melhor possibilitar o uso de muletas), e depois os membros inferiores, sempre nesta ordem: 1) pés (pois podem ser o fator agravante dos problemas do joelho); 2) quadris (o quadril precisa fletir convenientemente durante uma artroplastia de joelho); 3) joelhos.

Lúpus eritematoso sistêmico

É uma doença reumática sistêmica e autoimune que se caracteriza primariamente por uma artropatia inflamatória, e que ocorre de forma preponderante no sexo feminino (90%), com acometimento preferencial entre as segunda e quarta décadas de vida. Pode apresentar dor articular, sinovite com febre associada, manifestações cutâneas, alterações cardiovasculares e pleurite, com envolvimento renal e de SNC variável. Apresenta crises inflamatórias intermitentes de longa duração, por vezes como única sintomatologia.

O exame laboratorial específico é o achado de elevada taxa de anticorpos anti-DNA. Os raios X só apresentam importância diagnóstica na fase crônica do lúpus.

Com um controle medicamentoso das crises agudas, o prognóstico em longo prazo é bom. O tratamento depende da gravidade sistêmica do paciente. Em casos leves, quando a artralgia branda parece ser o sintoma mais consistente, podem ser usados medicamentos, tais como: antiinflamatórios não-hormonais, salicilatos e antimaláricos (cloroquina). Em situações mais graves, pode ser usado corticosteróide como terapêutica imediata, requerendo controles específicos nas dosagens. Essas medidas devem ser realizadas com o objetivo de diminuir a inflamação tecidual. Contudo, o comprometimento geral e imunológico do paciente requer outras terapias clínicas, a depender de cada caso. Deve-se ater também à possibilidade, secundariamente pela deficiência imunitária, de que esses pacientes desenvolvam como potencial complicação uma artrite séptica.

Espondilite anquilosante

A espondilite anquilosante (doença de Marie-Strümpell) é uma doença reumática soronegativa, com envolvimento sistêmico (ocular, neurológico, cardiovascular e pulmonar), caracterizada primariamente pela artropatia inflamatória. É três vezes mais freqüente no sexo masculino e atinge adultos jovens.

O quadro clínico mostra dor noturna e rigidez matinal em coluna lombar, comprometimento de sacroilíaca bilateralmente, e ataques eventuais de irite aguda em um terço dos pacientes. Um teste positivo para HLA B27 é o melhor para o diagnóstico, associado ao grupo de sintomas. Os raios X das sacroilíacas mostram precocemente as erosões subcondrais, fusão articular e esclerose. A coluna nos raios X mostra desmineralização difusa, calcificações ligamentares e sindesmófitos isolados. Com a progressão (cerca de dez anos de evolução), a aparência radiológica passa a ser denominada "coluna em bambu". No exame físico, há limitação da mobilidade lombar (teste de Shober), redução da expansibilidade torácica e manobra de Patrick para estresse da sacroilíaca positivo. Em casos de comprometimento importante dos joelhos, o paciente com cifose dorsal e retificação lombar passa a ter uma postura em flexão dos joelhos conhecida como "postura do esquiador".

O tratamento clínico visa a suprimir a inflamação articular e inclui exercícios para fortalecimento do grupo extensor e exercícios posturais-respiratórios. São usadas drogas como os antiinflamatórios não-hormonais, os salicilatos e os corticosteróides. O tratamento cirúrgico sob a responsabilidade do ortopedista engloba substituição articular, sinovectomias e osteotomias corretivas de coluna vertebral.

Outras artrites

Algumas artrites merecem ser citadas como entidades nosológicas relacionadas com o aparecimento de sinovites no joelho: artrite psoriática (mais comum em mãos e pés), osteoartrite primária degenerativa (nomenclatura antiga, sendo mais conhecida atualmente como osteoartrose), artrite secundária a enterites, hidrartrose intermitente (artrite monoarticular em joelho do tipo idiopática), artrite pós-traumática, artropatia neurogênica (doença de Charcot), síndrome de Sjögren (secura de boca, olhos e outras mucosas) e doença de Lyme (transmitida por espiroquetas por carrapatos na pele). Em especial, a osteoartrose (primária e secundária) será comentada no Capítulo 17.

Sinovectomia artroscópica

A sinovite crônica, conforme relatado anteriormente, pode ser decorrente de uma lesão sinovial secundária a uma doença sistêmica, ou uma manifestação a uma lesão dentro da articulação (como uma lesão de menisco, ou irritação pelo cimento colocado em artroplastia total do joelho). Quando não ocorre melhora com tratamento clínico no primeiro caso, e quase sempre no segundo, a artroscopia, combinando a reparação da lesão com a sinovectomia, constitui uma indicação de tratamento bastante eficaz.

A sinovectomia por artroscopia apresenta as seguintes vantagens em relação à aberta: ressecção é mais completa, incisão é mínima, mecanismo quadricipital permanece intacto, incidências de infecção e de hemartrose são menores, amplitude articular é mantida ou aumentada, e a aceitação do paciente é maior.

Os melhores resultados em sinovectomia artroscópica ocorrem em casos ainda não tão comprometidos, com preservação de espaço articular e sem uma grande limitação de movimentos. Também devem sempre ser consideradas outras alternativas cirúrgicas em pacientes com mau alinhamento acima de 10º. Realizar artroscopia em um joelho gravemente artrósico pode não ser eficaz, possibilita iatrogenias e pode ocasionar quebra dos instrumentos.

Segundo Patel *et al.*, são quatro os objetivos a serem alcançados em uma sinovectomia em um quadro de sinovite crônica estabelecida: redução da sinovial hipertrofiada em todos os compartimentos, remoção de estruturas lesadas que estejam promovendo impedimento mecânico, preservação se possível de todos os outros tecidos normais (cápsula articular, meniscos, ligamentos cruzados e cartilagem articular), e trauma mínimo aos tecidos moles periarticulares do joelho.

Sendo nesta cirurgia necessário o uso de *shaver* durante a maior parte do tempo operatório, é fundamental ter cuidado na triangulação e no manejo dos instrumentos, bem como na escolha de vias para evitar colisões iatrogênicas. As vias mais usadas para a sinovectomia são: médio-patelar-lateral, ântero-ínfero-lateral, ântero-ínfero-medial, suprapatelar-lateral, suprapatelar-medial, póstero-medial, póstero-lateral, e central.

Visando a uma ressecção mais exata da sinovial hipertrofiada, sem comprometer o "tecido subsinovial sadio", alguns cirurgiões injetam corante de azul de metileno (dois minutos antes da cirurgia) para dentro da articulação. A seguir pode ser traçado um roteiro quase didático para cirurgia de sinovectomia por artroscopia: I) joelho estendido, com artroscópio em via suprapatelar lateral e *shaver* em via ântero-ínfero-lateral ou ântero-ínfero-medial; II) joelho semifletido com estresse em valgo, com artroscópio em via ântero-ínfero-lateral e *shaver* em via ântero-ínfero-medial; III) joelho na "posição em quatro", com artroscópio em via ântero-ínfero-medial e *shaver* em via póstero-medial; IV) joelho fletido a 100º, com artroscópio na via ântero-ínfero-lateral e *shaver* na via póstero-lateral. Em casos de estenose de chanfradura intercondilar em sinovites crônicas, pode ser realizada a intercondiloplastia, visando à remoção da sinovial nesta área com maior facilidade.

O pós-operatório deve ter como objetivos básicos a reabilitação precoce do paciente. O joelho operado deve apresentar, nos primeiros sete dias, flexão com o mínimo de 90º, e também um déficit não maior que 5º de extensão. O paciente fica internado no hospital nas primeiras 48 horas, obtendo alta para casa com uso de muletas e assistência do fisioterapeuta. Exercícios passivos para ganho de flexão e isométricos devem ser continuados nas quatro semanas seguintes de pós-operatório.

Sinovectomia aberta

Em situações em que não possa ser realizada a sinovectomia artroscópica, deve ser realizada uma artrotomia para ressecção da sinovial. Os acessos mais comumente realizados são o central, o ântero-medial, o póstero-lateral e o posterior (ver Capítulo 2).

Bibliografia

1. Atra Edgard. O laboratório em reumatologia. In: Guimarães RX, Guerra CCC. Clínica e Laboratório – Interpretação Clínica das Provas Laboratoriais. São Paulo: Sarvier, 1990; pp. 599-690.
2. Calich I. Sinovites inflamatórias. In: Camanho GL. Patologia do Joelho. São Paulo: Sarvier, 1996; pp. 83-96.
3. Christian CL. Synovitis of the knee. In: Insall JN, Windsor RE, Scott WN, Kelly MA, Aglietti P. Surgery of the Knee. New York: Churchill Livingstone, 1993; pp. 618-630.
4. Lachiewicz PF. The knee in hemophilia. In: Insall JN, Windsor RE, Scott WN, Kelly MA, Aglietti P. Surgery of the Knee. New York: Churchill Livingstone, 1993; pp. 1171-1191.
5. Patel D, Bhasin VB, Villa C, Dutka MF. Arthroscopic synovectomy. In: Jackson DW. Reconstructive Knee Surgery – Master Tecniques of Orthpaedic Surgery. New York: Raven Press, 1995; pp. 295-306.
6. Salisbury RB. Synovectomy. In: Fu FH, Harner CD, Vince KG. Knee Surgery. Baltimore: Williams & Wilkins, 1994; pp. 1091-1101.
7. Salter RB. Estrutura e função normal dos tecidos musculoesqueléticos. In: Distúrbios e Lesões do Sistema Musculoesquelético. Rio de Janeiro: Medsi, 1983; pp. 7-24.

Capítulo 14

Lesões do Aparelho Extensor

Introdução

Serão comentadas neste capítulo as lesões agudas e crônicas do aparelho extensor, como o acometimento de quadríceps e do ligamento patelar, e a sua forma de tratamento.

Lesão do ligamento patelar

Esta rara lesão possivelmente será vista em algum período da carreira do ortopedista que trabalha habitualmente em pronto-socorro com grande demanda, ou com populações de atletas em clubes e associações. Acomete de forma preferencial os indivíduos esportistas jovens (ativos recreacionais ou competitivos), com pico de incidência abaixo de 40 anos, mas também atinge os idosos sedentários. No primeiro grupo, as atividades repetitivas com microtraumas no joelho parecem ser a principal fonte causadora do enfraquecimento ligamentar (*over-use*, *jumpers knee*), mas pode ocorrer por traumatismo de contato direto e em esforços súbitos nos esportes violentos. Nos idosos, o fator causal mais importante é o próprio processo degenerativo intrínseco do ligamento. Assim, doenças sistêmicas com comprometimento do colágeno incluem-se como co-responsáveis (artrite reumatóide, doenças renais crônicas, *diabetes mellitus*, lúpus eritematoso sistêmico). Em diferentes faixas etárias, algumas vezes pode ocorrer em conseqüência de injeções de corticosteróides intraligamento, ou iatrogenicamente após cirurgias de reconstrução com uso de ligamento patelar e em artroplastias totais.

O mecanismo de lesão pode ser uma contração excêntrica vigorosa da musculatura anterior da coxa com o joelho fletido e o pé fixo, acarretando uma impossibilidade de apoiar o peso do corpo sem ajuda de outras pessoas. O exame clínico imediato revela dor, hemartrose, deslocamento proximal da patela, *gap* palpável, e uma parcial limitação da extensão (pois os retináculos podem estar preservados). Quando a lesão é crônica, fica evidente a dificuldade de subir escadas e de levantar da cadeira.

Quanto ao nível da lesão, esta pode ocorrer: na inserção junto ao pólo inferior da patela (maioria dos casos), acima do pólo superior da patela (no limite com o tendão do quadríceps, sendo mais comum acima dos 40 anos de idade), na substância intraligamentar e no tubérculo tibial (mais raro). As lesões do ligamento patelar podem ser classificadas em agudas e crônicas. Siweck e Rao definiram como lesões imediatas as que ocorreram em menos de duas semanas; e lesões crônicas as que ocorreram em um tempo maior do que duas semanas.

Na maioria das vezes, somente é necessário solicitar os raios X em AP e perfil, pois comumente o diagnóstico é feito em bases clínicas no exame físico bem realizado. A incidência em perfil mostra uma patela alta, evidenciando a migração superior da patela em virtude da tração do quadríceps.

Em alguns casos, pode ser visto um fragmento ósseo inserido no coto do ligamento, sendo mostrado por pequena calcificação na incidência em perfil. Nas situações de dúvida diagnóstica em casos crônicos, pode ser realizada a ressonância magnética ou a ultra-sonografia.

O tratamento consiste em reparo cirúrgico, com melhores resultados quando realizado nas primeiras seis semanas. Nessa fase, ainda não há grandes aderências com contratura fibrosa da musculatura quadricipital, podendo ser realizada sutura término-terminal na lesão do tipo intra-substância ou reinserção direta na patela através de túneis longitudinais na lesão de pólo inferior. Criteriosamente, deve ser curetado antes da sutura todo tecido com padrão degenerativo. Sempre se devem usar fios inabsorvíveis para a sutura direta do ligamento patelar, não sendo necessária a colocação de fio de aço como reforço de sutura. Fletir o joelho a 45º e interpor uma pinça no teto da região intercondilar, para colocar o pólo inferior da patela no nível da pinça e posicionar a altura patelar ideal. Esse posicionamento da patela, evitando ser baixa ou alta, é fundamental para o paciente não apresentar a longo prazo grandes sintomas patelofemorais. O membro inferior é imobilizado em tubo gessado inguinopodálico (ou órtese) em extensão por 6 semanas, estimulando a deambulação com carga parcial. Após as 6 semanas, iniciar os exercícios de amplitude e força muscular com acompanhamento do fisioterapeuta.

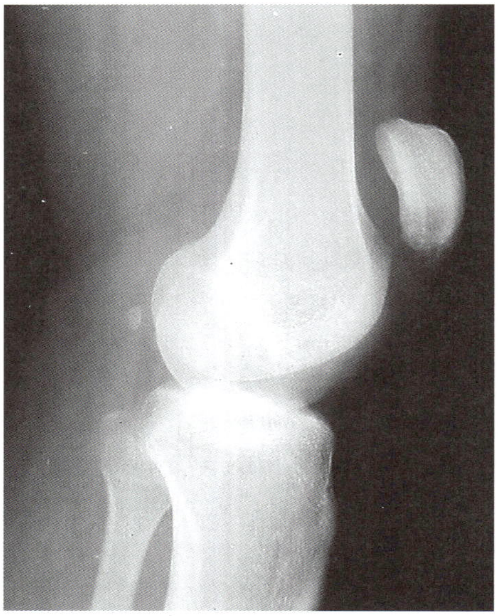

Figura 14.1. *Radiografia mostrando patela alta por lesão de ligamento patelar*

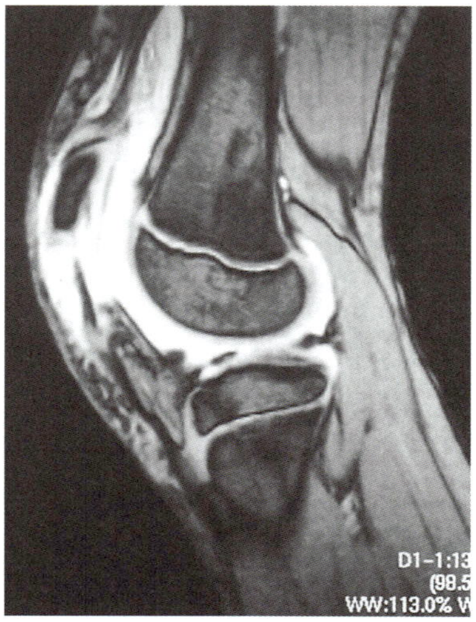

Figura 14.2. *RM mostrando patela alta por lesão de ligamento patelar*

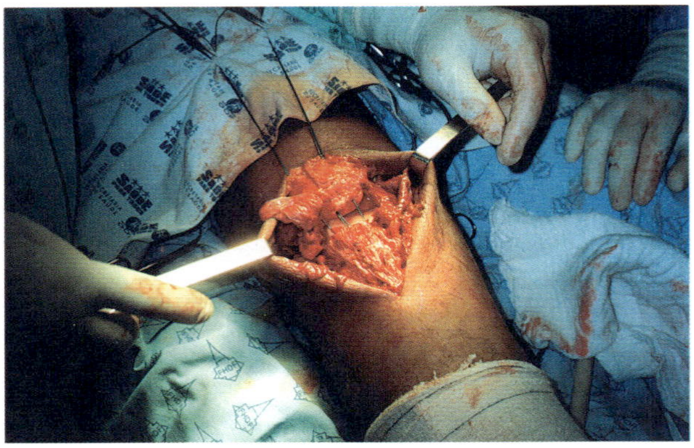

Figura 14.3. *Ruptura de ligamento patelar*

Em relação ao retorno às atividades físicas após o reparo do ligamento patelar, Kelly *et al.* relataram em 9 pacientes um tempo variando entre 5 a 8 meses para adquirir o mesmo nível de atividade física antes da lesão. Esses autores destacaram um retorno mais precoce em atletas profissionais.

Alguns cirurgiões, mesmo em lesões agudas, preferem técnicas cirúrgicas mais sofisticadas, utilizando o conceito de *augmentation*. McLaughlin usou esse reforço mediante o uso de fios de aço colocados de forma a atravessar o quadríceps proximalmente à patela, e ancorados distalmente em um parafuso colocado transversalmente no tubérculo tibial. Nesta técnica, a remoção do fio e do parafuso pode ser realizada em 10 a 12 semanas.

Em casos de lesão crônica, passa a existir uma fibrose no corpo do ligamento patelar quase completa, com aspecto degenerativo e retração do quadríceps por múltiplas aderências, ocasionando uma patela bastante alta. Nesses casos, antes da cirurgia alguns ortopedistas colocam um pino de Steinmann na patela para tração esquelética, objetivando o gradual abaixamento patelar. Podem ser usadas na cirurgia outras estruturas para a substituição do ligamento lesado. Kelikian *et al.* foram os primeiros autores a usar como substituto o tendão semitendinoso, cuja extremidade livre proximal foi passada de medial para lateral através de um túnel tibial, e de lateral para medial por um túnel na patela, para ser fixado em sua inserção. A técnica original de Kelikian incluía sempre uma tração esquelética prévia.

A técnica de Ecker *et al.* para lesões crônicas realiza a tração com o pino de Steinmann no transoperatório durante a liberação das aderências e mobilização cuidadosa da patela. É realizada a tenotomia das extremidades proximais dos tendões semitendinoso e grácil. São feitos dois túneis transversais na patela e um túnel oblíquo na tíbia. O semitendinoso é passado de medial para lateral pelo túnel tibial, e no sentido inverso pelo túnel patelar. O grácil é passado de medial para lateral, por um segundo túnel feito na patela. O grácil e o semitendinoso são então suturados entre si, tanto medial quanto lateralmente, com sutura inabsorvível. É colocada uma amarria de fio de aço para conectar a tuberosidade anterior da tíbia com a patela, sendo retirada durante o início do movimento do joelho, usualmente em seis semanas de pós-operatório.

Outras formas de tratamento para lesão crônica usam ligamentos sintéticos para reforço com resultados variáveis, tendão do quadríceps retirado do próprio paciente, e tendão de Aquiles recolhido de banco de cadáver fixado com fragmento ósseo (disponíveis nos EUA).

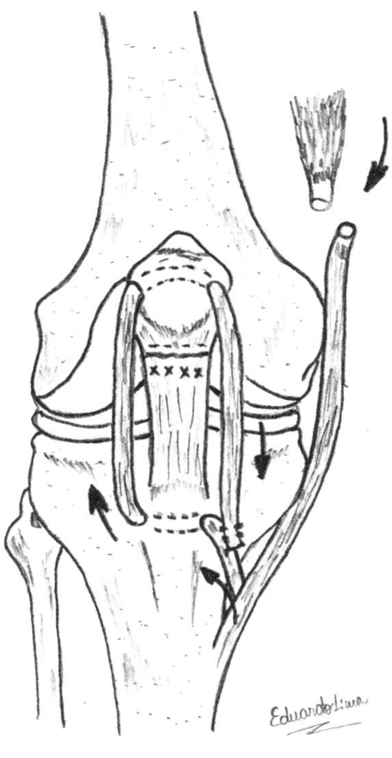

Figura 14.4. *Técnica de Kelikian*

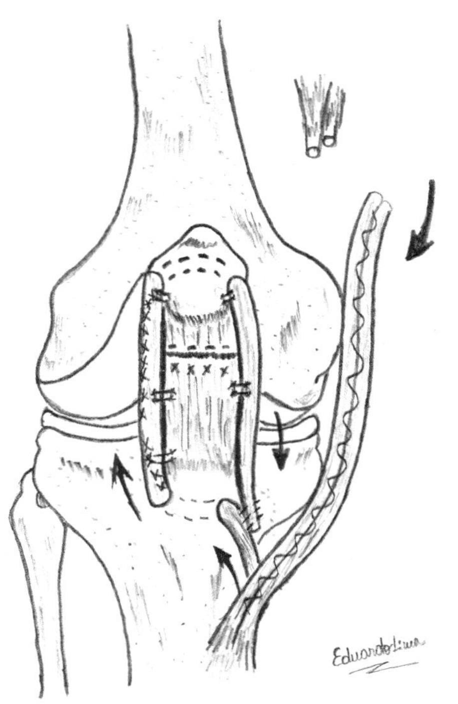

Figura 14.5. *Técnica de Kelikian modificada*

Temos usado para lesões crônicas a técnica de Kelikian modificada, conforme Haas e Callaway.

Realizamos a tenotomia das extremidades proximais do semitendinoso e do grácil, suturando-os como um corpo único de tendão de forma bem tubular, o qual é passado pelo túnel tibial no sentido medial-lateral, bem como no túnel da patela de lateral para medial para fixação na sua própria inserção tendinosa. Deixamos um imobilizador longo de joelho por seis semanas, retirando-o para reabilitação assistida pelo fisioterapeuta. O retorno de atletas para as atividades competitivas só é liberado em oito meses.

Lesão de quadríceps

A ruptura de quadríceps acomete indivíduos em uma faixa etária mais avançada quando comparada com a ruptura do ligamento patelar (sexta e sétima décadas de vida). Geralmente, ocorre por uma degeneração de uma determinada área tendinosa, muitas vezes comprometendo o vasto intermédio e os retináculos. É comum a associação com doenças sistêmicas, tais como o diabetes e a insuficiência renal crônica. O exame físico revela um *gap* palpável acima da patela, e a impossibilidade total ou parcial em realizar a extensão ativa, muitas vezes necessitando de exames complementares, como a ressonância magnética ou a ultra-sonografia, para confirmação do diagnóstico. Os raios X simples em perfil podem mostrar ausência de definição do tendão do quadríceps, patela baixa quando comparada com a contralateral e presença de uma massa de tecidos moles na região suprapatelar.

Novamente, deve-se ressaltar que a precocidade do diagnóstico facilita o tratamento e determina um melhor prognóstico, com uma menor morbidade. Até duas semanas de evolução pode ser realizada a sutura sem muita dificuldade, pela fácil mobilização do tendão. Um local bastante comum de ocorrer a lesão é na junção com o pólo superior da patela. Após retirar o tecido desvitalizado e lavar a área da lesão, temos optado pela sutura de Krackow usando fios Ethibond nº 5, com amarrilho através de túneis longitudinais na patela. Sempre se deve garantir a altura ideal da patela, medindo-se a altura de uma pinça na região intercondilar, de forma a coincidir com o pólo inferior, em 45º de flexão do joelho.

Nas lesões crônicas, em que ocorre uma dificuldade maior em trazer o tendão do quadríceps para o seu local original, Scuderi idealizou uma técnica de reconstrução quadricipital bastante conhecida. O autor utiliza um *flap* triangular em V invertido do tendão do quadríceps para reforçar a linha de sutura realizada. Em nossos casos operados, não achamos necessária nenhuma técnica de alongamento tendinoso, mesmo em paciente com 60 dias de evolução da ruptura. Utilizamos a via de acesso reta em linha mediana de Insall, com exposição ampla da lesão. Após a sutura com fios Ethibond nº 5 utilizando pontos de Krackow para reinserir o tendão no pólo proximal da patela (por túneis longitudinais), realizamos um reforço do tipo cerclagem com ligamento patelar sintético de poliéster. Não suturamos o retináculo lateral, como medida preventiva de

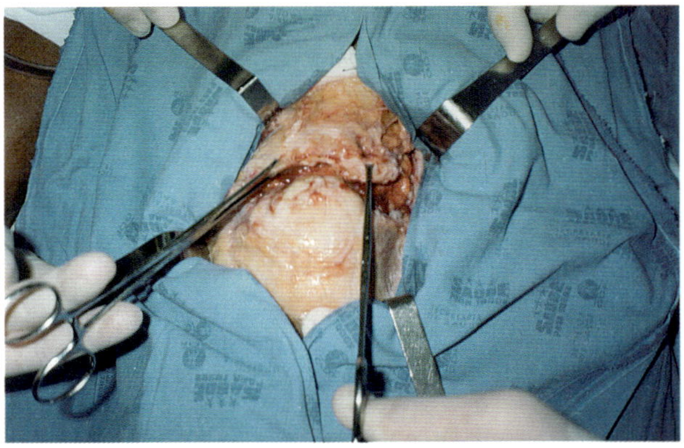

Figura 14.6. *Ruptura crônica de quadríceps*

subluxação. Os pacientes ficam em imobilizador longo por quatro semanas, iniciando posteriormente exercícios de fortalecimento muscular e amplitude articular.

Bibliografia

1. Ecker ML, Lotke PA, Glazer RM. Later reconstruction of the patellar tendon. J Bone Joint Surg 1979; 61:884-886.
2. Enad JG. Patellar tendon ruptures. South Med J 1999; 92(6):563-566.
3. Haas SB, Callaway H. Disruptions of the extensor mechanism. Orthop Clin North Amer 1992; 23(4):687-695.
4. Kelikian H, Riashi E, Gleason J. Restoration of quadriceps function in neglected tear of the patellar tendon. Surg Gynecol Obstet 1957; 104: 200-204.
5. Kelly DW, Carter VS, Jobe FW *et al.* Patellar and quadriceps tendon ruptures: jumper's knee. Am J Sports Med 1984; 12:357-380.
6. Krackow KA, Thomas SC, Jones LC. A new stitch for ligament tendon fixation. J Bone Joint Surg 1986; 68A:764-765.
7. McLaughlin HL. Repair of ruptures throught the larger tendons by removable staple suture. Arch Surg 1946; 52:547-556.
8. Scuderi C. Ruptures of the quadriceps tendon: study of twenty tendon ruptures. Am J Surg 1958; 95:626-635.
9. Siweck CW, Rao JP. Ruptures of the extensor mechanism of the knee joint. J Bone Joint Surg 1981; 63:932-937.

Capítulo 15

Patologia Patelofemoral

Introdução

Os distúrbios da articulação patelofemoral representam realmente um desafio para o ortopedista no cotidiano exercício de sua atividade. Neste capítulo, serão enfocadas as duas mais comuns alterações que acometem esta articulação: instabilidade e dor.

Instabilidade patelofemoral

Definição e classificação

A instabilidade patelofemoral é um termo bastante abrangente, conferido ao joelho que luxa ou subluxa decorrente de alterações musculares ou de desalinhamento osteoarticular.

Existem duas boas classificações adotadas no tocante à instabilidade da patela: a de Dejour (Escola Francesa de Lyon) e a de Fulkerson (Escola Americana). Do ponto de vista acadêmico, adota-se a classificação de Dejour para caracterizar a instabilidade em diversas situações. Contudo, temos preferido a classificação de Insall, pela sua simplicidade, para determinar os distúrbios patelofemorais de uma forma mais geral, quando o nosso objetivo não é pormenorizar a instabilidade patelar propriamente dita e sim relacionar os problemas patelofemorais com o aparecimento progressivo de lesão cartilaginosa.

Dejour considera o termo "displasia luxante" apropriado para definir os diversos distúrbios que provocam a luxação ou subluxação da articulação patelofemoral. As displasias luxantes podem ser classificadas em quatro tipos: 1) instabilidade patelofemoral maior; 2) instabilidade patelofemoral objetiva; 3) instabilidade patelofemoral potencial; 4) artrose patelofemoral externa.

A instabilidade dita maior é subclassificada em permanente e habitual. A instabilidade permanente (também chamada inveterada) consiste em um joelho cuja patela está permanentemente localizada lateralmente ao côndilo femoral lateral (sem contato com a tróclea), não ocorrendo a redução passiva na extensão. A instabilidade habitual ocorre quando a patela sempre luxa lateralmente nos movimentos de flexão do joelho, mas reduz na extensão.

A instabilidade patelofemoral objetiva pode ser de dois subtipos: recidivante (ou recorrente) ou traumática. A luxação recidivante é entendida como um quadro clínico composto de alguns fatores bem importantes, tais como: alguns episódios repetidos de luxação da patela, sinal de apreensão positivo (ver Capítulo 3), e patela com anormalidade em seu curso no exame físico. A luxação traumática apresenta outros fatores: um episódio traumático prévio reconhecido de luxação da patela, fratura osteocondral tangencial da patela vista radiologicamente, displasia troclear também visualizada nos raios X, e sinal de apreensão positivo. É possível diferenciar claramente a luxação habitual da recorrente, pelo fato de a patela luxar durante a extensão neste último tipo (reduzindo na flexão).

A instabilidade patelofemoral potencial é reconhecida em pacientes que não tiveram jamais episódios de luxação da patela, com um quadro clínico brando, apresentando dor discreta com história de bloqueio do joelho, sinal de apreensão negativo na maior parte das vezes, e displasia troclear no exame de raios X. A história natural deste quadro a longo prazo mostra artrose patelofemoral externa evolutiva. Esse tipo de instabilidade pode ocorrer de duas formas: com medialização fácil da patela entre 0° e 20° de flexão, e com medialização difícil da patela entre 0° e 20° de flexão (nesta última forma, conhecida como hiperpressão patelofemoral externa, e podendo ocorrer ou não a ineficiência do vasto medial).

A classificação de Fulkerson é dividida em quatro tipos: I – apenas com subluxação; II – com subluxação e com *tilt*; III – sem subluxação e com *tilt*; IV – sem mau alinhamento (A = ausência de lesão articular; B = presença de miníma condromalácia; C = presença de osteoartrite).

Finalmente, a classificação de Insall é descrita como: cartilagem normal (causas peripatelares como bursite e tendinite, síndrome de uso excessivo, distrofia simpática, anomalias patelares), dano variável à cartilagem (síndromes de desalinhamento, plicas sinoviais), dano importante à cartilagem (condromalácia, osteoartrite, fraturas osteocondrais, osteocondrite).

Etiopatogenia

A estabilidade da patela no plano frontal ocorre fundamentalmente por três fatores: dinâmico, estático e ósseo.

O elemento anatômico que dinamicamente é mais competente para estabilizar a patela, evitando sua lateralização, é o grupo muscular do quadríceps, e, de forma mais especial, o vasto medial oblíquo. Mas estudos anatômicos relativamente recentes mostram que o ligamento patelofemoral medial, estrutura localizada acima da cápsula articular e abaixo do vasto medial oblíquo (indo do epicôndilo medial do fêmur até a borda súpero-medial da patela), tem uma função estabilizadora estática importante. Esta clara função estática é reforçada de forma secundária pelas fibras do retináculo medial e pelo ligamento patelomeniscal. A estabilidade óssea, segundo a ótica de Dejour, começa a ser o fator mais importante de restrição lateral da patela aos 30° de flexão. Isso se deve à arquitetura estrutural troclear intercondiliana (com vertente lateral mais projetada anteriormente), e sua relação com a forma da patela. Assim, debilidade em quaisquer desses fatores (displasia patelar ou troclear, atrofia do vasto medial oblíquo, lesão pós-trauma no ligamento patelofemoral medial e vasto medial) possibilita uma alteração que provocará em maior ou menor grau a instabilidade patelofemoral.

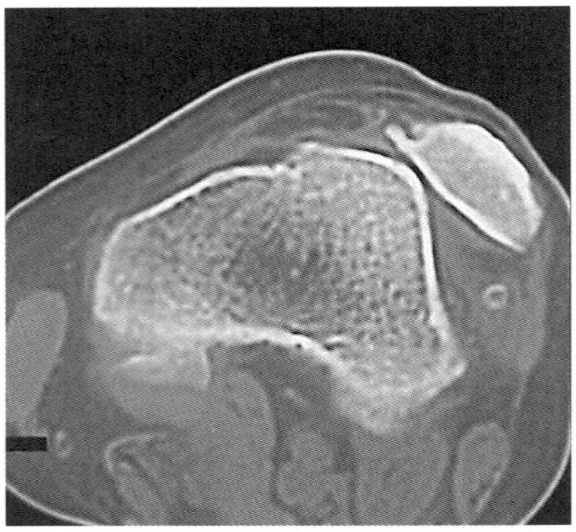

Figura 15.1. *TC mostrando displasia patelofemoral em joelho esquerdo*

O efeito valgizante da contração do quadríceps (ângulo Q aumentado) diante de uma incompetência da contensão medial pelo vasto medial oblíquo e pelo ligamento patelofemoral medial associada com displasia troclear provoca a subluxação (caracterizada somente pela trajetória lateralizada) ou luxação da patela. Mas se houver uma tróclea suficientemente continente, o paciente apresentará apenas clinicamente uma síndrome da hiperpressão externa sem luxação.

Outros fatores são considerados como predisponentes ou de risco na instabilidade patelar: anteversão femoral ou rotação femoral interna, genu recurvato, genu valgo, rotação tibial externa, hipermobilidade articular por hiperelasticidade ligamentar constitucional, pé plano, patela alta, e encurtamento do músculo da fáscia lata.

Merkow, Soudry e Insall descreveram casos de luxação patelar em joelhos no pós-operatório de artroplastia total, relacionando-os com as seguintes causas: trauma, *tracking* incorreto da patela, e má rotação do componente tibial.

História clínica e exame físico

A obtenção de uma boa anamnese é condição de suma importância para se chegar ao diagnóstico. Sabemos que este, na maioria dos casos, não é fácil de ser alcançado, inicialmente por não existir um "mecanismo padrão" de lesão referido pelo paciente com instabilidade patelar. Porém, com um correto exame físico correlacionando com a história clínica, pode-se obter a reprodução da sintomatologia. Segundo Fulkerson, a história completa referida pelo paciente possibilita a sugestão do diagnóstico.

Deve-se, metodicamente, investigar a queixa principal ("a minha patela saiu do lugar"), o mecanismo ou a ausência do trauma, o grau de limitação funcional imposto, o tempo de duração do problema do paciente, o tipo de dor, a presença ou ausência de crepitação, a freqüência do problema, como e quando a patela reduz, a associação com hiperfrouxidão dos ligamentos, e a presença de derrames articulares.

Sempre seguimos um protocolo de exame físico geral do joelho (conforme Capítulo 3) para depois realizarmos o exame mais direcionado. Também realizamos uma avaliação concomitante do quadril, visando a descartar diagnósticos diferenciais cuja base é a articulação coxofemoral, e a avaliação da complacência ligamentar do punho e da articulação interfalângica da mão (para determinar a hiperfrouxidão ligamentar).

Os testes semiológicos usados para a investigação de instabilidade patelofemoral foram já descritos anteriormente no Capítulo 3, e consistem em: teste da apreensão, deslizamento medial, teste de compressão, rechaço patelar, teste de inclinação patelar (*tilt test*), e teste da subluxação patelar em extensão. Também sempre se deve medir o ângulo Q com o joelho em flexão de 90°. Na inspeção, é importante a observação do sinal de Bassett (edema junto ao epicôndilo medial), significando, muitas vezes, uma lesão do ligamento patelofemoral medial. Embora descrito na literatura, o sinal de Zohlen não tem uma grande importância para a avaliação da articulação patelofemoral, pois é positivo em grande porcentagem da população normal. Neste sinal, a patela é mantida em posição inferior pela mão do médico examinador e puxada para cima pela contração do quadríceps feita pelo paciente, causando dor quando na presença de lesão cartilaginosa da superfície articular patelar.

Avaliação por imagem

Para um apurado estudo da articulação patelofemoral, podem ser usados os raios X simples convencionais, a tomografia computadorizada e a ressonância magnética. Trata-se de exames complementares importantes para planejar, de maneira racional, a melhor forma de tratamento a ser realizado.

Os raios X devem ser solicitados nas incidências em ântero-posterior, perfil absoluto com 30° de flexão do joelho, axial de patela com incidências de Merchant (esta sendo a nossa preferida) ou de Laurin. No perfil absoluto, como referido, avalia-se a anatomia troclear com simetria ou assimetria condilar e a altura patelar.

Nos raios X convencionais em perfil absoluto com 30° de flexão, pode-se encontrar uma variação da anatomia troclear contida em três tipos: normal, intermediária e displásica. Nesta incidência, pode haver três curvas na parte mais anterior do fêmur distal: uma representando o contorno do côndilo externo, a outra representando o contorno do côndilo interno, e a terceira sendo

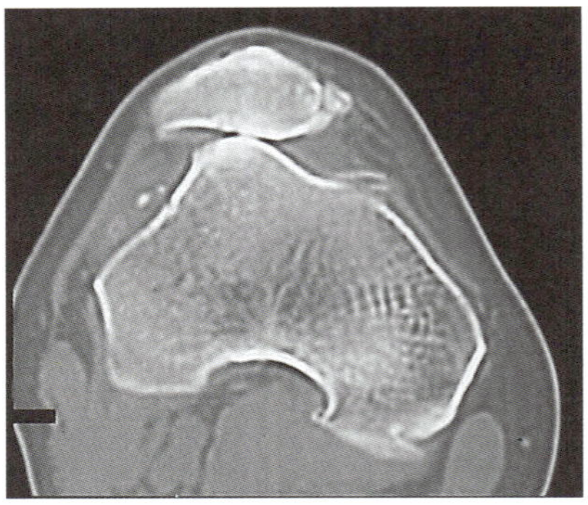

Figura 15.2. *TC mostrando displasia patelofemoral em joelho direito*

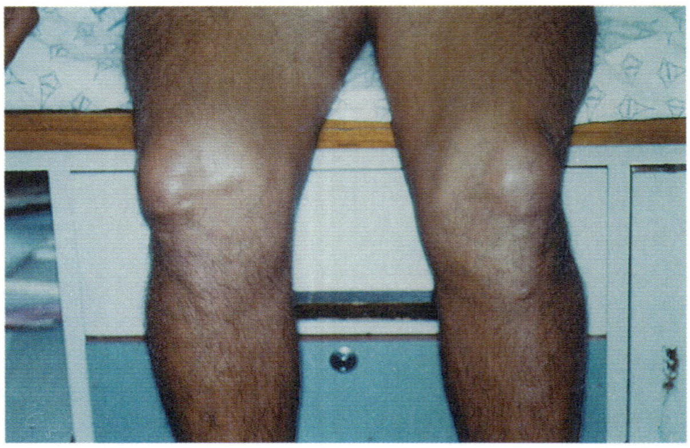

Figura 15.3. *Aspecto clínico de patelas subluxadas*

a linha demarcatória do fundo da tróclea ("linha do sulco"). Na tróclea dita normal, não há jamais cruzamento da linha do fundo da tróclea com o côndilo externo (mas pode haver com o côndilo interno, na parte mais alta da tróclea). Na intermediária, embora não haja displasia radiologicamente comprovada, há repercussão clínica (profundidade miníma troclear?). Já a displasia da tróclea pode ser classificada em três tipos: tipo I – ocorre com as linhas dos côndilos simétricos e se cruzando no mesmo ponto, na parte proximal da tróclea; tipo II – com os côndilos assimétricos e o côndilo interno displásico; tipo III – com as linhas dos côndilos superpostas (simétricas) e cruzadas pela "linha do sulco" por debaixo da tróclea (portanto, é a displasia mais grave). O sinal do cruzamento está presente em 95% dos casos de instabilidade patelofemoral.

A altura patelar é obtida na projeção em perfil por diversos métodos de mensuração, sendo os principais: Insall-Salvatti, Caton-Deschamps e Linha de Blumensat. Temos usado de forma mais consistente o método de Insall-Salvatti já anteriormente descrito (ver Capítulo 6), porém, quando em joelhos com a sequela de doença de Osgood-Schlatter ou em pós-operatório de realinhamento distal, temos usado preferencialmente o índice de Caton-Deschamps. Este mede a distância desde a parte distal da face articular da patela até a superfície articular da tíbia e o comprimento da superfície articular da patela, sempre com o joelho em perfil absoluto e com 30º de flexão. O índice de Caton-

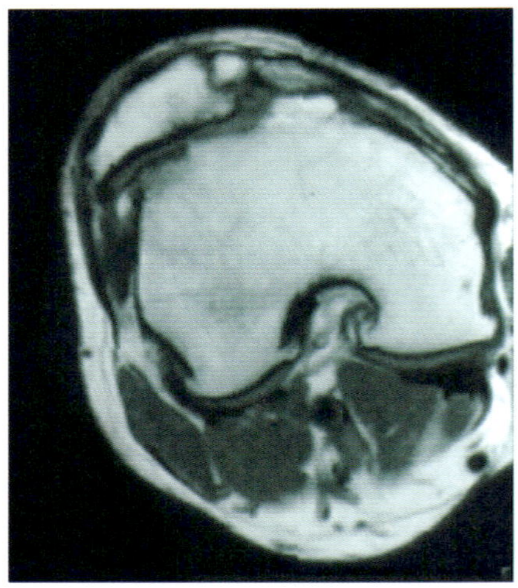

Figura 15.4. *Instabilidade patelofemoral*

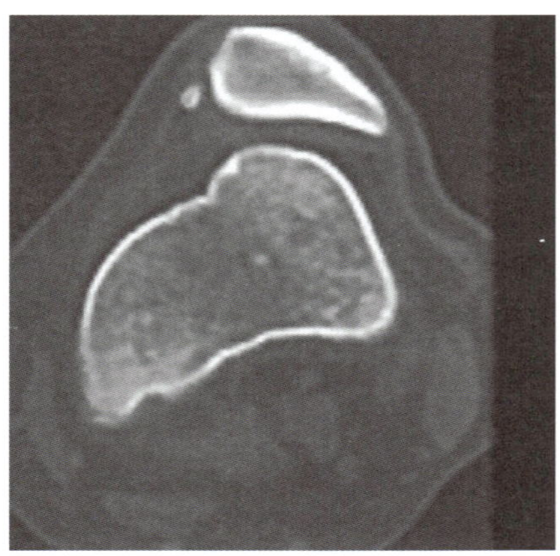

Figura 15.5. *Instabilidade patelofemoral*

Deschamps apresenta valores normais entre 0,8 e 1. A linha de Blumensat é um outro método alternativo usado para se mensurar a altura da patela: raios X de joelho em 30º de flexão com incidência em perfil; se a linha intercondiliana passar no pólo inferior da patela, tem-se uma patela alta.

Na incidência axial de Merchant são medidos os ângulos do sulco e de congruência (ver Capítulo 6). No ângulo de congruência, obtém-se quantitativamente a relação entre a patela e o sulco intercondiliano. Nos estudos de Merchant foram achados valores médios, respectivamente de 138º e de -6º.

A tomografia computadorizada não deve ser um meio exclusivamente de diagnóstico, mas sim usada como um exame importante no esquema de planejamento cirúrgico (quanto medializar distalmente). A distância entre dois pontos (marcados na tuberosidade anterior da tíbia e na garganta da tróclea), com projeção perpendicular a uma linha traçada tangencialmente entre os côndilos posteriores, é denominada distância TA-GT e demonstra radiologicamente o ângulo Q. Segundo estudos de Dejour, o valor médio encontrado da TA-GT foi de 11 mm. Na tomografia também pode ser avaliada a inclinação lateral da patela, medindo o ângulo entre o eixo transversal da patela e a linha traçada tangente aos côndilos posteriores (linha bicondiliana posterior), sendo o valor normal para este ângulo de 20º (sem a contração do quadríceps).

Em relação à ressonância magnética, esta tanto pode avaliar medidas ósseas quanto detalhar de forma mais precisa as imagens de partes moles (incluindo lesões do ligamento patelofemoral medial e displasia de vasto medial).

Tratamento

Feito o diagnóstico de forma correta, deve-se traçar uma filosofia de tratamento detalhadamente explicada ao paciente. O tratamento da instabilidade patelofemoral envolve a reabilitação e/ou a cirurgia.

Nos casos de subluxação aguda, atendidos geralmente no pronto-socorro, temos realizado apenas o tratamento conservador. Este consiste em artrocentese de alívio, sempre sob condições assépticas (se presente grande derrame); crioterapia localizada nas primeiras 48 horas, visando a diminuir o processo inflamatório; imobilizador de joelho em extensão com dispositivo para medializar a patela (não tivemos boa experiência com esparadrapagem, bastante popular nos EUA); e uso de antiinflamatório não-hormonal. Após as 48 horas iniciais, o paciente deve, sob os cuidados de um fisioterapeuta, iniciar o uso de medidas físicas, como a aplicação de técnicas de calor profundo, e também, de forma simultânea, iniciar os exercícios isométricos. De forma delicada e progressiva, conforme a diminuição da dor e do processo inflamatório, deve ser iniciada, ao longo do tratamento, a movimentação passiva e ativa do joelho sem e com resistência (entre 0º e 30º de flexoextensão). Ainda devem ser realizados nesta fase o alongamento de gastrocnêmios, isquiotibiais e da banda iliotibial, bem como a mobilização manual látero-medial da patela.

Nos casos de luxação aguda, com franca perda de contato entre a superfície patelar e a tróclea femoral, realizamos, ainda no pronto-socorro, a manobra de redução manual (que consiste, na maioria das vezes, apenas na combinação de estender delicadamente o joelho e empurrar a patela medialmente sob anestesia local); fazemos a artrocentese sob assepsia rigorosa, colocamos o imobilizador em extensão, administramos antiinflamatórios e gelo local. Nestes casos, deve-se investigar, pela incidência axial da patela, a presença de fraturas osteocondrais, as quais geram corpos livres intra-articulares no joelho. Quando estes ocorrem, deve ser programada a artroscopia de forma eletiva, para retirá-los ou fixá-los. A reabilitação da luxação aguda sem fraturas associadas segue os mesmos princípios da subluxação aguda acima exposta. Marczyk e Gomes, em casos de atletas de elite, solicitam a ressonância magnética para avaliar lesão do ligamento patelofemoral medial. Em caso positivo, esses autores realizam o reparo primário da lesão existente. O reparo pode ser realizado por suturas ósseas e com o uso de âncoras, pois geralmente ocorrem lesões por avulsão do ligamento.

Em pacientes com subluxação, ou luxações crônicas ou recidivantes, inicialmente deve ser enfocado o tratamento conservador por um prazo determinado de acompanhamento. Segundo Amatuzzi e Gouveia Sobrinho, se após um ano de reabilitação fisioterápica não houver sucesso, pode ser indicado o tratamento operatório. Mello Jr *et al.* realizaram tratamento conservador com base em exercícios de cadeia cinética fechada (abaixamento, *leg press*, bicicleta e *step*), por apresentarem um fator de motivação muito maior para o paciente, indicando o tratamento cirúrgico para os que não tiveram melhora significativa após seis meses contínuos.

Existem diversos protocolos de reabilitação para a instabilidade patelofemoral crônica ou recidivante. Alguns usam apenas exercícios de cadeia cinética aberta, outros isoladamente usam exercícios de cadeia cinética fechada (em que a extremidade distal sempre fica apoiada), e outros ainda misturam esses exercícios em uma composição não tradicional com o uso da hidroterapia. Independentemente da filosofia de reabilitação adotada, o princípio é o mesmo: exercitar o músculo quadríceps, alongar os gastrocnêmios, isquiotibiais e banda iliotibial, e mobilizar a patela. Na cadeia cinética aberta, o fortalecimento do quadríceps pode ser obtido por contrações isométricas associadas às isotônicas ou isocinéticas, sempre com o ângulo de flexoextensão entre 0º e 20º para minimizar a dor do paciente. A contração do vasto medial por estimulação elétrica com corrente farádica objetiva a contração seletiva deste músculo. Exercícios para adução são úteis e advêm do fato de que, durante a adução do quadril, a atividade elétrica do vasto medial é significativamente bem maior que a do vasto lateral. Durante o processo de reabilitação, devem ainda ser "protegidos" os joelhos com tensores de neoprene ajustados e com orifício central.

Nas instabilidades patelofemorais potenciais da classificação de Dejour com dor discreta e história de bloqueio em joelho, e medialização fácil da patela entre 0º e 20º de flexão, o tratamento é essencialmente conservador, com orientação e planejamento de atividades esportivas.

Mas em subluxações e luxações, quando ocorre o insucesso com a fisioterapia, pode ser indicada a cirurgia. Existem muitas técnicas cirúrgicas relatadas na literatura. Devem ser considerados os seguintes fatores para definir o tratamento cirúrgico nos casos de instabilidade patelar: a idade do paciente, os fatores causais, a condição da superfície articular, e o nível de atividade física exercida. Os procedimentos operatórios podem ser a cirurgia de partes moles e a de partes ósseas.

Uma vez definida a cirurgia, sempre deve-se realizar uma artroscopia para a avaliação cuidadosa do estado da cartilagem da patela e de sua relação com a tróclea, mesmo que se opte por uma técnica cirúrgica aberta como forma de tratamento definitivo. Existe um universo grande de técnicas, como o realinhamento distal, o proximal ou combinados. Uma cirurgia ideal seria a que proporcionasse um prognóstico de reduzida taxa de recidiva e também, a longo prazo, diminuição evolutiva da degeneração articular da patela.

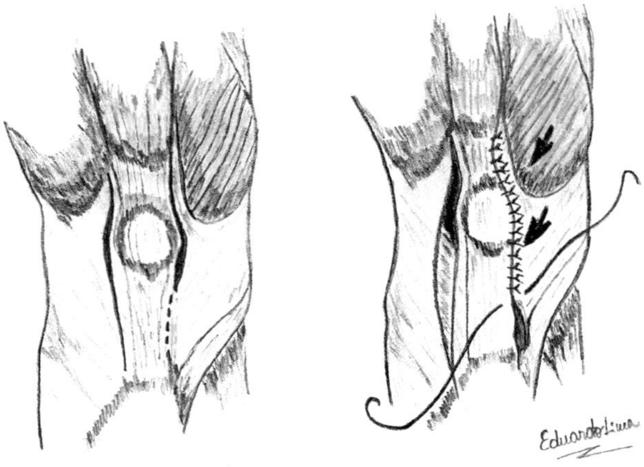

Figura 15.6. Release *do vasto lateral e avanço do vasto medial*

Para os casos de subluxação ou luxação recidivante em adultos ou pacientes com fises abertas, adotamos o realinhamento proximal que consiste na cirurgia de Insall, com avanço do vasto medial e o imbricamento da cápsula medial associado ao *release* do vasto lateral. Após a incisão em linha mediana na pele, deve ser realizada uma incisão parapatelar medial na cápsula (desde superiormente na extremidade distal do vasto medial até inferiormente no tubérculo tibial). O passo seguinte é o *release* retinacular lateral se estendendo através da sinóvia, evitando lesão no tendão do vasto lateral, bem como cauterizando a artéria genicular lateral. É realizado, então, o imbricamento da cápsula medial através da sobreposição do *flap* medial no *flap* lateral por aproximadamente 1 cm (com o joelho em 30º de flexão), sempre determinando, após os primeiros pontos, a centralização patelar no sulco intercondiliano durante uma amplitude de movimento entre 0º e 90º. Isso redireciona para mais lateral quanto distal a inserção do vasto medial. No pós-operatório, coloca-se uma tala gessada inguinopodálica por três semanas, mas com o início da flexoextensão passiva já no terceiro dia. Após a terceira semana, o protocolo é idêntico ao indicado no tratamento conservador. Scuderi permite o retorno às atividades recreacionais quando a força do quadríceps testado em Cybex® (dinamometria isocinética) chegar a 90% da força do quadríceps contralateral.

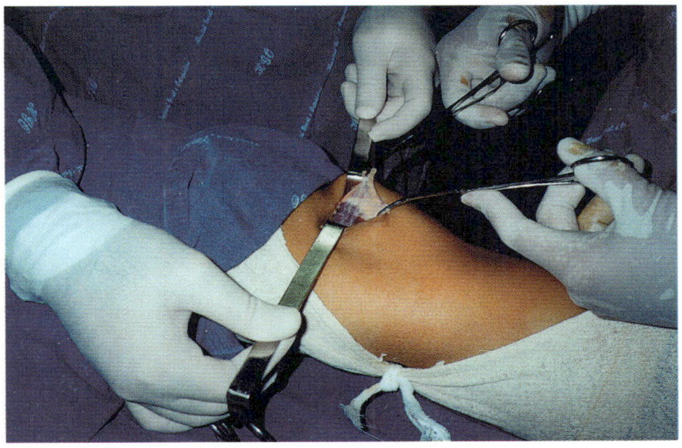

Figura 15.7. *Cirurgia de Insall, com avanço do vasto medial*

Principalmente em casos de subluxação ou também nas instabilidades patelofemorais potenciais do tipo hiperpressão externa com insuficiência do vasto medial, podem ser realizados o realinhamento proximal e o *release* do vasto lateral pela técnica artroscópica. Em nosso meio, Camanho estudou a eficiência do realinhamento proximal artroscópico com *release* lateral associado ou não ao distal, sem encontrar complicações e com resultados similares à técnica aberta convencional.

O *release* lateral como tratamento isolado nas lesões patelares tem sua indicação restrita apenas para pacientes com dor, *tilt* da patela menor do que 8º, tensionamento do vasto lateral, e medialização difícil da patela entre 0º e 20º de flexão, mas com mínimas alterações degenerativas da cartilagem (caracterizando a hiperpressão externa

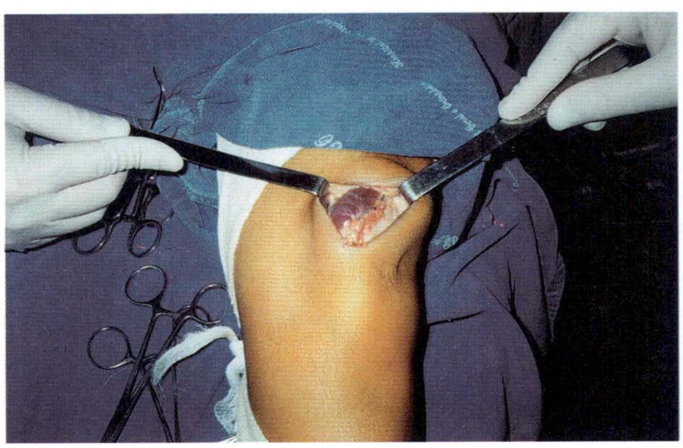

Figura 15.8. *Cirurgia de Insall: aspecto final após a plicatura*

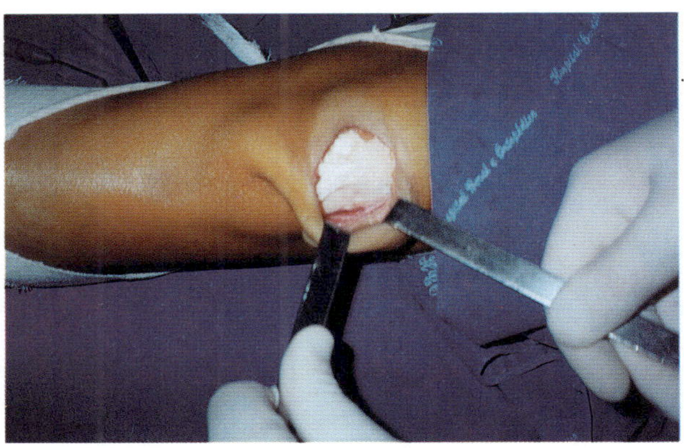

Figura 15.9. *Aspecto cirúrgico de* release *lateral*

sem ineficiência do vasto medial). Quando usada isoladamente para casos de subluxação com lesão cartilaginosa, é insuficiente na grande maioria dos casos. Quando realizada por via artroscópica com o uso de eletrocautério, tem-se um melhor controle do sangramento no pós-operatório, evitando a hemartrose e diminuindo a dor. Um detalhe importante durante o término desta cirurgia é testar manualmente a eversão da patela até 90º.

Em pacientes com subluxação ou luxação crônica ou recidivante, apresentando desalinhamento com aumento acentuado do ângulo Q, alguns autores optam por técnicas combinadas com realinhamento distal. Dentre as diversas modalidades de realinhamento distal descritas na literatura, devem ser comentadas as mais conhecidas: Hauser, Elmslie-Trillat, Maquet, Fulkerson, e Roux-Goldthwait.

A cirurgia clássica de Hauser (hoje pouco usada), faz uma osteotomia do tubérculo tibial deslocando-o para uma posição mais distal, medial e posterior. Segundo Hampson e Hill, uma complicação existente em 70% dos seus pacientes operados foi o aparecimento de osteoartrose patelofemoral.

Na técnica de Elmslie-Trillat, se realiza a liberação do retináculo lateral e a osteotomia do tubérculo tibial pelo uso de um osteótomo colocado entre o coxim gorduroso e o tendão patelar, deslocando, então, um fragmento ósseo de 4 cm a 6 cm (preservando o pedículo distal) que é fixado tanto medialmente quanto necessário por um parafuso com arruela em um leito esponjoso previamente curetado. Para se certificar na prática a medialização correta (teoricamente se procura uma TA-GT de 11 mm), o cirurgião deve rodar a tíbia tanto medial quanto lateral. O tubérculo anterior deve parecer medial na rotação medial e lateral na rotação lateral, bem como o côndilo lateral deve estar sempre coberto pela patela. A seguir é realizado o pregueamento do vasto medial. O paciente é deixado com gesso inguinopodálico em 5º de flexão por três semanas. Após retirado

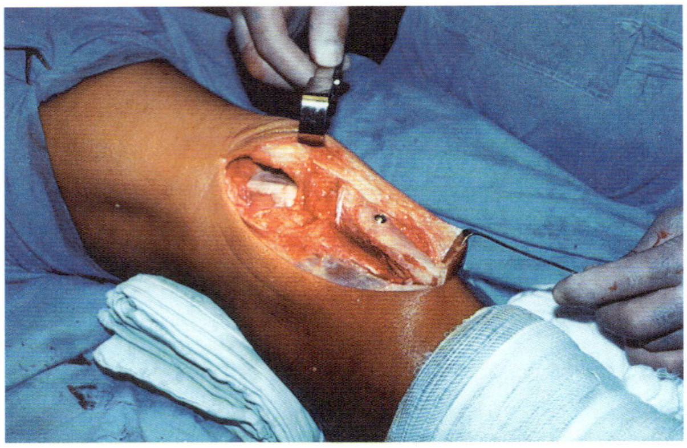

Figura 15.10. *Aspecto final da osteotomia de Maquet*

o gesso, é realizada a reabilitação para ganhar amplitude articular e reforço do quadríceps.

A osteotomia de Maquet é uma cirurgia para a anteriorização com elevação do tubérculo tibial e avanço de 2 cm a 2,5 cm pela colocação de enxerto da crista ilíaca, praticamente abandonada para os casos de dor patelofemoral com artrose significativa mas sem mau alinhamento. Tem como principal complicação a necrose de pele com deficiente cicatrização.

A cirurgia de Fulkerson é uma osteotomia ântero-medial do tubérculo tibial, que visa à não-necessidade ou menor quantidade de enxerto ósseo. É adotada principalmente nos casos de *tilt* patelar lateral e/ou subluxação associados com degeneração articular grau III ou IV das facetas medial e lateral da patela, seguindo a falência do tratamento fisioterápico. O corte é feito oblíquo em direção posterior-lateral, com o comprimento do fragmento ósseo sendo de 5 cm a 6 cm no tubérculo tibial, mobilizado ântero-medialmente e fixado com dois parafusos corticais ao longo do plano da osteotomia.

A cirurgia de Roux-Goldthwait é um procedimento distal em partes moles, realizado de forma excepcional em casos de indivíduos com instabilidade e aumento de ângulo Q, com fises abertas. É realizada a divisão longitudinal do tendão patelar em duas metades, medializando a metade lateral.

A escola francesa de Lyon, diante das displasias trocleares maiores, indica, mediante critérios radiológicos, técnicas de trocleoplastias. A trocleoplastia súpero-externa é realizada pela osteotomia de elevação da porção lateral da tróclea (com enxerto esponjoso da crista ilíaca). Uma outra opção, realizada por Chambat, é a osteotomia em "V" da patela (pateloplastia), com vértice central, associada à trocleoplastia por abrasão de osso subcondral esclerótico para acomodar, de forma congruente, o "V" criado na patela. Neste procedimento, é feito também o realinhamento distal do tubérculo anterior da tíbia pela técnica de Elmslie-Trillat, visando a uma TA-GT de 0 mm a 5 mm e ao o fechamento do retináculo medial sem tensão.

Nos casos de patela alta identificados pelo índice de Insall-Salvati ou Caton-Deschamps como fatores determinantes para a instabilidade patelar, deve ser feito o abaixamento da patela durante o realinhamento distal. No índice de Caton-Deschamps, para cada 0,1 do índice excedendo a altura normal, deve-se baixar o tubérculo anterior da tíbia em 4 mm.

Os pacientes que apresentam instabilidade patelofemoral maior pela Classificação de Dejour, com luxações do tipo habitual e permanente (ou inveterada) apresentando contratura do músculo quadríceps, são muitas vezes de indicação cirúrgica, pela escola francesa, para quadricepsplastia de Judet. Nesses casos, estão incluídos os pacientes com luxação congênita (como, por exemplo, na artrogripose) e com a adquirida por injeções intramusculares na coxa em tenra idade. Essa cirurgia é realizada com a liberação do retináculo lateral, de forma ampla, com a "soltura" e o "deslizamento" do quadríceps em relação à diáfise femoral, desde proximal até distal, e com a separação facultativa do reto femoral da espinha ilíaca ântero-inferior. Além de ser imperiosa a necessidade da hemostasia com eletrocautério e uso de dreno aspirativo calibroso, é muito importante ressaltar o fato de que as suturas da fáscia lata, do trato iliotibial e da pele devem ser feitas com flexão do joelho em 90º. No pós-operatório imediato, deve ser mantida a posição 90-90 de flexão de quadril e joelho. Nos casos de valgo excessivo, pode ser realizada adicionalmente também uma osteotomia femoral corretiva em um tempo cirúrgico isolado.

As principais complicações do tratamento cirúrgico das instabilidades patelares são: instabilidade residual ou não corrigida, persistência da dor, infecção, hematoma, necrose cutânea, distrofia, hiperestesia por neuroma, tromboembolismo, subluxação medial em flexão, subluxação medial em extensão, patela baixa, fratura e pseudo-artrose.

Dor

Para se entender a gênese deste importante sintoma presente na grande maioria das disfunções patelares, e inclusive como uma forma de dominar o diagnóstico diferencial com lesões que mimetizam a dor patelofemoral, será usada, de forma didática, a classificação de Insall já exposta anteriormente.

Em pacientes sem lesão da cartilagem, a dor pode ser conseqüência de um processo inflamatório localizado principalmente na bursa prépatelar ou no ligamento patelar e no tendão quadricipital. O aspecto clínico da bursite cursa com tumefação às vezes bastante intensa no local e com dor mais acentuada ao ajoelhar (fato que originou a denominação de "joelho da empregada doméstica"). Por vezes, acomete a bursa profunda da "pata de ganso". O tratamento dessas bursites dá-se pelo uso de crioterapia local e antiinflamatório não-hormonal.

Ainda em relação aos processos inflamatórios que acometem o ligamento patelar localizados em atletas jovens, os mais comuns são: Osgood-Schlatter (calcificação e fragmentação na inserção do ligamento patelar na tuberosidade anterior da tíbia) e Sinding-Larsen-Johanssen (calcificação no pólo inferior da patela vista nos raios X). Em termos gerais, esses processos inflamatórios, quando presentes em atletas e não específicos como os citados, recebem a denominação de *jumper's knee*. Quando representam uma lesão intrínseca, há ruptura parcial do corpo do ligamento patelar;

mas se houver lesão extrínseca, geralmente está associada com "patela bicuda".

De uma forma ampla, as "tendinites" do aparelho extensor são tratadas com afastamento parcial das atividades físicas, reforço e alongamento global da musculatura do membro inferior

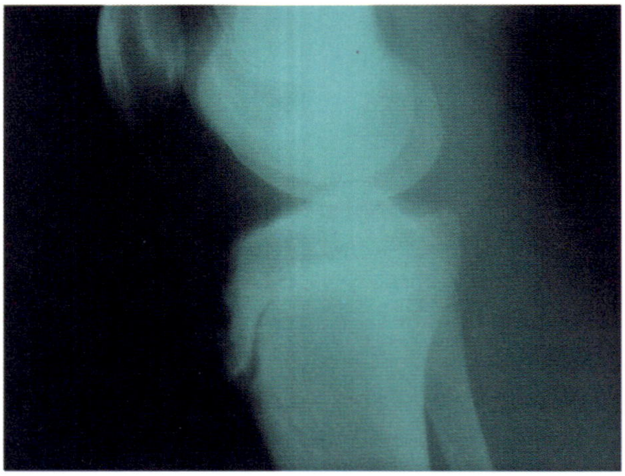

Figura 15.11. *Observar a osteocondrite de Osgood-Schlatter*

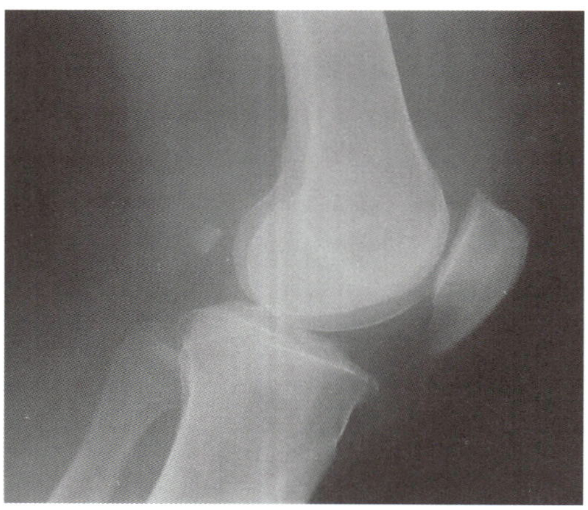

Figura 15.12. *Radiografia em perfil mostrando uma "patela bicuda"*

(principalmente o quadríceps), exercícios excêntricos para promover cargas progressivas no tendão e aumentar sua resistência, medidas físicas locais, e o uso de tensores (infrapatelares no caso de Osgood-Schlatter). Não concordamos com infiltrações de corticosteróides no ligamento patelar como forma de resolução terapêutica, pelo risco de ruptura que acarreta. O tratamento cirúrgico da inflamação do ligamento patelar é considerado excepcionalmente no insucesso de tratamento conservador, e consiste em incisões longitudinais para eliminar o tecido degenerativo intraligamentar com a perfuração do vértice patelar usando pino de Kirschner de 2 mm. Nos casos de "patela bicuda" com dor acentuada, pode ser feita a ressecção e curetagem do pólo inferior da patela com "saca-bocado" e cureta após a retirada com uso de bisturi do tecido degenerado no corpo do ligamento. Marczyk *et al.* reportaram 75% de bons resultados nesses casos, com a ressecção artroscópica (usando *shaver*) do pólo inferior da patela.

Existem ainda outras lesões inflamatórias peripatelares sem lesão da cartilagem, incluindo a doença de Hoffa (necrose de coxim adiposo) e a síndrome de fricção da banda iliotibial, que também podem se originar por *over-use* e microtraumas. A história natural dessas lesões está relacionada com o excesso de uso do membro na grande demanda de atividades físicas. Ocorre, por vezes, uma reação de esforço traduzida por equimose óssea. Na síndrome da banda iliotibial, muito comum em corredores e ciclistas, a dor geralmente é no epicôndilo lateral, e está correlacionada ao genu varo e ao uso de calçado inadequado.

Pode existir, ainda, um joelho com dor peripatelar sem lesão de cartilagem, e com aspecto distrófico. Acompanhando uma dor intensa e quase insuportável, com passado recente de cirur-

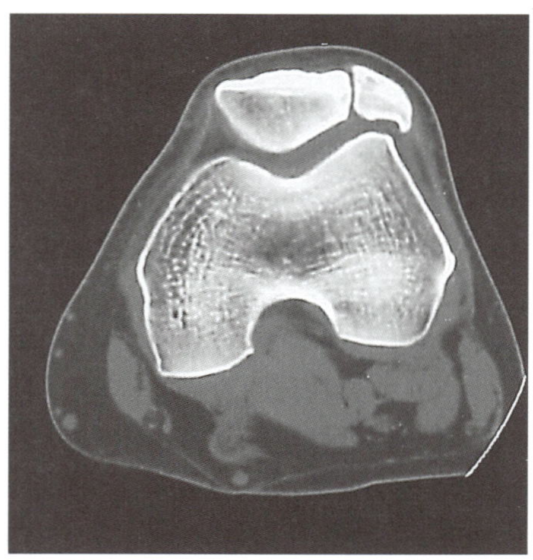

Figura 15.13. *Patela bipartida*

gia no joelho ou trauma, existe em maior ou menor grau as seguintes características: rigidez, pele seca e brilhante, palidez e diminuição da temperatura. Pode também haver, de forma associada, aderência intra-articular. O quadro é grave e de difícil tratamento, podendo ser tentada a interrupção do reflexo simpático para restabelecer um nível funcional sem dor (com drogas, bloqueio de gânglio estrelado, infusões perineurais, ou até mesmo simpatectomia cirúrgica).

As anomalias de patela, tais como patela bipartida ou tripartida, geralmente apresentam cartilagem normal. Na maior parte das vezes, a dor é leve ou inexistente, sendo diagnosticadas por achado radiológico.

As síndromes de desalinhamento com lesão variável da cartilagem foram expostas no início deste capítulo pela classificação de Dejour. A dor existente não é conseqüência direta da lesão cartilaginosa, mas provavelmente do fato de existir uma sobrecarga no osso subcondral (secundária ao desalinhamento), com hipertensão intra-óssea e/ou sinovite reacional.

As plicas sinoviais coexistem, na classificação de Insall, com lesão variável da cartilagem da patela, podendo ser de três tipos: suprapatelar, médio-patelar (com dor mais comum), e infrapatelar. As plicas sinoviais, quando grossas, edematosas e fibróticas, perdem a elasticidade e

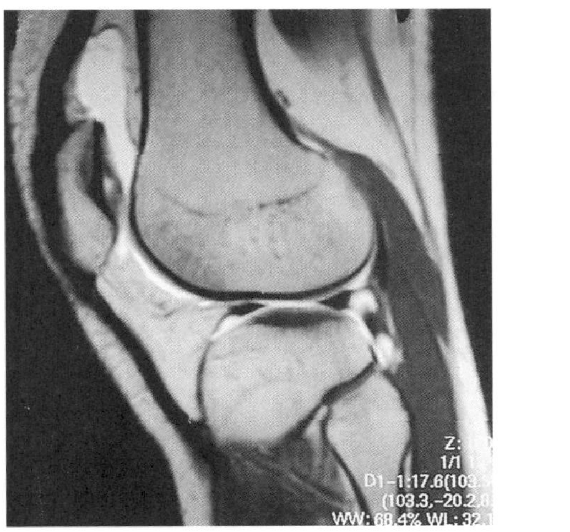

Figura 15.14. *Condromalácia em paciente de 28 anos*

podem se chocar com os côndilos durante a flexão. Essa circunstância promove uma fricção entre as pregas fibróticas e a cartilagem articular, resultando em alterações degenerativas progressivas. Clinicamente, há hiperestesia da face medial da articulação patelofemoral, tumefação, e pode existir um "clique" audível. O diagnóstico mais confiável é obtido pela artroscopia (mas pode ser sugerido pela ressonância magnética), bem como o tratamento definitivo é realizado pela secção da plica com pinça artroscópica e posteriormente usando o *shaver* com ponteira fina. Na grande maioria das vezes, a plica engrossada é um fator coexistente no quadro de dor do paciente com outros problemas intra-articulares, e raramente é o fator causal mais importante.

Quando existe lesão importante da cartilagem, pode ser caracterizada a condromalácia em seus diversos graus. Esta é uma definição anatômica de degeneração da cartilagem, com amplo espectro de evolução. A condromalácia "fechada" grau I é definida como uma lesão percebível apenas pela sensação tátil do uso do *probe* pelo cirurgião artroscopista, e consiste no amolecimento cartilaginoso. Ocorre neste estadiamento uma perda da resistência elástica normal da superfície da cartilagem. Progressivamente, ocorre o aparecimento de fragmentação e fissuração, originando, tardiamente, a erosão e o surgimento de osso subcondral em uma área mais extensa (condromalácia "aberta"). Usamos a classificação de Outerbridge para graduar a condromalácia: grau I – amolecimento e edema; grau II – fragmentação e fissuração em zona menor do que 1,25 cm; grau III – fragmentação e fissuração em zona maior do que 1,25 cm; grau IV – erosão da cartilagem que chega até o osso.

Insall *et al.* estudaram a localização das alterações cartilaginosas encontradas em 105 joelhos com mau alinhamento, dor e alguns casos de luxação recidivante. Esses autores encontraram que 71% da área de condromalácia estava em uma zona elíptica localizada transversalmente sobre a zona central da patela, com os terços superior e

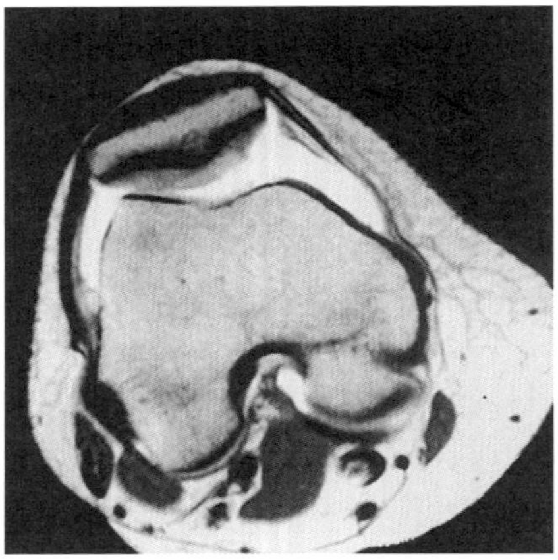

Figura 15.15. *Condromalácia*

inferior da superfície articular quase sempre excluídos. Neste mesmo trabalho, cerca de 21% da área de condromalácia localizava-se na faceta medial, e apenas 7% na faceta lateral.

Quanto à etiologia da condromalácia, existem vários fatores atuantes, podendo ser: idiopática, secundária a mau alinhamento ou instabilidade, pós-trauma direto, imobilização prolongada pós-operatória, microtraumas de repetição, lesões iatrogênicas durante artrotomias ou cirurgias artroscópicas. Assim, para definir o melhor tratamento, deve-se sempre tentar reconhecer a causa. Nos casos idiopáticos, deve ser tentado inicialmente o tratamento conservador (cinesioterapia, limitação de atividades, medicação antiinflamatória), e, havendo o insucesso, optar, quando possível (em fases mais avançadas), por técnicas de desbridamento artroscópico, abrasão articular, *drilling* subcondral, microfraturas, condroplastia térmica, transferência osteocondral autógena e implante de cartilagem (ver Capítulo 16). Nos casos de desalinhamento, podem-se usar as cirurgias de realinhamento já devidamente comentadas no início deste capítulo.

A artrose patelofemoral representa uma forma evolutiva final da condromalácia. É caracterizada pela eburnização do osso subcondral, com formação de osteófitos (neoformação óssea), esclerose e diminuição de espaço articular. A dor existe pelo contato osso-osso subcondral, sendo mais intensa durante o movimento do joelho. É mais comum na faceta lateral da patela.

A artrose patelofemoral externa da classificação de Dejour em casos avançados não está associada com episódios de luxação, pois tem como característica uma diminuição da mobilidade da patela. Mas, em alguns casos, mesmo não tão avançados, pode haver lateralização excessiva (melhor vista nos raios X axiais), provocando, além da hiperpressão externa (o *tilt* conforme descrito por Ficat), uma artrose de faceta lateral com dor significativa. Nesses casos, realiza-se por meio de artrotomia lateral, a ressecção de 1cm da faceta articular (facetectomia). Nos casos em que a artrose patelofemoral faz parte de uma artrose tricompartimental (com acometimento femorotibial extenso), em pacientes com idade acima de 60 anos e com dor interferindo na função e na qualidade de vida, existe a indicação para artroplastia total, com colocação do componente patelar. Nos casos iniciais de artrose patelar, secundária ao desalinhamento patelofemoral, podem ser feitos a liberação do retináculo lateral, o realinhamento proximal e distal, e técnicas de elevação do tubérculo tibial. Ressalta-se que cirurgias como a de Maquet devem ser consideradas quanto à sua real indicação, pois apresentam altos índices de complicação (12% a 40%). A patelectomia, segregada aos casos avançados como cirurgia de exceção, praticamente não é mais indicada. As cirurgias que atuam diretamente sobre a cartilagem articular (condroplastia artroscópica e perfuração de osso subcondral) não apresentam sucesso em casos de artrose extensa da patela, sendo úteis apenas em condromalácia.

Em relação à presença de lesão importante da cartilagem com fraturas osteocondrais, isso pode ser visto em raios X na incidência axial como corpos livres na articulação. É uma situação mais freqüente em pacientes com idade abaixo de 18 anos, sendo o diagnóstico diferencial relacionado com osteocondrite dissecante de patela e lesões por avulsão do pólo inferior. O tratamento consiste em abordagem artroscópica, remoção dos fragmentos livres de cartilagem articular com mais de 5 mm com o uso de pinças *graspers* apropriadas (pois fragmentos menores são incluídos na sinovial e provavelmente despercebidos), lavagem para remover a concentração de enzimas hidrolíticas, e fixação de fragmentos que ocupam área maior que 25% da superfície articular da patela (com pinos biodegradáveis). Quando bem indicados (ver Capítulo 16), nos Estados Unidos e na Europa já são realizados os transplantes de cartilagem para o defeito existente.

Ainda na classificação de Insall, existem os joelhos com lesão importante da cartilagem articular da patela e com osteocondrite associada. A osteocondrite dissecante da patela é rara, sendo manifestada pela separação de uma parte da cartilagem articular acompanhada por osso subcondral adjacente. O fragmento ósseo pode pemanecer no leito ou se soltar, formando um corpo livre. Etiologicamente, pode ser explicada pela interrupção de irrigação sanguínea e pela ação de fatores mecânicos, bem como o trauma direto. Clinicamente ocorre dor e tumefação, com acometimento maior em homens na segunda década de vida, sendo em 20% dos casos bilateral. Pode ainda existir uma "sensação de corpo solto" dentro do joelho referida pelo paciente, subluxação da patela e bloqueio. No exame físico, ocorre, durante a excursão patelar, uma percepção da crepitação. O tratamento tem por base a limitação das atividades esportivas e o reforço do quadríceps, quando a sintomatologia é discreta e não ocorreu a separação do fragmento da superfície articular. O tratamento cirúrgico com artroscopia deve ser feito em pacientes adultos sintomáticos e com limitação de função, e em crianças com sinais de instabilidade do fragmento. Este consiste em remoção de corpos livres, na remoção do fragmento necrosado com curetagem da "cratera", ou na fixação de um fragmento *in situ* quando não necrosado e maior do que 2,5 cm (pinos bioabsorvíveis, parafusos de Herbert e palitos ósseos).

Finalmente, de uma forma à parte, salienta-se, pela sua importância para o cirurgião de joelho, a síndrome da contratura infrapatelar (SCIP). Paulos *et al.* descreveram, em 1987, um tipo de complicação envolvendo o pólo inferior da patela em 28 joelhos, e denominaram-na de SCIP. Esta é uma condição peculiar e distinta da artrofibrose do joelho (a qual é puramente intra-articular), relacionada etiologicamente com fatores musculares, biomecânicos e bioquímicos, em que ocorre uma redução da mobilidade da patela com limitação funcional importante. Há perda da extensão do joelho acima de 10°, e da flexão acima de 25°. Especificamente em relação à patela, pode existir o deslizamento reduzido do pólo superior da patela com o joelho em extensão máxima, o *tilt* passivo zerado ou negativo e o deslizamento superior ou inferior da patela menor do que 2 cm.

A SCIP pode ser primária ou secundária. Na forma primária, a hiperplasia fibrosa não está associada com nenhum fator de risco. Na forma secundária, os seguintes fatores são considerados de risco para o aparecimento da contratura infrapatelar: reconstrução aguda do LCA, colocação não-isométrica do enxerto na reconstrução ligamentar, e imobilização prolongada pós-operatória. O estágio I, também chamado prodrômico, se estende de 2 a 8 semanas do início. Nessa fase, ocorre um aumento da inflamação, do derrame e da dor no joelho, sendo necessário um tratamento fisioterápico agressivo e medicação antiinflamatória. No estágio II geralmente ocorre uma variedade de achados no exame físico: diminuição da mobilidade da patela, perda da flexoextensão do joelho, atrofia do quadríceps, ausência de deslizamento superior da patela com a contração ativa do quadríceps, e envolvimento extra-articular. Existem controvérsias em relação ao tipo de debridamento, mas parece haver um melhor resultado com a artrotomia nos casos de envolvimento extra-articular extenso. Na artrotomia, deve ser realizado o *release* lateral para permitir um *tilt* acima de 45°; e deve ser debridada qualquer aderência peripatelar, suprapatelar ou na goteira medial. Ainda pode ser realizada a ressecção da gordura fibrótica existente, do ligamento patelomeniscal medial, e de LCA não-isométrico.

O estágio III da SCIP caracteristicamente envolve: evolução maior que 8 meses, menos restrição do deslizamento da patela, artrose patelofemoral, patela baixa, atrofia e fraqueza do quadríceps. As opções terapêuticas são a transposição do tubérculo tibial superiormente e anteriormente, quadricepsplastia, alongamento do tendão patelar, *release* artroscópico da cápsula posterior em casos de severa contratura em flexão (com uso de instrumento de radiofreqüência), e artroplastia total de joelho (em artrose tricompartimental).

Comentários finais

Três fatores devem ser lembrados: 1) o sucesso no tratamento das lesões patelofemorais envolve um conhecimento profundo e interativo da anatomia-biomecânica-semiologia; 2) a relação médico–paciente muitas vezes deve ser reforçada, pois o tratamento é longo e incerto; 3) a classificação da escola francesa veio pôr ordem no "caos" que outrora existia para as instabilidades patelares. Assim, a melhor forma de tratar dependerá não somente do tipo da lesão existente, mas também do bom senso do médico ortopedista.

Bibliografia

1. Amattuzi MM, Gouveia Sobrinho JL. Patologia fêmoro-patelar: atualização de conceitos. Rev Hosp Clin Fac Med São Paulo 1991; 46:293-302.
2. Aglietti P, Buzzi R, Insall JN. Patellofemoral joint. In: Insall JN, Windsor RE, Scott WN, Kelly MA, Aglietti P. Surgery of the Knee. New York: Churchill Livingstone, 1993; pp. 247-402.
3. Camanho GL. Técnicas cirúrgicas para o tratamento da artrose femoropatelar. In: Camanho GL. Patologia do Joelho. São Paulo: Sarvier, 1996; pp. 266-268.
4. Camanho GL, Camanho LF. O realinhamento proximal do aparelho extensor, por via artroscópica, no tratamento da luxação femoropatelar. Rev Bras Ortop 2000; 35(4):109-113.
5. Chambat P, Lemos WG. Pateloplastia e trocleoplastia no tratamento da osteoartrose femoropatelar. Rev Bras Ortop 1997; 32(5):363-366.
6. Dejour H, Carret JP, Walch G. Les Gèmes Journées Lyonnaises de Chirurgie du Genou, 1987.
7. Dejour H, Walch G, Neyret P. Dysplasia of the femoral trochlea. Rev Chir Orthop 1990; 76:45-54.
8. Dejour H, Walch G, Nove-Josserand L, Guier C. Factors of patellar instability: an anatomic radiographic study. Knee Surg Sports Traumatol Arthrosc 1994; 2:19-26.
9. Gomes JLE. Medial patellofemoral ligament reconstruction for recurrent dislocation of the patella: a preliminary report. J Arthrosc 1992; 8:335-340.
10. Feller JA, Feagin JA Jr, Garrett WE Jr. The medial patellofemoral ligament revisited: an anatomical study. Knee Surg Sports Traumatol Arthrosc 1993; 1:184-186.
11. Ficat P, Ficat C, Bailleux A. Syndrome d'hyperpression externe de la rotule (SHPE). Rev Chir Orthop 1975; 61:39-40.
12. Fulkerson JP, Becker GJ, Meaney JA *et al.* Anteromedial tibial tubercle transfer without bone graft. Am J Sports Med 1990; 18(5):490-494.
13. Fulkerson JP, Hungerford DS. Patellar tilt compression and the excessive lateral pressure syndrome (ELPS). In: Fulkerson JP, Hungerford DS. Disorders of the Patello-Femoral Joint. Baltimore: Williams & Wilkins, 1990; pp. 102-116.
14. Fulkerson JP, Shea KP. Disorders of patello-femoral alignment. J Bone Joint Surg 1990; 72A:1424-1430.
15. Greenfield MA, Scott WN. Arthroscopic evaluation and treatment of the patellofemoral joint. Ortop Clin North Amer 1992; 23(4):587-600.
16. Hampson WGH, Hill P. Late results of transfer of the tibial tubercle for recurrent dislocation of the patella. J Bone Joint Surg 1975; 57:209-211.
17. Hauser EDW. Total tendon transplant for slipping patella. Surg Gynecol Obstet 1938; 66:199-214.
18. Insall JN, Falvo KA, Wise DW. Chondromalacia patellae: a prospective study. J Bone Joint Surg [Am] 58A: I, 1976.
19. Maquet P. Advancement of the tibial tuberosity. Clin Orthop 1976; 115:225-229.

20. Marczyk LRS, Gomes JLE. Instabilidade femoropatelar: conceitos atuais. Rev Bras Ortop 2000; 35(8):275-281.

21. Mello Jr W, Marchetto A, Wiezbicki R, Abreu AD, Prado AMA. Tratamento conservador das instabilidades patelofemorais com exercícios de cadeia cinética fechada. Rev Bras Ortop 1998; 33(4):255-260.

22. Merkow RL, Soudry M, Insall JN. Patellar dislocation following total knee replacement. J Bone Joint Surg 1985; 67A:1321-1327.

23. Paulos LE, Rosenberg TD, Drawbert J, Manning J, Abbott P. Infrapatellar contracture syndrome: an unrecognized cause of knee stiffness with patella entrapment and patella infera. Am J Sports Med 1987; 15(4):331-334.

24. Roux C. Recurrent dislocation of the patella: operative treatment. Clin Orthop 1979; 144:4-6.

25. Schepsis AA. Arthrofibrosis and infrapatellar contracture syndrome. Apresentado no Curso Avançado de Patologia Femoropatelar, Angra dos Reis, 2000.

26. Schepsis AA. Options for treatment of articular cartilage lesions of the patellofemoral joint. Apresentado no Curso Avançado de Patologia Femoropatelar, Angra dos Reis, 2000.

27. Scuderi GR. Surgical treatment for patellar instability. Orthop Clin North Am 1992; 23(4):619-630.

28. Scuderi GR, Cuomo F, Scott WN. Lateral release and proximal realignment for patellar subluxation and dislocation. J Bone Joint Surg 1988; 70A:856-861.

Capítulo 16

Lesões Cartilaginosas

Introdução

As lesões cartilaginosas envolvem um aspecto importante na patologia do joelho, principalmente por determinar um prognóstico negativo quanto à cicatrização. Desta forma, serão expostas neste capítulo as características da cartilagem articular, a etiologia, os aspectos fisiopatológicos, os aspectos clínicos, a classificação e o tratamento. Finalmente, será enfocada, de forma especial, a osteocondrite dissecante, pela sua importância nosológica.

Características da cartilagem articular

A cartilagem articular, diferentemente da membrana sinovial, não possui vascularização ou inervação. Tem uma espessura variável no joelho em torno de 1 mm a 5 mm. Apresenta peculiaridades estruturais e histológicas que diferenciam um padrão normal de um alterado. Historicamente sempre foi também denominada como cartilagem hialina (*hyalos* = vidro), pelo seu aspecto similar ao de um vidro "fosco". Tem uma capacidade enorme de resistir às forças de compressão e cisalhamento intermitentes impostas ao complexo articular durante o movimento ou carga. Essa resistência advém de uma natureza viscoelástica existente na própria cartilagem.

Os "arcos de Benninghoff" são feixes de fibras colágenas na cartilagem que emergem verticalmente do osso subcondral para disporem-se horizontalmente na superfície articular e descerem novamente em direção à superfície profunda. A cartilagem, em sua estrutura microscópica, apresenta células denominadas condrócitos (5%) ocupando a matriz da substância intercelular. Esses condrócitos apresentam-se em três camadas: zona superficial ou tangencial (10% a 20%), zona intermediária ou de transição (40% a 60%), e zona profunda ou radial (30%). A zona profunda, durante a fase de crescimento, exerce a função de cartilagem de crescimento da epífise, vindo a calcificar sua matriz na idade adulta. A área limítrofe entre a região calcificada e as três zonas é denominada como *tide mark*.

A água é o maior constituinte da matriz cartilaginosa (cerca de 85%), a qual possui também, em menor quantidade, colágeno (tipo II) e proteoglicans (que são produzidos pelos condrócitos). Os proteoglicans (95% polissacarídeos e 5% proteínas), com sua natureza hidrofílica, unem as fibras colágenas e responsabilizam-se pela elasticidade cartilaginosa. A cartilagem articular apresenta as seguintes funções: distribuição de carga (matriz), permeabilidade (pelo fluxo de líquido sinovial), resistência à compressão (proteoglicans), resistência à tensão (colágeno), viscoelasticidade e diminuição do coeficiente de fricção entre superfícies articulares.

Etiologia

Alguns fatores são ditos etiológicos na formação da lesão cartilaginosa: degeneração, trauma,

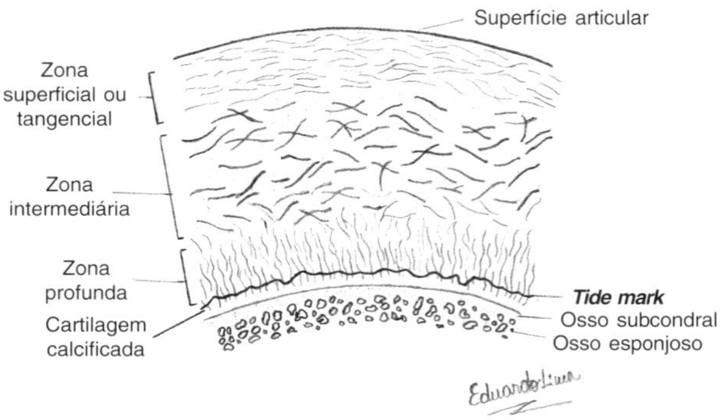

Figura 16.1. *Zonas da cartilagem*

desuso, osteocondrite dissecante e osteonecrose. A destruição da cartilagem pode ocorrer por doenças que apresentam grande alteração na capacidade nutriente do líquido sinovial ou também naquelas que desenvolvam pus intra-articular com ação direta de enzimas condrolíticas.

Aspectos fisiopatológicos

Didaticamente se divide o acometimento de lesão articular em três níveis: na matriz superficial, como lesão condral isolada e como lesão osteocondral.

Na lesão da matriz superficial, ocorre um aumento da concentração de água e uma diminuição da concentração de proteoglicans (com diminuição da espessura da cartilagem e aumento da permeabilidade da matriz). Segundo Mankin, nas lesões superficiais que não atravessam o *tide mark* na cartilgem madura, não ocorre cicatrização. Isso se deve basicamente pela falta de vasos e de células reparativas, pois não existe atividade mitótica e nem estímulo para as células migrarem respondendo à inflamação. As lesões superficiais podem desenvolver um aspecto de fibrilação e propagarem-se posteriormente por delaminação e fragmentação.

Nas lesões mais profundas, há cicatrização pela formação de um tecido fibroso diferente em termos estruturais e moleculares (colágeno tipo I); este tipo de "resposta" é dita extrínseca. Esse tecido fibrocartilaginoso tem durabilidade curta e diminuição de rigidez, sem as propriedades biomecânicas para satisfazer uma função normal da articulação a longo prazo.

Aspectos clínicos

Alguns aspectos devem ser observados durante a história clínica e exame físico do paciente: o mecanismo de lesão, a idade do indivíduo, o tempo decorrido do trauma, a evolução da sintomatologia, a presença ou ausência de bloqueios articulares, a crepitação ao movimento do joelho, a topografia da dor, a percepção pelo paciente de que existe corpo livre dentro do joelho, a existência de derrames e o alinhamento de membros inferiores.

A dor no joelho pode ocorrer pela existência de três fatores co-atuantes: inflamação pela distensão capsular, lesão no osso e desarranjo intracapsular pela sinovite. O quadro clínico inicial é inespecífico, cursando ou não com derrame articular. Cronicamente, passa a existir uma queixa maior de dor, e o derrame é mais freqüente (com instabilidade referida nos casos de lesão condral da porção posterior dos côndilos femorais). Um dado importante é que o derrame mais tardio nos casos agudos (após 12 horas de traumatismo) é mais comum em lesões isoladas da cartilagem.

As fraturas osteocondrais podem ser secundárias aos traumas externos (nesse caso, podem

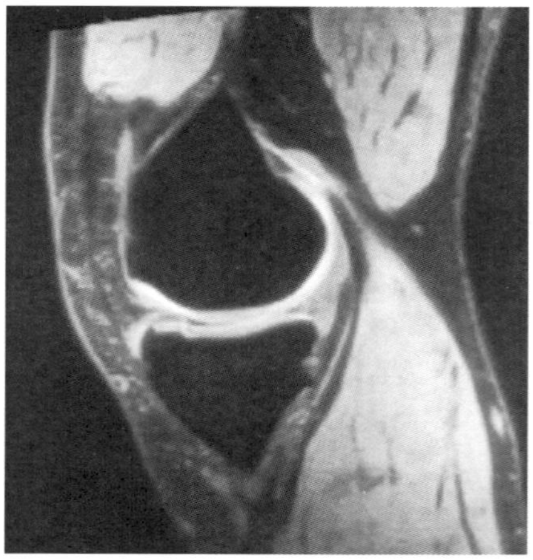

Figura 16.2. *Lesão condral vista em RM*

estar isoladas), bem como às forças de cisalhamento ou impacção (80% das lesões ligamentares agudas). Elas são particularmente mais comuns na patela e nos côndilos femorais. Cinco por cento das luxações de patela apresentam em conseqüência fraturas osteocondrais. As lesões condrais podem aparecer em indivíduos esportistas que são submetidos aos esforços repetitivos de longa duração (microtraumas).

As fraturas osteocondrais são mais freqüentes em crianças e adultos jovens (abaixo de 18 anos de idade), as lesões condrais totais afetam os adultos na terceira década, e as lesões condrais parciais atingem a população mais idosa a partir da quarta década.

Solicita-se de rotina raios X em AP, perfil, axial de patela, e *tunnel view* (pois pode mostrar os corpos livres na chanfradura intercondiliana). Dependendo do quadro clínico, podem ser solicitados a critério os exames de ressonância magnética, pneumoartrotomografia computadorizada e cintilografia óssea. A RM é particularmente importante nas lesões osteocondrais por impacção, mostrando às vezes uma disrupção da cortical com trabéculas fraturadas (esclerose), demonstrada por baixo sinal em T1 e alto sinal em T2.

Classificação

Usamos basicamente a classificação de Outerbridge, embora consideremos que nenhuma classificação é perfeitamente completa por não abranger conjuntamente fatores tais como a "idade da lesão", o "tipo ao toque do *probe*" na artroscopia, a morfologia, a profundidade, a largura e a topografia.

A classificação de Outerbridge assim se apresenta:

Tipo I – Amolecimento e tumefação (condromalácia fechada);
Tipo II – Fragmentação e fissuras menores que 1,25 cm de diâmetro;
Tipo III – A mesma fragmentação e fissuras do tipo II, mas maiores que 1,25 cm de diâmetro;
Tipo IV – Erosão da cartilagem articular até ao osso subcondral, com alterações degenerativas.

Uma classificação artroscópica útil e usada pela Arthroscopy Association of North America (AANA), é dividida também em quatro tipos, sendo apenas um pouco diferente:

Tipo I – Amolecimento;
Tipo II – Fibrilação;
Tipo III – Fissura;
Tipo IV – Erosão óssea.

Já as fraturas osteocondrais podem ser classificadas artroscopicamente, segundo Bauer e Jackson, de acordo com seis tipos:

Tipo I – Linear;
Tipo II – Estrelada;
Tipo III – Pediculada ou em *flap*;
Tipo IV – Cratera;
Tipo V – Fibrilada;
Tipo VI – Degenerativa.

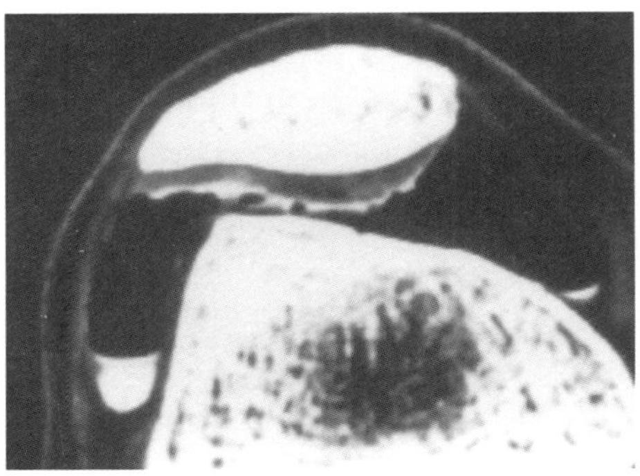

Figura 16.3. *Artro TC mostrando lesão condral na patela*

Tratamento

O planejamento terapêutico dependerá de múltiplos fatores que interagem na história natural desse tipo de lesão. Consideramos a classificação de Outerbridge, associadamente para definir o tipo de tratamento.

Nas lesões grau I de Outerbridge, em que há apenas o amolecimento da cartilagem lisa (sem irregularidades ao teste de *probe*), não ocorre a necessidade de nenhum tipo de abordagem cirúrgica. Havendo clinicamente a sintomatologia dolorosa, deve-se indicar cinesioterapia, juntamente com uso de antiinflamatórios e mudança de atividades físicas.

No tipo II de Outerbridge, existindo apenas pequenas fissuras, podem ser realizados o desbridamento articular com uso de curetas, bem como uma eventual retirada de corpos livres, e a lavagem com soro fisiológico para remoção de detritos que funcionam como mediadores do processo inflamatório e afetam a sinovial. Em lesões do tipo III, pode ser realizada a técnica de abrasão articular (para expor o osso subcondral) utilizando instrumento motorizado (*shaver*), concomitantemente com a lavagem e o desbridamento por artroscopia. Deve também ser realizada a excisão da sinovial que cubra os meniscos. Na abrasão podem ser utilizados o instrumento de radiofreqüência (condroplastia térmica) ou o *laser*, mas ressalta-se que o uso deste último está relacionado com o aparecimento tardio mais comum de osteonecrose.

O pós-operatório, quando feita a abrasão articular com exposição de osso subcondral, consiste em retardar o apoio do membro operado em até 8 semanas (uso de muletas), movimentação passiva imediata do joelho, e exercícios na piscina por 2 semanas. A liberação para carga parcial (obedecendo a esses critérios acima) só deve ser permitida quando houver extensão completa passiva do joelho (isso é muito importante para evitar uma contratura em flexão), flexão em torno de 100º, e marcha normal sem dor. Quando feito apenas o desbridamento e a lavagem, retira-se a carga apenas por 3 a 4 semanas.

Jackson encontrou, em sua casuística, uma taxa de 45% de alívio de sintomas pós-lavagem artroscópica, sendo maior (88%) nos casos com desbridamento. Johnson obteve 74% de melhores e 15% de piores resultados no pós-operatório de pacientes submetidos à técnica de abrasão articular.

Em lesões dos tipos III e IV, podem ser feitas perfurações (*drilling*) no osso subcondral com penetração de 4 mm e separadas por espaços de 2 mm. No clássico trabalho de Pridie, por meio do *drilling*, 46 dos 62 joelhos operados tiveram sucesso (com melhora da sintomatologia). Insall relatou bons resultados com essa cirurgia em 40 dos 62 joelhos, com *follow-up* de seis anos. Ainda para essas lesões, surgiu mais recentemente a técnica de microfraturas (*ice picking*), apresentando a vantagem de ser menos invasiva e não-necrótica. Nesta cirurgia, recomenda-se fazer três a quatro perfurações no osso subcondral por centímetro quadrado. Steadman apresentou resultados com melhora do sintoma em 75% dos casos operados por microfraturas. A carga total no pós-operatório é liberada apenas a partir da oitava semana.

Em lesões do tipo IV, além das microfraturas, tem-se a opção de fazer a transferência osteocondral autológa. Uma técnica que vem se tornando bastante praticada atualmente é a mosaicoplastia. Deve ser bem indicada para ter os resultados esperados.

A mosaicoplastia é uma cirurgia em que são transferidos *plugs* osteocondrais autógenos frescos de regiões não sustentadoras de carga para defeitos focais em regiões sustentadoras de carga. São usadas trefinas para a retirada dos *plugs* osteocondrais (a profundidade do enxerto é de 15 mm). Os *plugs* são introduzidos perpendicularmente na área receptora que foi previamente preparada com o *shaver*. Deve ser realizada apenas em indivíduos não sedentários com menos de 45 anos de idade, e com alinhamento tibiofemoral axial normal. Hangody *et al.* classicamente indicaram a enxertia por mosaicoplastia em lesões até 3,5 cm^2, mas alguns autores a indicam para bons resultados apenas em lesões até 2 cm^2. Pode ser executada por artroscopia ou artrotomia.

As indicações para "mosaico-artroscópica" são: curva de aprendizado com técnica artroscópica já estabelecida, lesão com área equivalente para a colocação de até seis *plugs* osteocondrais, e área da lesão mais anteriorizada. As indicações para "mosaico-aberta" são: casos iniciais da técnica na

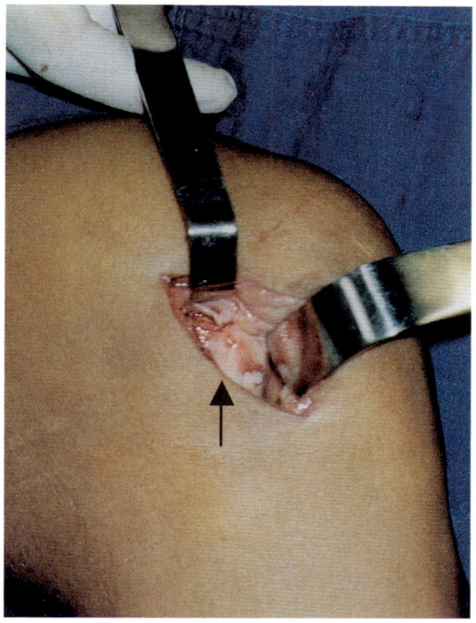

Figura 16.4. *Mosaicoplastia aberta (ver seta)*

experiência do cirurgião, área de lesão na região mais posterior dos côndilos, lesões na patela, lesões mais extensas ou necessitando da colocação de um número maior de *plugs*. Os sítios doadores geralmente são as regiões supralaterais e mediais dos côndilos, as áreas acima do sulcus terminalis (conhecido como o limite antes da área de carga), as áreas laterais à chanfradura intercondiliana, e os condroosteófitos maiores, quando existentes. É uma cirurgia com resultados excelentes na osteocondrite dissecante, com bons resultados nas lesões femorais traumáticas, mas não tão consistentes para as lesões patelofemorais. Apresenta como complicações possíveis: hemartrose (3%), incongruência, dor no sítio doador, fraturas, lesão subcondral, aderências, e corpos livres.

No pós-operatório de mosaicoplastia, devem ser mantidos um imobilizador longo com velcro e o uso protetor de muletas axilares (para evitar apoio de peso) por 21 dias. A liberação para a carga parcial (com apenas uma muleta) ocorre somente após a terceira semana, devendo persistir por mais três semanas. A mobilidade precoce do joelho para ganho de amplitude articular é feita ativa e passivamente a partir do primeiro PO sob a supervisão de um fisioterapeuta, associadamente com o uso da crioterapia agressiva. O retorno para a prática esportiva só é permitido em um período de 4 a 6 meses.

As técnicas descritas acima não são regenerativas, mas sim reparadoras. O enxerto de periósteo (*periosteal grafting*) constitui uma terapêutica biológica visando à regeneração. O'Driscoll teve em seus 23 casos (com idades variando entre 14 e 25 anos) 9 resultados satisfatórios e 6 insatisfatórios. Um fator implicado como importante na viabilidade final do enxerto é o tempo de exposição do enxerto ao ar atmosférico durante a cirurgia. O transplante de condrócitos também é uma técnica de regeneração por excelência (cultura em meio HAM F12 por 3 a 4 semanas em encubados de CO_2 a 37ºC). Apresenta indicações em pacientes jovens, sem osteoartrose disseminada, mas com lesão focal graus III ou IV. Em nosso meio, em razão do alto custo e da complexidade operacional do método empregado, há uma impraticabilidade de sua execução generalizada até o momento.

Brittberg e Peterson, no trabalho original publicado no New England Journal of Medicine, realizaram implantes de culturas de condrócitos autológos em 23 pacientes com defeitos cartilaginosos profundos no joelho (com exposição do osso subcondral, e com as dimensões variando entre 1,6 cm^2 e 6,5 cm^2). Neste trabalho, os condrócitos sadios foram retirados via artroscópica de uma área não envolvida do joelho lesado e colocados em cultura no laboratório por 14 a 21 dias. A cultura foi então posteriormente injetada na lesão, sendo coberta por um *flap* periosteal devidamente suturado e que havia sido retirado da tíbia medial proximal. Dois anos após os transplantes, 14 dos 16 pacientes com transplante condilar femoral apresentaram bons ou excelentes resultados. Biópsias mostraram que os 11 dos 15 transplantes femorais, bem como um dos sete transplantes patelares, tinham a aparência de cartilagem hialina.

A terapia genética (aumento dos fatores de crescimento relacionados à produção da matriz) e as técnicas de bioengenharia vislumbram como possibilidades animadoras para o futuro, ainda que no momento apresentem resultados inconsistentes e arriscados no tocante à regeneração cartilaginosa.

Em pacientes com fraturas osteocondrais por impacção apresentando área de afundamento de até 0,5 cm, deve-se optar por tratamento conservador com descarga parcial (uma muleta) pelo período de 6 semanas. Na área maior que 0,5 cm com comprometimento da superfície articular (comum em platô tibial), deve ser realizada cirurgia para desimpacção, preferencialmente sob controle artroscópico e fixação com parafusos canulados ou barra de Baar (barra de compressão).

Nas fraturas osteocondrais com *flap* de cartilagem aderido parcialmente ao osso subcondral e medindo mais que 1 cm, pode ser realizada a fixação do fragmento cartilaginoso via artroscópica com parafusos de Herbert, parafusos bioabsorvíveis, pinos de Kirschner ou "palitos ósseos".

Finalmente, estão indicadas as osteotomias corretivas quando os danos articulares são conseqüência de mau alinhamento (varismo ou valgismo). Essas osteotomias serão comentadas de forma especial no Capítulo 17.

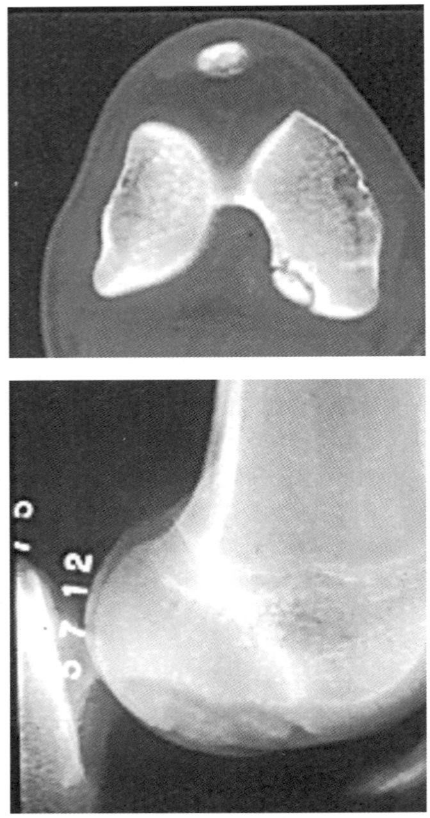

Figura 16.5. *Osteocondrite (observar em TC e RX em perfil)*

Osteocondrite dissecante

Embora já abordada no Capítulo 15, especificamente para a patela, é necessário um enfoque mais amplo para toda a articulação do joelho.

A osteocondrite dissecante, também conhecida como OCD ou doença de König, é definida por vários autores como a separação parcial ou total entre um fragmento cartilaginoso ou ósseo e a sua região subcondral adjacente. Apresenta a particularidade de ter osso cortical tanto no fragmento quanto na base subcondral.

Do ponto de vista epidemiológico, é mais comum na segunda década de vida, sendo rara em crianças menores de 10 anos e em adultos maiores de 50 anos. Tem sido encontrada preferencialmente no sexo masculino, e topograficamente mais achada na articulação do joelho. Quanto à sua localização no joelho, é mais comum ocorrer no côndilo femoral medial (75% das vezes na sua superfície lateral) do que no côndilo lateral (na patela é infreqüente; ver Capítulo 15). A etiologia ainda não está completamente esclarecida, sendo relacionados fatores tais como: fratura osteocondral traumática, microtraumas de repetição, variações anatômicas do joelho e ausência anormal congênita do osso subcondral. Segundo Canale, em crianças a OCD não deve ser confundida com o aparecimento de núcleos de ossificação acessórios, os quais podem causar sintomas transitórios e que se resolvem em um período entre 6 e 12 meses.

O quadro clínico é mais intenso em crianças hiperativas ou em atletas adolescentes, podendo ser brando ou até mesmo ausente em outros casos. Quando sintomático, o joelho apresenta dor intermitente associada com derrame e bloqueio articular ou falseios. A marcha em rotação externa ocorre geralmente visando ao alívio da dor pelo paciente.

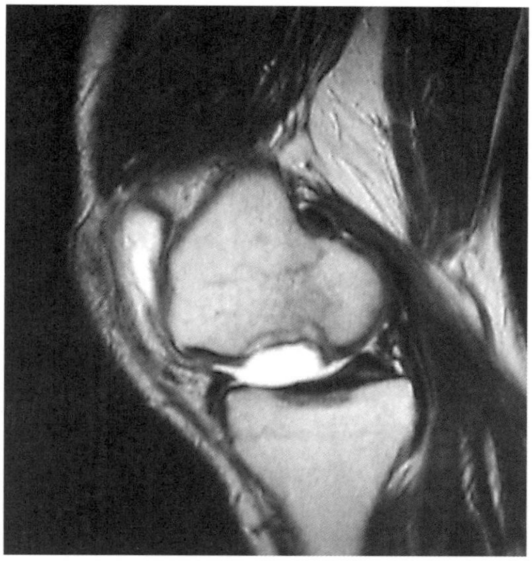

Figura 16.6. *RM mostrando área de osteocondrite em côndilo femoral*

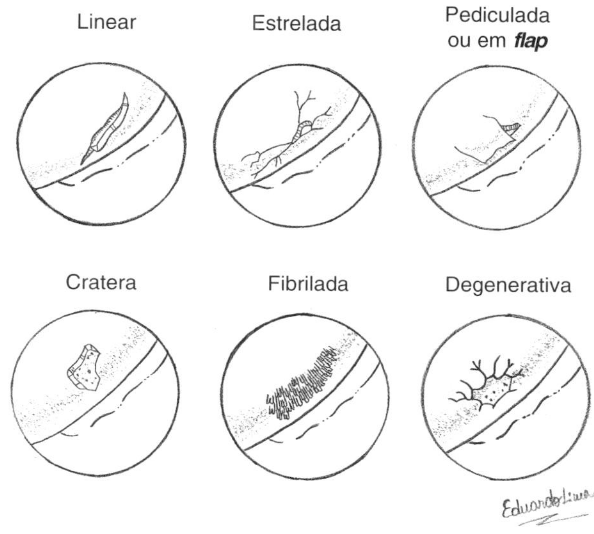

Figura 16.7. *Classificação de Baver-Jackson*

No exame físico, o sinal de Wilson consiste de uma manobra semiológica que fornece fortes indícios para o diagnóstico da osteocondrite dissecante. Colocado o paciente em supino, o joelho deve ser fletido em 90º com a perna em rotação interna máxima, e então o joelho deve ser estendido gradualmente. Aos 30º de flexão, o paciente se queixará de dor sobre a face anterior do côndilo femoral medial que diminui com a rotação externa da perna.

Os raios X podem mostrar na incidência do túnel (*tunnel view*) uma área esclerótica de osso necrótico envolvida por uma linha radiotransparente em forma de crescente. Áreas maiores que 0,8 cm e zona de esclerose maior ou igual a 3 mm representam sinais de instabilidade. Solicita-se também a incidência em perfil para avaliar principalmente se a lesão está localizada em zona de carga. Segundo De Guhl, a classificação radiográfica da osteocondrite dissecante deve abranger três aspectos fundamentais: localização topográfica, tamanho em milímetros e envolvimento da região sustentadora de carga. A classificação radiológica de Aichroth leva em conta apenas a topografia da lesão: tipo I (côndilo medial) – face lateral na fossa intercondilar; tipo I (côndilo lateral) – ínfero-central; tipo II (côndilo medial) – clássica, estendida até parte da superfície inferior do côndilo; tipo II (côndilo lateral) – anterior; tipo III (côndilo medial) – ínfero-central.

A tomografia computadorizada é um exame que pode ser usado apenas para definir o tamanho e a posição do fragmento, mas sem os subsídios que a ressonância magnética oferece. A cintilografia com tecnécio 99 é bastante sensível e especialmente solicitada em diagnóstico diferencial com núcleos acessórios de ossificação (os quais apresentam aspecto normal na cintilografia óssea)

Na ressonância magnética, a aparência da lesão irá depender do tamanho e do tempo de aparecimento do fragmento osteocondral. Assim, fragmentos osteocondrais pequenos e isolados podem ser de difícil visualização e necessitam das seqüências específicas para melhor detecção na imagem. Com a formação de tecido fibrovascular, a RM mostra lesão com baixo ou intermediário sinal em T1, e alto sinal em T2. Quando a lesão fica mais antiga e com separação fibrosa maior do sítio doador, há o surgimento de um proeminente mas irregular halo de alto sinal em T2, e uma interface que pode receber o fluido sinovial (pode então existir a formação de um cisto fluido adjacente). O sítio doador às vezes pode também mostrar complexas formações multicísticas para o interior da epifise subjacente. Desta forma, a RM é importante tanto para "demarcar" melhor a lesão no pré-operatório quanto para definir o seu prognóstico, bem como no acompanhamento pós-operatório. A artro-ressonância e também o uso de contraste venoso são técnicas de valor na avaliação da estabilidade *versus* instabilidade do fragmento e estado da cobertura cartilaginosa.

Quanto ao tratamento da OCD, este dependerá da idade dos pacientes e do fato de haver ou não a liberação de corpo livre. O tratamento conservador geralmente é indicação para crianças com fises abertas (imaturidade esquelética), oligossintomáticas e com fragmentos pequenos estáveis. Nessa situação, orientam-se a descontinuidade das atividades esportivas e fisioterapia assistida. Contudo, a literatura apresenta indefinições quanto ao tempo necessário para esperar pela melhoria dos sintomas nessas crianças. Alguns autores recomendam cirurgia para dor persistente (sem evidência de cicatrização), estendendo-se pelo período de 6 meses; outros acompanham por 9 meses para decidirem a cirurgia. Quanto esperar? De Guhl indica cirurgia artroscópica para pacientes com dor, idade óssea acima de 12 anos, lesão maior que 1 cm de diâmetro, e envolvimento da área de sustentação de carga. Conforme De Gauzy *et al.*, em um estudo prospectivo em 24 crianças com

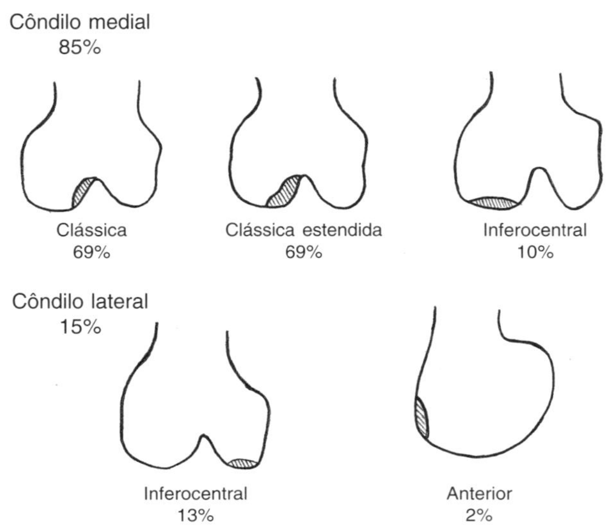

Figura 16.8. *Locais da OCD*

OCD e baixo nível de atividade esportiva, a persistência da dor não necessariamente significa a falência do tratamento conservador. No estudo destes autores, a resolução da dor ocorreu em um período médio de onze meses. De Gauzy *et al.* esperam até a resolução da sintomatologia, e se esta não ocorrer por causa da liberação do corpo livre, realizam a simples retirada. Temos adotado similar período para o acompanhamento com tratamento conservador dos nossos pacientes com fises abertas e sintomatologia persistente, porém mantemos concomitante avaliação por imagem para garantir os critérios de estabilidade. Se houver instabilidade radiológica durante esse período (não achamos razoável esperar pela soltura do fragmento) realizamos a artroscopia diagnóstica. Concordamos com Kokron quanto à necessidade de palpar o fragmento com *probe* para definir, em uma segunda fase, a estabilidade. A classificação artroscópica de De Guhl é a mais usada e consiste em: lesão intacta, lesão no início da separação, lesão parcialmente separada, crateras e corpos livres recuperáveis, crateras e corpos livres irrecuperáveis. Em adultos com diagnóstico conclusivo e sintomatologia dolorosa, está indicado o tratamento cirúrgico.

Assim, o tipo de procedimento cirúrgico definitivo a ser adotado dependerá dos achados na artroscopia. Na lesão intacta, devem ser feitas perfurações múltiplas com pino de Kirschner através das vias ântero-medial ou ântero-lateral. A profundidade das perfurações varia de 1 cm até 1,5 cm, objetivando formar uma área cruenta. No pós-operatório, é realizada fisioterapia para o fortalecimento do quadríceps e dos flexores de forma imediata, com uso de um *brace* protetor, não devendo ser permitida carga por quatro semanas.

A lesão no início da separação caracteriza-se por um excesso de mobilidade ao toque do *probe*, mas sem separação verdadeira. O tratamento deve ser feito com perfurações múltiplas até formação cruenta, e fixação do segmento com dois ou três pinos de Kirschner colocados pela via ântero-lateral. Os pinos são deixados sob as partes moles, facilmente palpáveis na região condilar do fêmur, e removidos por uma pequena incisão em 8 semanas pós-cirurgia. O pós-operatório é feito com reforço muscular do quadríceps e flexores, ganho de amplitude de 20º a 90º com o acompanhamento do fisioterapeuta e uso de *brace* até a retirada dos pinos (quando então é permitida a carga).

Na separação parcial, deve ser curetada a base da lesão, com interposição de enxerto esponjoso, caso necessário, e posterior fixação. Dependendo do tamanho do fragmento, também podem ser usados materiais tais como: parafusos canulados, "palitos ósseos", parafusos de Herbert, parafusos absorvíveis ou pinos de Kirschner. Nas crateras com corpos livres recuperáveis, segue o mesmo tratamento da separação parcial, adicionando perfurações múltiplas após a fixação. Quando usados pinos de Kirschner para fixação nessas duas situações, o PO deve ser similar ao adotado nas lesões com início de separação.

Nos casos em que é impossível salvar o fragmento, deve-se curetar a cratera e posteriormente realizar as perfurações múltiplas (PO imediato consiste em fortalecimento muscular, ganho de amplitude e liberação total de carga).

Em relação ao retorno aos esportes, adotamos a conduta de Canale. Quando se retira o fragmento (não havendo fixação), é liberada completa atividade esportiva em 6 semanas após a cirurgia; mas quando houver pinagem, retarda-se para um mínimo de 3 meses de pós-operatório.

Finalmente, é importante salientar as principais complicações advindas do tratamento cirúrgico de OCD: migração ou quebra do material de fixação, soltura de fragmento na articulação do joelho, praxia do nervo fibular, infecção superficial ou profunda, fístula sinovial, hematoma subcutâneo, não cicatrização da lesão e dor crônica.

Bibliografia

1. Bauer M, Jackson RW. Chondral lesions of the femoral condyles: a system of arthroscopic classifications. Arthroscopy 1988; 4:97-102.
2. Brittberg M, Lindahl A, Nilsson A, Ohlsson C, Isaksson O, Peterson L. Treatment of deep cartilage defects in the knee with autologous chondrocyte transplantation. N Engl J Med 1994; 331(14): 889-895.
3. Canale ST. Osteochondrits dissecans. In: Jackson DW. Master Techniques in Orthopaedic Surgery. New York: Raven Press, 1995; pp. 279-293.
4. Cortelazo MJ, Ferreira VL, Navarro RD, Affonso Filho AA, Carneiro Filho M. Tratamento da osteonecrose do côndilo femoral pela mosaicoplastia: descrição da técnica cirúrgica. Acta Ortop Bras 1999; 7(2):53-57.
5. De Gauzy JS *et al.* Natural course of osteochondrits dissecans in children. J Ped Orthop (Part B) 1999; 8:26-28.
6. De Guhl JF. Arthroscopic treatment of osteochondrits dissecans. Clin Orthop 1982; 167:65.
7. Hangody L, Kish G, Harpoti Z, Szerb I, Udvarhelyi I. Arthroscopic autogenous osteochondral mosaicoplasty for the treatment of femoral condylar articular defects. A preliminary report. Knee Surg Sports Traumatol Arthrosc 1997; 5:262-267.
8. Insall JN, Falvo KA, Wise DW. Chondromalacia patellae: a prospective study. J Bone Joint Surg 1976; 58A:1-5.
9. Jackson RW, Silver R, Marans H. The arthroscopic treatment of degenerative joint disease. Arthroscopy 1986; 2:114-119.
10. Johnson D. Chondral/osteochondral lesions. In: The Masters Experience Comprehensive Arthroscopy of the Knee. Chicago: The Arthroscopy Association of North America, 1999.
11. Kokron A. Alterações do crescimento na cartilagem. In: Camanho GL. Patologia do Joelho. São Paulo: Sarvier, 1996; pp. 314-322.
12. O'Driscoll SW, Keeley FW, Salter RB. Durability of regenerated articular cartilage produced by free autogenous periosteal grafts in major full-thickness defects in joint surfaces under the influence of continuous passive motion: a follow-up report at one year. J Bone Joint Surg 1988; 70A:595-606.
13. Outerbridge RE. The etiology of chondromalacia patellae. J Bone Joint Surg 1961; 43Br:752-753.
14. Pridie KH. A method of resurfacing osteoarthritic knee joints. J Bone Joint Surg 1959; 41Br:618-620.
15. Steadman J, Rodkvy W, Singleton S. Microfracture technique for full-thickness chondral defects. Op Tech Ortho 1997; 7(4):300-304.

Capítulo 17

Osteoartrose

Introdução

A osteoartrose (OA) apresenta importância fundamental no estudo das alterações que acometem o joelho. Este é o segmento articular mais acometido, representando cerca de 41% das lesões artrósicas. À medida que a população mais idosa aumenta em percentual nos países desenvolvidos, a relevância dessa doença se faz notar em dados estatísticos.

O acometimento em pacientes jovens não é, de forma alguma, condição rara, sendo a OA responsável em nosso país por cerca de 7,5% de todos os casos de afastamento do trabalho. Neste capítulo, de forma abrangente e especificamente para a gonartrose primária, serão enfocados a definição, a etiopatogenia, a história natural, o quadro clínico, métodos de diagnóstico e opções terapêuticas.

Definição, etiopatogenia e história natural

A OA é uma desordem articular que pode ser primária ou secundária a diversos fatores, apresentando mecanismos de degradação da cartilagem juntamente com alterações ósseas e remodelações significativas (não afeta apenas a estrutura cartilaginosa, mas envolve o osso subcondral, ligamentos, cápsula, membrana sinovial e músculos periarticulares). No joelho pode decorrer de episódios infecciosos, fraturas intra-articulares, lesões ligamentares com instabilidade, doenças reumáticas, fatores genéticos, desvios angulares aumentados em membros inferiores, alterações na articulação do quadril, e do próprio aumento da idade do indivíduo.

Apresenta como história natural um perfil evolutivo, com piora do quadro degenerativo e, conseqüentemente, da dor referida pelo paciente. Anatomicamente ocorre de forma associada uma eburnificação do osso subcondral e reações inflamatórias da membrana sinovial.

No joelho, pode estar localizada de forma isolada ou disseminada. Quando isolada, geralmente pode ser de três tipos: patelofemoral, do compartimento medial (mais comum), ou do compartimento lateral. Pode também abranger os dois ou todos os três compartimentos, ocasionando prognósticos distintos mais severos.

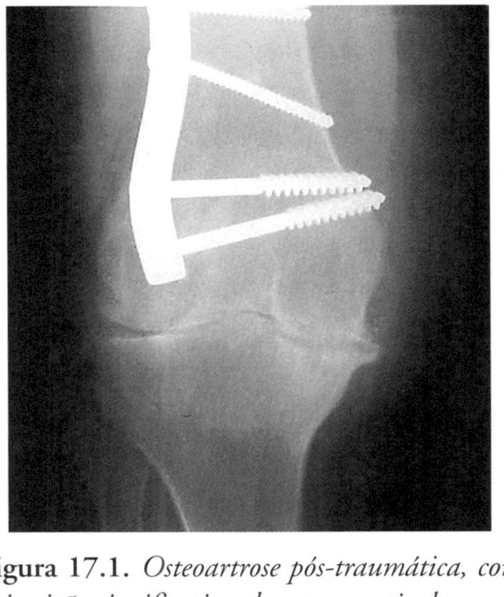

Figura 17.1. *Osteoartrose pós-traumática, com diminuição significativa do espaço articular medial*

Quadro clínico

O paciente que apresenta a gonartrose primária na fase mais inicial apresenta dor de certa forma bastante característica, piorando com o aumento de atividades físicas e com o apoio de carga no membro inferior ipsilateral, e melhorando perceptivelmente com o repouso.

No exame físico, visualiza-se na inspeção uma hipotrofia do quadríceps, de moderada a acentuada. Por conseguinte, existe um déficit da força muscular, a qual pode ser objetivamente mensurada (e, segundo alguns autores, pode inclusive ser considerado um fator de risco para a OA). Alguns indivíduos também apresentam varismo ou valgismo bilateral, geralmente de forma simétrica (atentar para o fato de que, clinicamente, a angulação normal do joelho é, em média, de 5º de valgo), e que deve sempre ser medido com o goniômetro pelo médico que examina.

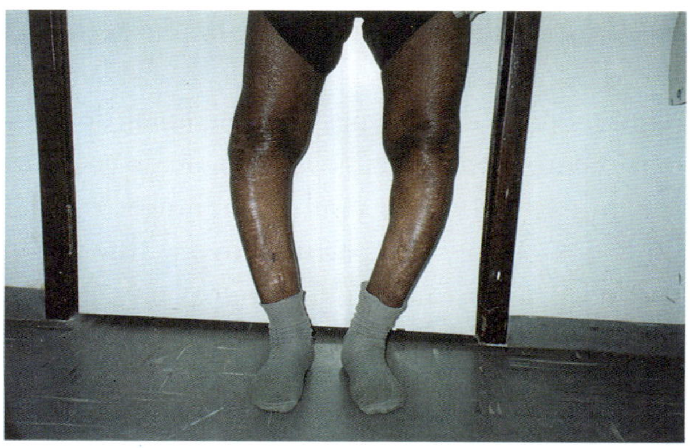

Figura 17.2. *Paciente com osteoartrose e varismo bilateral em joelho*

Associadamente, pode existir uma marcha em flexo do joelho com rotação interna da perna. Ocorre dor à palpação das partes moles (em ligamentos e tendões), crepitação ao movimento ativo e passivo, e limitação variável da mobilidade.

No tocante à dor, este importante sintoma ocorre em razão de diversos fatores, exceto pela própria lesão da cartilagem, que é aneural. Os fatores responsáveis pelo quadro álgico são, na sua maioria, hipertensão medular com alteração do fluxo sanguíneo, sinovite, microfraturas do osso subcondral, estiramento das terminações nervosas da cobertura de periósteo dos osteófitos, contato osso-osso subcondral e espasmo muscular.

Altman *et al.* descreveram um algoritmo baseado em cinco critérios clínicos de classificação da OA do joelho: 1) dor em joelho durante a maior parte dos dias do mês antecedente; 2) crepitação no movimento ativo da articulação; 3) rigidez matinal com duração menor do que 30 minutos; 4) idade maior do que 38 anos; 5) alargamento ósseo do joelho perceptível no exame físico. A OA está presente se existirem pelo menos um dos seguintes grupos de fatores: 1,2,3,4 / 1,2,5 / 1,5.

Métodos de diagnóstico

Os raios X convencionais costumam ser suficientes na avaliação de pacientes com OA do tipo primário. Está claro que se houver uma suspeita de artrose secundária por doenças reumáticas e sinovite associada, devem-se solicitar exames laboratoriais complementares (conforme comentado no Capítulo 13). Solicitam-se as incidências AP com apoio monopodálico, perfil, e axial de patela. Algumas vezes, em um varismo inicial, é útil solicitar a incidência de Rosenberg para visualizar melhor a zona de degeneração da cartilagem, que é mais posterior.

Os achados radiológicos mais comuns na OA do joelho incluem: estreitamento do espaço articular, esclerose subcondral, osteofitose e formação de cisto subcondral (ou pseudocisto). Um achado que revela uma complicação é a existência de corpo osteocondral.

Particularmente em indivíduos após a quinta década de vida, podem surgir alterações degenerativas não relacionadas à OA patelofemoral e que são observadas na inserção do tendão do quadríceps, no pólo superior da patela. Nos raios X em axial, essas alterações são visualizadas como cristas verticais bastante semelhantes a dentes, fato que levou Greenspan *et al.* a designarem a imagem radiológica como o "sinal do dente".

Quando possível, alguns ortopedistas preferem solicitar raios X panorâmicos do membro inferior (do quadril ao tornozelo) para quantificar em AP os graus de varismo ou valgismo e para a avaliação pré-operatória nas osteotomias e nas artroplastias totais de joelho. Nesses raios X devem ser conhecidos os eixos anatômico e mecânico. O eixo anatômico consiste no próprio eixo longitudinal do corpo femoral (com o valor em média igual a 5° de valgismo, quando relacionado com o centro do joelho). O eixo mecânico é uma reta unindo o centro da cabeça femoral às espinhas tibiais, e as espinhas tibiais ao centro da articulação tibiotársica (com valor em média igual a 1,2° de varismo, quando relacionado com o centro do joelho).

Para medir o ângulo femorotibial, devem ser traçadas a reta do eixo longitudinal do fêmur (centro-diafisária) e a reta do eixo longitudinal da tíbia em AP, com apoio monopodálico. A relação angular entre elas formada no centro do joelho corresponde, nos joelhos normais, em média a 5° de valgismo.

A classificação radiológica de Albach modificada por Keyes e Goodfellow é uma forma simples de avaliação por imagem do comprometimento da articulação: grau I – AP mostra redução do espaço articular; grau II – AP mostra obliteração do espaço articular; grau III – AP mostra atrito no plano tibial, e o perfil mostra a porção posterior do platô intacta menor que 5 mm; grau IV – AP mostra atrito de 5 mm a 10 mm, e o perfil mostra atrito estendendo-se à porção posterior do platô; grau V – AP mostra subluxação grave da tíbia, e o perfil mostra subluxação anterior da tíbia maior que 10 mm.

Kellgren e Lawrence descreveram uma outra classificação radiológica para determinar a severidade da OA, com base em cinco graus: grau 0 = nenhuma severidade, e sem achados de OA nos raios X; grau 1 = severidade duvidosa, e com mínimos osteófitos com duvidoso significado; grau 2 = severidade mínima, com osteófitos definidos e sem diminuição do espaço articular; grau 3 = severidade moderada, com diminuição moderada do espaço articular; grau 4 = severa, com grande diminuição do espaço articular, e esclerose do osso subcondral.

É importante salientar que não é incomum encontrar na prática uma dissociação clínico-radiológica em pacientes com OA (raios X mostrando severidade de padrão degenerativo, mas com pacientes apresentando sintomatologia branda).

Em casos de sinovite extensa, pode ser realizada artrocentese diagnóstica e de alívio. Na OA primária, geralmente há presença de líquido sinovial de viscosidade diminuída e com as seguintes características: contagem total de células brancas por milímetro cúbico de aproximadamente 600 (sempre menor que 2.000), leucócitos polimorfonucleares ao redor de 15%, concentração aumentada de cristais, e aparência variando de turvo a límpido.

Opções terapêuticas

O tratamento da OA envolve uma equipe multidisciplinar de profissionais de saúde (ortopedista, reumatologista, endocrinologista, terapeuta ocupacional, psicólogo, fisiatra e fisioterapeuta), com o objetivo de melhorar a qualidade de vida do paciente. Isso é alcançado com medidas preventivas e terapêuticas, e também sempre enfocando o aspecto educacional do próprio paciente e de sua família.

Um programa elaborado de exercícios regulares, visando à preservação da mobilidade funcional da articulação e o bom trofismo muscular, deve ser sistematicamente orientado pelo médico e pelo fisioterapeuta. A perda de peso deve ser uma meta assumida pelo próprio paciente e administrada pelo endocrinologista. A correta indicação para um suporte de peso (bengala contralateral nas artroses iniciais, e "andador" nas artroses severas bilaterais) ameniza sobremaneira a sintomatologia dolorosa até a definição pelo tratamento cirúrgico definitivo. Assim, o tratamento pode ser dividido didaticamente em clínico e cirúrgico, os quais devem ser do domínio do ortopedista em todas as fases evolutivas da doença.

Tratamento clínico

Medicamentos

Os analgésicos puros, como acetaminofeno ou paracetamol, podem ser utilizados em doses terapêuticas por curto período de tempo em pacientes sem comprometimento hepático prévio e com sintomatologia dolorosa não tão importante. Os medicamentos narcóticos (como o tramadol) devem ser evitados pelos efeitos colaterais desagradáveis e pela possível dependência no uso crônico.

Os AINHs por muito tempo foram uma alternativa de tratamento no quadro inflamatório com dor, mas representavam problema, notavelmente nos indivíduos idosos com úlceras pépticas. Mesmo em indivíduos sadios, em pré-operatório, deviam ser descontinuados duas semanas antes da cirurgia por apresentarem risco no tocante ao tempo de sangramento e na agregação plaquetária. Os inibidores seletivos específicos da COX_2 (enzima induzida pela injúria celular) representam assim um novo avanço na terapia antiinflamatória dos pacientes com OA. Esses medicamentos podem ser usados de forma mais ampla e cronicamente nos idosos, acarretando menores efeitos colaterais, principalmente no aparelho gastrointestinal. Isso é importante, especialmente ao considerar que em indivíduos com idade acima de 65 anos, 20% a 30% de todas as hospitalizações e óbitos por úlcera péptica foram secundários ao uso de AINH. Porém, os inibidores de COX_2 podem causar toxicidade renal, devendo ser usados com prudência em hipertensos e em indivíduos com insuficiência cardíaca congestiva, e claramente são contraindicados para insuficiência renal grave e em pacientes alérgicos à sulfonamida.

Não concordamos com o uso indiscriminado de corticosteróides via intra-articular no joelho, pois conforme os trabalhos experimentais de Salter, a aplicação repetitiva induz a "artropatia por hidrocortisona", com alterações degenerativas bastante progressivas. Contudo, em casos com perfil inflamatório agudo, resistentes à terapia sistêmica, podem ser administrados de forma excepcional. Nessa situação, é importante colocar o paciente sob o uso de muletas para favorecer o repouso da articulação pós-aplicação da injeção.

Alguns medicamentos condroprotetores conhecidos também como DMOAD ("Disease Modifying OA Drug") podem ser administrados por via oral, tais como: sulfato de glucosamina, piascledine, sulfato de condroitina, diacereína e a S-adenosilmetionina (SAM). O hialuronato de sódio (ácido hialurônico) e a orgoteína (superóxido dismutase) podem ser introduzidos por via intra-articular. O difosfato de cloroquina é um farmáco sintomático de emprego mais comum pelos reumatologistas.

A diacereína vem sendo cada vez mais usada em nosso meio pelos ortopedistas (50 mg duas vezes ao dia por 6 a 9 meses). Ela bloqueia a IL-1 (interleucina mais atuante na ativação da ação catabólica das metaloproteases), reduzindo a inflamação sinovial e lesões da cartilagem, mas deve ser usada preferencialmente em conjunto com AINH (pois não inibe isoladamente a síntese de prostraglandinas).

O hialuronato de sódio restaura a capacidade de proteção do líquido sinovial (viscoelasticidade), formando macroagregados e reduzindo a perda de proteoglicanos. É pela viscossuplementação que parece ocorrer a diminuição da dor nos pacientes submetidos ao tratamento intra-articular com esse medicamento. Mas, segundo alguns autores, ainda continua indefinida a quantidade de aplicações necessárias na articulação do joelho para alcançar um resultado ótimo para o paciente. Chahade relata resultados satisfatórios em 80%, com tolerabilidade e efeitos colaterais mínimos. Em nossa experiência, temos obtido melhores resultados em pacientes com OA incipiente e sintomatologia não intensa, com a melhora subjetiva parcial da dor começando a ocorrer após decorridos três meses do tratamento.

Alguns medicamentos, usados para outras causas, parecem diminuir a taxa de degradação da cartilagem articular, proporcionando clinicamente um retardo das lesões cartilaginosas. Destes, o mais recentemente introduzido no arsenal terapêutico da OA foi a doxiciclina, com a descoberta de sua função de inibidora das metaloproteases.

Finalmente, pelo fato de o paciente artrósico normalmente apresentar dor periarticular (às vezes entesopatias significativas, e com concentração sinovial de substância P elevada), podem ser usados medicamentos de ação tópica com efeito confortante. Cremes em cuja composição exista capsaicina (trans-8-metil-N-vanilil-6-nonemamida) agem inibindo a transmissão de estímulos dolorosos periféricos para o sistema nervoso central.

Fisioterapia

A fisioterapia tem uma importância fundamental no tratamento conservador do paciente com artrose de joelho. Podem ser realizadas medidas físicas, bem como exercícios supervisionados para recuperação funcional e melhora da dor.

As medidas físicas mais comumente usadas constituem modalidades térmicas, como aplicações de calor úmido superficial e gelo. Pelo risco de o calor aplicado profundamente ao plano subcutâneo aumentar a temperatura articular e provocar lesão da cartilagem (pela interferência danosa nas propriedades viscoelásticas do colágeno), deve-se preferir sempre a crioterapia. A ação do gelo acarreta uma vasoconstrição arteriolar juntamente com diminuição da flogose e da permeabilidade capilar, proporcionando alívio do espasmo muscular e analgesia. Usualmente, é satisfatória a aplicação de compressas de gelo por 10 minutos, três vezes ao dia. Não deve ser usada em pacientes com doença de Raynaud, hipersensibilidade ao gelo, rigidez articular, áreas com hipoestesia, deficiência circulatória e crioglobulinemia. A estimulação elétrica nervosa transcutânea, também chamada de TENS, promove uma liberação de endorfinas com melhora da dor, podendo ser adjuvante às técnicas de aplicação de gelo.

Alguns pacientes com OA desenvolvem contraturas de flexão no joelho, necessitando de fisioterapia intensiva com exercícios passivos e ativos assistidos, bem como fortalecimento muscular dirigido. Nesses casos, o ortopedista pode orientar o uso de *braces* (órteses) em extensão.

Geralmente há uma significativa diminuição da força de extensão do joelho artrósico. Por isso, podem ser necessários exercícios isométricos do quadríceps e exercícios progressivos de resistência. Isso faz melhorar a dor, aumentar a força e organizar a marcha. É preferível a prática desses exercícios em ambiente aquático (piscina), associadamente com ganho de amplitude por alongamento de tríceps sural e isquiotibiais.

Um outro ponto importante é a proteção da articulação do joelho pelo uso de bengala contralateral ao membro afetado, andador, palmilhas no sapato, e tênis com solado macio de absorção de alto impacto. A proteção é indicada principalmente visando a liberar o paciente para a prática de atividade aeróbica suave, a qual pode ser realizada como simples caminhada. As cunhas na palmilha podem ser especialmente úteis em joelhos com varismo e OA no compartimento medial. Segundo Yasuda e Sasaki, uma palmilha projetada com cunha não altera o centro de gravidade ou o ângulo femorotibial, mas ocorre uma mudança na posição espacial do membro inferior e o eixo mecânico torna-se mais aproximado da vertical, tanto quanto ocorre uma valgização do eixo do calcâneo em relação à articulação subtalar. Em conseqüência ao uso constante de uma palmilha bem indicada, há redução da carga excessiva no compartimento medial do joelho, e um fortalecimento do ligamento colateral lateral.

Tratamento cirúrgico

Os seguintes tipos de cirurgias são indicados para OA: artroscopia, osteotomia tibial, osteotomia femoral, artroplastia unicompartimental, artroplastia total e artrodese.

Artroscopia

Este é um tratamento intra-articular do joelho, o qual deve obedecer rigorosamente às suas indicações, para a obtenção de algum sucesso no tratamento da osteoartrose. Ele se justifica somente em pacientes jovens ou de meia idade, com padrão degenerativo não severo (grau I ou II de Ahlbach), sem mau alinhamento (varismo de até 5°), e com problemas mecânicos intra-articulares, como corpos livres (podendo ter uma sinovite crônica presente) e lesões meniscais associadas ou não à lesão de ligamento cruzado anterior. Com exceção desta situação, a artroscopia não mostra sucesso a longo prazo. Deve ser sempre considerada a possibilidade de quebra de material e lesões iatrogênicas ao ser tentada uma artroscopia em um joelho gravemente comprometido pela OA.

Nos casos relacionados como indicação, deve ser realizada a remoção dos debris cartilaginosos e a excisão parcial do menisco. Se houver lesão do LCA associada à OA, deverá ser realizada a reconstrução ligamentar para ser diminuída a ocorrência da evolução mais rápida da lesão cartilaginosa no joelho. As sinovites crônicas também quando associadas podem ser tratadas por via artroscópica. A aplicação intra-articular de polímeros por via artroscópica (*arthroscopic polimer resurfacing*) é um procedimento de vanguarda ainda não aprovado pela Federal Drug Administration (FDA), mas que é objeto de estudos em indivíduos com quadro de osteoartrose unicompartimental.

Osteotomia

Osteotomias tibiais valgizantes

Serão abordadas apenas as deformidades em varo associadas com OA de compartimento medial, pois as relacionadas com instabilidade ligamentar (varo, duplo varo e triplo varo) foram comentadas no Capítulo 11.

Mesmo em plena era das artroplastias de joelho, as osteotomias ainda continuam bastante populares em seu uso. Novas técnicas têm surgido recentemente, conferindo mais rapidez e precisão ao cirurgião ortopedista. É importante na osteotomia executada um planejamento cirúrgico metódico, tendo em vista a longevidade maior de nossos pacientes e a possibilidade de ser colocada uma prótese total no futuro. Isso é essencial para se evitar grandes ressecções ósseas no momento da osteotomia planejada.

As osteotomias tibiais costumam ser indicadas no tratamento da artrose na presença dos seguintes fatores: pacientes com idade média entre 50 e 60 anos, aumento de peso, dor localizada unicompartimental, artrose unicompartimental, varismo entre 5° e 15°, padrão radiológico de Ahlbach grau III (pois os ligamentos cruzados devem ainda estar intactos), atividade de vida diária prejudicada, contratura em flexo inexistente ou até 20°, um baixo momento adutor, um arco de movimento de, no mínimo, 100° (alguns autores consideram no mínimo 90°), e ausência de defeitos ósseos severos. Assim, a osteotomia tibial é muito bem indicada quando consegue retardar a artrose gerada por um desalinhamento em varo em um paciente ainda não tão idoso.

Conforme o trabalho de Debeyre e Patte, a osteotomia não só redistribui a carga que passa através da articulação do joelho, mas também modifica o aporte sanguíneo. Arnoldi *et al.* relacionaram a eficácia da osteotomia à diminuição da pressão venosa intra-óssea. Contudo, existem outros pontos de vista. Alguns autores como Koshino e Ranawat relatam que o principal efeito é o mecânico, e não vascular. De qualquer forma, segundo Bergenudd *et al.*, estudos realizados após dois anos da osteotomia tibial têm demonstrado desenvolvimento de fibrocartilagem no compartimento medial.

Na prática, os objetivos dessa cirurgia consistem em aliviar a dor do paciente, realinhar o membro inferior, preservar a mobilidade e aumentar a estabilidade pelo retensionamento dos ligamentos.

Existe uma diversidade de técnicas adotadas para a osteotomia tibial valgizante. Didaticamente, elas podem ser classificadas em três categorias: dômus, cunha fechada e cunha aberta.

A osteotomia em dômus, originalmente idealizada por Maquet, permite a fixação com pinos acima e abaixo do corte da osteotomia cupuliforme para facilitar a correção. Em casos de artrose patelofemoral, pode ser realizada por este método a translação anterior da parte inferior ao corte da osteotomia. Temos adotado a osteotomia em cúpula para pacientes com artrose e varismo de moderado a grave, que não necessitem de movimentação precoce e tenham boas condições de pele para suportar o gesso. É realizado um plano de corte em cúpula na tíbia em região supratuberositária usando o osteótomo (não usamos a serra oscilatória elétrica porque o efeito térmico aumenta o tempo para consolidação), bem como é feita uma osteotomia oblíqua da fíbula entre o terço médio e o terço distal da perna. São deixados de 8° a 10° de valgismo. É então colocado um aparelho gessado cilíndrico inguinopodálico, moldado em três pontos (por cima do maléolo medial, por cima da face lateral do joelho, e na parte súpero-medial proximal da coxa). É realizado acompanhamento ambulatorial, permitindo marcha parcial com muletas, e, se necessário, podem-se fazer trocas de gesso para correção do valgismo. O tempo médio de uso do cilindro gessado é de 60 dias, sempre com avaliação radiológica para observar a consolidação óssea.

A osteotomia proximal de fechamento em cunha, originalmente idealizada por Coventry, é uma outra técnica bastante popular no tratamento cirúrgico de correção do "varo artrósico" no joelho. Nesta técnica, é importante o conhecimento pré-operatório do ângulo femorotibial e do eixo mecânico. Para o eixo mecânico devem ser visualizados raios X panorâmicos; o varismo encontrado irá determinar a indicação da cirurgia (osteotomia está indicada em varismo com menos de 15° no eixo mecânico). É determinado então o alinhamento em varo do joelho no ângulo femorotibial em raios X em AP, e desenhada a cunha triangular com base lateral necessária para correção. Para pacientes de pequena estatura (conformação óssea mais reduzida), adota-se a seguinte equivalência: 1 mm do osso representa 1° de correção. Para pacientes maiores em tamanho, 10 mm de osso removido geralmente determina 8° de correção. Novamente ressaltamos que sempre tendemos a hipercorrigir (de 8° a 10° de alinhamento em valgo no ângulo femorotibial, ao desenhar a cunha).

Na osteotomia com fechamento em cunha, o acesso deve ser lateral, desde o rebordo articular até a região pouco abaixo da tuberosidade anterior da tíbia. Após a exposição da região proximal da tíbia, ressecar a cunha com um corte proximal supratuberositário paralelo à interlinha, e um segundo corte em ângulo com vértice na cortical medial. A osteotomia da fíbula pode ser feita no colo ou na diáfise, podendo também ser realizada opcionalmente a secção da sindesmose tibiofibular.

A fixação da osteotomia em cunha pode ser realizada de várias formas: grampos de Coventry com degrau, sistema placa-lâmina, placas AO com parafusos, e parafusos com amarrilhos.Em relação aos grampos de Coventry, não devem ser usados em ossos osteoporóticos, pois geralmente tendem à falência com soltura. A fixação com placa-lâmina necessita de uma maior exposição da ferida operatória, para uma ampla exposição da face lateral da tíbia. Brunner e Weber desenvolveram um sistema de fixação com uma placa semitubular do tipo AO associada a um parafuso tirante, para permitir deambulação com carga precoce na fase pós-cirurgia. Segundo Paccola, o tipo de fixação usando placa semitubular apresenta algumas complicações, como rompimento da camada proximal do osso (entre a osteotomia e a entrada da placa na epifíse) e a incorporação de osso nos furos da placa. Em nosso meio, Calapodopulos e Paccola idealizaram um implante modelo trapezoidal com três orifícios, apresentando resistência e estabilidade superior à placa semitubular em testes de flexão.

Na possibilidade de uso de um intensificador de imagem, é extremamente interessante a cirurgia desenvolvida por Puddu: a osteotomia proximal de abertura fixada com placa-calço. Esta consiste em uma técnica relativamente nova em nosso meio, na qual não há necessidade de ser feita a osteotomia da fíbula (que vai agir pela sua integridade como uma verdadeira "tala estabilizadora"). É realizado um acesso na face medial da metáfise tibial, distante cerca de 4

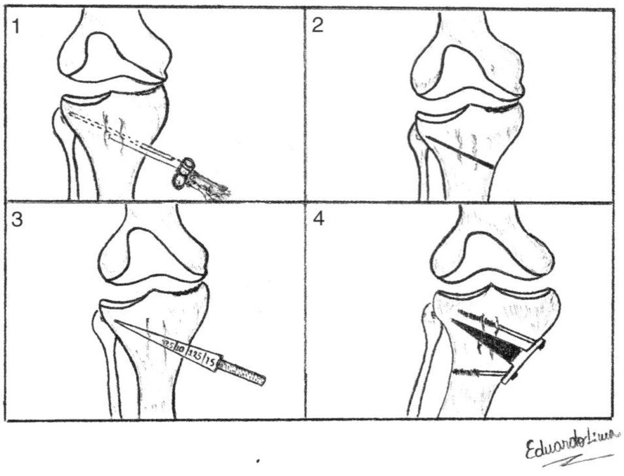

Figura 17.3. *Cirurgia de Puddu*

cm da interlinha da articulação. Secciona-se o ligamento colateral medial superficial 1 cm acima de sua inserção tibial. Sob controle fluoroscópico, é introduzido um pino de Kirschner obliquamente e direcionado ao tubérculo de Gerdy, que servirá como guia para o corte efetuado pela serra ou osteótomo. É feita a osteotomia incompleta sob visão do intensificador, preservando a parte lateral em 0,5 cm a 1 cm, quando então é introduzido um instrumento conhecido como diapasão-cunha (ou *wedge opener*) no corte pré-realizado. Este diapasão é calibrado de 7,5 mm a 15 mm, servindo para definir a correção angular que se deseja obter. Deve-se colocar a placa que corresponda ao número milimetrado conferido pelo diapasão de forma prática, introduzindo-a para ocupar o seu espaço. A pequena placa é fixada proximalmente por um parafuso longo esponjoso, e distalmente por um parafuso cortical. O defeito ósseo deve ser preenchido preferencialmente por enxerto autólogo de crista ilíaca (para placas medindo entre 5 mm e 7,5 mm, usar 10 mm a 15 mm de enxerto). O pós-operatório é realizado com uso de *brace* no membro inferior, movimentos de flexoextensão passivos e ativos assistidos pelo fisioterapeuta, carga parcial com um mês, e carga total com 45 dias.

Uma outra forma de tratar cirurgicamente as deformidades em varo com artrose do compartimento medial do joelho é utilizando fixadores externos. Nesse aspecto, a maioria dos autores nacionais tem relatado a aplicação do fixador de Ilizarov. Camargo *et al.* realizaram um estudo comparativo entre os métodos de fixação por grampos e por fixadores externos de Ilizarov, tendo os últimos uma maior taxa de complicações (maior derrame e edema no pós-operatório, e dor no local de inserção dos fios na pele).

As principais complicações gerais das osteotomias tibiais valgizantes são: subcorreção, perda da correção, pseudo-artrose, retardo de consolidação, fratura intra-articular iatrogênica, dor persistente, necrose do fragmento proximal, falência de material de síntese, flebite ou embolismo pulmonar, paralisia do nervo fibular, deiscência de sutura e infecção.

Osteotomias femorais varizantes

A deformidade em valgo acarreta, além da artrose em compartimento lateral, uma marcante hiperpressão patelofemoral externa. Desta forma, faz-se necessário um estudo radiológico acurado da articulação patelofemoral. Será abordada, neste item, a artrose de compartimento lateral isolada e valgismo associado.

Insall nos ensina que a deformidade em valgo é uma contra-indicação à osteotomia tibial, pois essa cirurgia, neste caso, produz uma obliquidade do eixo da articulação do joelho no plano coronal, conduzindo uma transferência de peso à face lateral da espinha tibial. Progressivamente, essa obliquidade tende a fazer com que o fêmur subluxe medialmente sobre a tíbia. Dessa forma, o sítio de escolha da osteotomia varizante deve ser a região supracondiliana do fêmur. Contudo, Morrey indica osteotomia tibial proximal varizante para pacientes que tenham menos que 10° de valgismo no ângulo femorotibial, deixando a osteotomia femoral varizante supracondiliana como procedimento adotado para os pacientes com ângulo femorotibial maior que 15° de valgismo. Preferimos concordar com Insall, e não adotar as osteotomias tibiais para correção de valgo. Nos casos de valgismo muito pequeno, provavelmente a deformidade é assintomática.

As contra-indicações relativas para osteotomias femorais varizantes costumam ser: contratura em flexo maior que 20°, arco de movimento menor que 100° (alguns autores consideram menor que 90°), pobre qualidade óssea, instabilidade severa, artrose patelofemoral avançada e artrose tricompartimental.

O planejamento pré-operatório deve ser minuciosamente realizado, sendo o fator decisivo para o sucesso da osteotomia. A não-observância disso acarreta complicações de difícil resolução. Um *follow-up* suficientemente amplo e descrito na literatura é, de certa forma, raro. Assim, não consideramos a osteotomia femoral uma "panacéia" terapêutica que pode ser usada sem critérios rígidos de planejamento. Novamente, conforme visto para as osteotomias tibiais, deve-se calcular o ângulo femorotibial e determinar o eixo mecânico e o anatômico. O objetivo da osteotomia femoral varizante é restaurar o ângulo femorotibial a 0°.

A face lateral na região supracondiliana do fêmur é o melhor local para a fixação com placas na osteotomia, pois estas vão agir como uma "banda de tensão". Porém, essa técnica pode exigir duplo acesso (um para fazer a cunha medialmente, e o outro para a colocação da placa lateralmente). Desta forma, alguns cirurgiões têm realizado osteotomia supracondiliana com fixação da placa na face medial do fêmur. Uma boa opção consiste em uma abordagem única em linha mediana e longitudinal, favorecendo exposição das faces medial e lateral do fêmur e colocando o implante sempre lateralmente. O tipo de implante varia de acordo com a preferência do cirurgião, podendo ser usada placa-lâmina de 90°, com autocompressão dinâmica ou sistema com parafuso deslizante; contudo, é importante a colocação de enxertia óssea de crista ilíaca.

Em 1987, Aglietti *et al.* relataram uma técnica de osteotomia supracondiliana femoral em forma de V no plano frontal, retirando apenas 2 mm de osso dos segmentos proximais anterior e posterior da cortical medial proximal para a sua penetração na metáfise distal. Esses autores deixaram como resultado final da cirurgia um alinhamento em valgo de 1° a 2°.

Atualmente, uma excelente opção para as deformidades em valgo que necessitem ser corrigidas por osteotomia é a osteotomia pela técnica de Puddu. Assim como na tíbia, o método de fixação é bastante eficaz e simples. A placa consiste originalmente de quatro parafusos corticais proximais e de dois parafusos esponjosos distais. Feita a incisão lateral na extremidade distal da coxa do paciente, e usando um retrator femoral para expor de forma mais ampla, é introduzido (sob o controle do intensificador de imagens) um pino de Steinmann obliquamente em direção à inserção do ligamento colateral medial. É então realizada a osteotomia de forma incompleta, bem justaproximal ao pino de Steinmann, e colocado o diapasão-cunha (o qual é calibrado de 5 mm a 17,5 mm). Após a aplicação da placa conforme a mensuração do diapasão, é feito o controle do alinhamento para 0° e fixada a placa com posterior colocação de enxertia óssea da crista ilíaca. O pós-operatório é idêntico ao da osteotomia da tíbia, apenas diferindo no tempo de liberação da carga total, que passa a ser de 60 dias.

Artroplastia unicompartimental

A artroplastia unicompartimental tem sua indicação em pacientes sedentários e com baixo peso, com idade acima de 60 anos, com osteoartrose em apenas um compartimento do joelho, e com amplitude articular mínima de 90°. Joelhos apresentando sinovites inflamatórias crônicas (especialmente em pacientes acometidos por artrite reumatóide, gota ou pseudogota), com contratura em flexo acima de 5°, apresentando mais que 15° de deformidade angular, com instabilidade por ausência de ligamento cruzado anterior, com frouxidão acentuada de ligamento colateral medial e com eburniação da cartilagem patelar, são formalmente contra-indicados para esse tipo de artroplastia, por determinarem taxa maior de falência. A substituição unicompartimental apresenta-se essencialmente, desta forma, como uma cirurgia de seletiva indicação, comprometida com muitos critérios que devem ser seguidos rigorosamente pelo ortopedista para oferecer bons resultados.

Em 1980, Insall e Aglietti revisaram 32 artroplastias parciais em 30 pacientes, com *follow-up* em apenas 22 joelhos. Dos pacientes operados, foram necessárias 16 patelectomias e dois *releases* laterais no ato cirúrgico. No *follow-up* não houve bons resultados, com nítida evolução da osteoartrose e dor residual. Em um trabalho de 1993, Insall e Stern examinaram 228 joelhos com indicação para artroplastia total, encontrando apenas 6% com obediência aos critérios de indicação para artroplastia parcial.

Contudo, mais recentemente alguns autores relataram resultados bastante satisfatórios, principalmente quando selecionaram de forma restrita os seus pacientes. Segundo Scott, pode ser a única artroplastia necessária em pacientes com idade acima de 80 anos. Os resultados deste autor em dez anos mostram taxas de sucesso no mínimo comparáveis à artroplastia tricompartimental. Ainda conforme Scott, é uma artroplastia com qualidades inerentes: poucas complicações precoces, facilidade de conversão em prótese total do joelho (pois preserva ambos os ligamentos cruzados e estoque ósseo), oferece realinhamento anatômico, mantém praticamente inalterada a cinemática do joelho e tem tempo cirúrgico reduzido quando comparada à artroplastia total (com recuperação no pós-operatório mais rápida). A subcorreção acarreta um excessivo desgaste sobre o componente da prótese, e a hipercorreção resulta em degeneração mais rápida no compartimento não operado.

Em nosso meio, Rossetti *et al.* avaliaram 48 joelhos em 37 pacientes submetidos à artroplastia unicompártimental em um *follow-up* de 26 meses, tendo encontrado as seguintes complicações: trombose venosa profunda em 1 caso, tendinite da "pata de ganso" em 3 casos, distrofia simpático-reflexa em 2 casos, fratura de estresse em 1 caso, dor no início das atividades em 15 pacientes, e afundamento dos componentes tibiais em dois joelhos em um mesmo paciente (que necessitou de revisão com substituição por ATJ).

Há uma grande polêmica no meio ortopédico em relação às vantagens da osteotomia sobre a substituição unicompartimental. A osteotomia parece ser mais vantajosa, principalmente em pacientes mais jovens e ativos, com carga ou peso maior sobre os joelhos.

Assim, os pacientes com OA de joelho que não se enquadram nas indicações de osteotomia acima relatadas e que satisfaçam os muitos critérios exigidos já expostos podem ser beneficiados pela artroplastia unicompartimental de forma satisfatória. Mas, na nossa opinião, por ser o universo de indicação da unicompartimental bastante reduzido, apresenta uma menor abrangência quando comparado à ATJ.

A artroplastia unicompartimental apresenta diversas técnicas dependentes do tipo de prótese usada e do instrumental para inserção dos componentes femoral e tibial (geralmente formados por ligas metálicas e polietileno). Mas todas elas devem seguir preceitos técnicos básicos relacionados com a biomecânica do joelho.

Um novo tipo de tratamento cirúrgico vem se impondo atualmente nos Estados Unidos, a chamada hemiartroplastia tibial para osteoartrose unicompartimental usando espaçador em "forma de rim" (*Unispacer*). Porém, é uma técnica extremamente nova com *follow-up* insuficiente para resultados consistentes e definitivos na literatura. É um procedimento cirúrgico mais simples do que a tradicional artroplastia unicompartimental, não requerendo fixação mecânica e nem os cortes ósseos ou cimentação na articulação do joelho. O material é feito de cromo-cobalto e é ofertado em várias dimensões para peso e tamanho dos pacientes. Observando resultados individuais preliminares, esta cirurgia parece ser bem indicada em pacientes com artrose medial isolada e com joelhos varos, possibilitando a diminuição da dor e fornecendo estabilidade articular com realinhamento e restauração de tensão ligamentar.

Artroplastia total do joelho

A artroplastia total do joelho (ATJ) é um procedimento cirúrgico de alta complexidade e grande porte, indicado para pacientes acometidos por artrose tricompartimental avançada (seja secundária ou primária) e que clinicamente apresentem restrição de função, deformidade e dor acentuada. É a última fase do tratamento administrado, geralmente sucedendo a medidas conservadoras ou até a procedimentos cirúrgicos mais econômicos. Tem o objetivo de aliviar a dor, aumentar a mobilidade, conquistar estabilidade e corrigir deformidades. Quando o acometimento é bilateral, a ATJ pode ser realizada em uma ou duas etapas. Existe uma tendência mais atual de serem realizadas as cirurgias em um único tempo, principalmente quando realizadas em um centro médico com unidade de terapia intensiva especializada, com equipe médica multidisciplinar altamente treinada, e com infra-estrutura permanente para um excelente suporte clínico no pós-operatório. O risco em realizar ATJ bilateral em uma única etapa aumenta nos pacientes idosos, principalmente quanto à síndrome da embolia gordurosa.

Insall relata que pacientes com artrite reumatóide, independentemente da idade, com quadro doloroso persistente e deformidade severa, são bons candidatos para ATJ. Já para os pacientes com osteoartrose primária, três conceitos devem ser particularmente valorizados: atividade, idade e peso. Insall inicialmente preconizou como limite para bons resultados a idade acima de 60 anos. Isso se deve ao maior risco de soltura asséptica, necessitando de um maior número de cirurgias de revisão durante o curso da vida. Esse conceito vem sofrendo modificações, pois o próprio grupo de Insall, avaliando 103 joelhos de pacientes jovens (idade média de 51 anos) submetidos à artroplastia total, encontrou resultados bastante interessantes: a maioria dos pacientes mudou os hábitos sedentários impostos pela limitação da artrose para atividades que exigiam esforço físico; mudou também de caminhadas restritas e curtas para atividades recreacionais como ciclismo e natação. Neste estudo, talvez o mais surpreendente foi que a sobrevida média dos componentes da prótese em 94% dos pacientes consistiu de 18 anos de pós-operatório. Em relação ao peso, Stern e Insall examinaram 182 pacientes (257 joelhos) que tinham sido submetidos à ATJ com 2 a 5 anos de evolução de PO, encontrando 30% e 14% de problemas patelofemorais respectivamente para os pacientes obesos e não obesos. Lotke reviu 50 artroplastias totais em 40 pacientes com obesidade mórbida e comparou as complicações com 1.768 artroplastias totais em 1.539 pacientes não obesos mórbidos. A taxa de complicações perioperatórias foi significativamente mais alta no primeiro grupo, principalmente apresentando deficiente cicatrização de pele, infecção e avulsão do ligamento colateral medial. Este autor considera que essas complicações podem ser evitadas por técnica cirúrgica meticulosa. Entretanto, não recomenda a perda de peso antes da cirurgia para pacientes com obesidade, pois isso determinaria um grau de deficiente nutrição, o qual levaria a problemas maiores na cicatrização da pele.

A contra-indicação mais absoluta em ATJ é a infecção ativa; mas sendo este problema tratado de forma conveniente e debelado qualquer indício de processo infeccioso persistente, pode então o cirurgião que se dedica à artroplastia realizar a

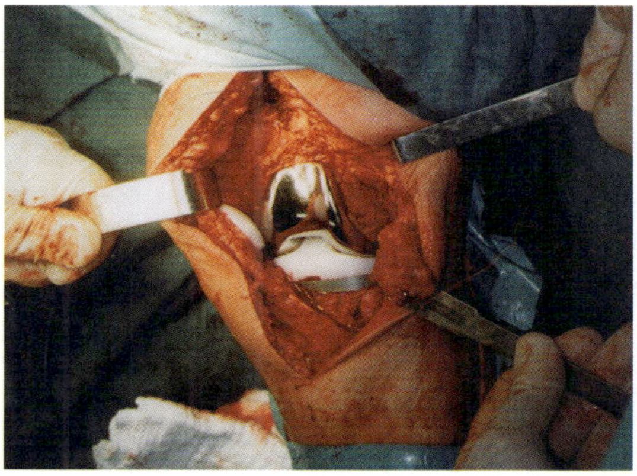

Figura 17.4. *Aspecto final da colocação de prótese total*

cirurgia. Algumas situações ainda são consideradas contra-indicações pelo risco de falência no pós-operatório: joelho artrodesado, recurvatum associado com paralisia muscular, e atrofia quadricipital.

De um forma mais geral, as próteses totais de joelho podem ser classificadas em relação ao grau de restrição mecânica ou às características geométricas do desenho. No primeiro caso, elas podem ser consideradas como: A) *constrained* (comprimida); B) *semiconstrained* (semicomprimida); C) *unconstrained* (não comprimida). No segundo caso, elas podem ser: A) próteses de substituição de superfície (unicondilares ou bicondilares); B) próteses em dobradiça ou articuladas (livres ou rígidas). Atualmente, a tendência é usar próteses semicomprimidas, havendo um grande número de modelos diferentes de prótese oriundo do sistema condilar total. O "desenho ideal" é aquele que possa oferecer um estresse de contato baixo com forças comprimidas baixas, otimizando para uma prótese com mobilidade e congruência. A diversidade de modelos existentes no mercado permite ao cirurgião escolher aquela em que sua experiência é maior, com resultados mais eficazes. Há ainda questões filosóficas de difícil consenso em relação à tópicos, como: 1) sacrificar ou reter o ligamento cruzado posterior?; 2) *resurfacing* da patela em todos os casos?; 3) cimentar componentes, não cimentar ou híbrida? Esses questionamentos devem ser analisados separadamente.

No tocante à preservação do LCP, estudos de longo seguimento com base em avaliação clínica têm demonstrado resultados bastante similares ao sacrificar ou reter esse ligamento. Scuderi relata que, em casos de deformidades angulares fixas do joelho, a melhor conduta é a ressecção do LCP para restaurar o alinhamento normal pelo balanço dos ligamentos colaterais. Em deformidades mínimas, o LCP pode ser conservado se assim preferir o cirurgião (pois, teoricamente, auxilia no movimento de rolamento na flexão e reduz o estresse sobre a superfície articular). Becker, Insall e Faris argumentam que, em artroplastias com ressecção rotineira do LCP, os problemas de tensionamento desse ligamento poderiam ser evitados.

A realização de *resurfacing* da patela em todos os casos de OA primária também é alvo de controvérsias na literatura moderna. Embora se saiba que as complicações patelofemorais são responsáveis por metade de todas as complicações existentes no universo da ATJ, questiona-se se de fato o fator *resurfacing* seria o principal responsável por esses danos. Wright acredita que fatores como a técnica cirúrgica e a anatomia óssea e de partes moles do joelho são mais decisivos nesta responsabilidade, e que o *resurfacing* tem mostrado ser uma técnica de valia no alívio da dor e no ganho da função. Autores como Boyd *et al.* tiveram bem menores complicações em pacientes com *resurfacing* da patela quando comparados àqueles sem *resurfacing*. A controvérsia existe e permanece. Em nosso meio, Turqueto *et al.* não encontraram diferenças ao avaliar ambas as técnicas, sugerindo a não-realização habitual do "resufacing" em OA primária em razão de possíveis complicações, como alterações de vascularização óssea e diminuição da resistência da patela. Já para os pacientes com OA secundária à artrite reumatóide, há unanimidade na indicação de *resurfacing*, com nítida melhora da dor no seguimento de pós-operatório.

Quanto à cimentação (metilmetacrilato), as próteses podem ser totalmente cimentadas, totalmente sem cimento e híbridas (fêmur sem cimento, mas patela e tíbia cimentadas). As totalmente cimentadas são, em nossa opinião, a melhor escolha, principalmente para os pacientes mais velhos. Ao não se colocar nenhum cimento como forma de fixação, deve-se ter em mente que o mecanismo ocorre por crescimento ósseo dentro da prótese, o que requer uma superfície porosa apropriada e osso viável. Rosenberg e Galante têm utilizado próteses não cimentadas seletivamente em pacientes com menos de 60 anos, ativos e com boa saúde geral. Esses autores argumentam que estes pacientes apresentariam maiores riscos de afrouxamento com componentes cimentados. Porém, pelo fato de não haver ainda estudos de longo prazo com resultados consistentes e de as conclusões objetivas a respeito da facilidade de revisões dessas próteses ainda não terem sido confirmadas, a maioria dos autores ainda preconiza a artroplastia cimentada. Nas próteses híbridas, embora haja resultados favoráveis à curto prazo, existem fatores ainda bastante desvantajosos, como a possibilidade de aumentar o sangramento no pós-operatório e o alto custo.

Entre os fatores mais importantes relacionados para evitar a soltura asséptica das próteses está o necessário e correto alinhamento dos componentes durante o ato operatório. Mais recentemente, visando a um alinhamento extremamente exato com cortes estabelecidos, foram criados sistemas de artroplastia total do joelho por navegação. Existem dois tipos de sistemas que coletam dados intracirúrgicos: os que usam imagem (por exemplo, guiados por um intensificador de imagens) e os que não usam imagem. Miehlke *et al.* relizaram 140 artroplastias de joelho usando o sistema de navegação Orthopilot®, e em um estudo separado compararam esta técnica com a artroplastia por instrumentação manual. Esses autores concluíram, pela análise comparativa, que o sistema de navegação contribui para uma alta precisão cirúrgica. Esse sistema entrou em uso de forma pioneira no Brasil, no Instituto de Ortopedia e Traumatologia da Faculdade de Medicina da Universidade de São Paulo. O equipamento é informatizado e robotizado, sendo composto de duas câmeras de TV e sensores conectados ao membro inferior e ao computador central.

O pós-operatório da ATJ envolve também preocupações bastante sérias relacionadas com a idade e o estado geral de saúde do indivíduo operado. Se o cirurgião tiver um protocolo organizado para o pós-operatório de seus pacientes, possivelmente terá mais condições de prever ou evitar as complicações mais comuns que possam acontecer. Na grande maioria dos serviços nos EUA, o membro operado é colocado em um aparelho de movimento passivo contínuo (CPM ou *continuous passive motion*), com o intuito de beneficiar a mobilidade e o fluxo venoso. Uma boa conduta é realizar, quando disponível, o uso do CPM logo após a cirurgia, com um ajuste para amplitudes entre 0º e 45º. A evolução da flexão do aparelho se dá geralmente em 10º por dia, ou conforme a tolerância. É permitido ao paciente levantar de forma assistida da cadeira no primeiro dia. O fisioterapeuta deve então manter um acompanhamento regular durante toda a internação, fazendo analgesia com bolsa de gelo e iniciando os treinos de marcha com auxílio de andadores logo no segundo dia de PO, bem como exercícios passivos/ativos assistidos/ativos/isométricos para quadríceps/isométricos para isquiotibiais, e treino em escadas. No quinto dia, geralmente ocorre a alta hospitalar e orientação para controle ambulatorial com o cirurgião. Temos optado por colocar um *brace* em extensão apenas para a deambulação por três semanas. A muleta é então retirada na terceira semana. O fortalecimento muscular deve ser orientado pelo fisioterapeuta por pelo menos seis semanas e até, se possível, os três meses. Normalmente, após esta época, os pacientes já retornam às suas atividades prévias.

A profilaxia de trombose venosa profunda deve sempre constar do protocolo. Como em 40% dos pacientes operados há venografias positivas (com 95% de precisão) e com quadro assintomático, a tendência é optar por profilaxia. Consideram-se risco alto para TVP os pacientes submetidos à artroplastia total de joelho. Assim, os fatores determinantes para a trombose venosa profunda são: lesão endotelial, estase venosa e hipercoagulabilidade. As medidas profiláticas no pós-operatório mais comumente relatadas na literatura são: movimentação e deambulação precoces, uso de meias compressivas em membros inferiores, estimulação elétrica muscular, compressão pneumática intermitente das panturrilhas, uso de medicamentos (heparina não fracionada, heparina-diidroergotamina, heparina de baixo peso molecular, dextran, ácido acetilsalicílico, anticoagulantes orais) e hidratação generosa com reposição hidroeletrolítica. Alguns esquemas profiláticos são mais usados na prática e assim propostos: 1) warfarin 5 mg a 10 mg (iniciado na noite anterior da cirurgia e mantido preferencialmente por seis semanas); 2) heparina de baixo peso molecular (enoxaparina iniciada com a dose de 7.500 UI SC 12 horas após a cirurgia, e manutenção da mesma dose a cada 12 horas); 3) dextran (primeira dose de 500 ml na cirurgia, e a mesma dose a cada 24 horas até a alta hospitalar); 4) heparina não fracionada (5.000 UI SC iniciada 2 horas antes da cirurgia, e mantida de 8 em 8 horas). Deve ser feito controle rigoroso do tempo de protrombina a fim de evitar sangramentos anormais. A engenharia genética, mais modernamente, está colocando à disposição do médico (ainda em fase de aprovação pelo FDA) uma nova categoria de medicamento mais puro que as heparinas tradicionais e conhecido como fondaparinux (nome comercial: Arixtra®), oriundo de técnicas de manipulação molecular e com alta seletividade.

Crê-se que a mais dramática complicação da ATJ é a infecção pós-operatória. Wilson, Kelley e Thornhill avaliaram 4.171 artroplastias totais de joelho, encontrando um índice de infecção correspondente a 1,6%. Alguns fatores de risco foram encontrados: artrite reumatóide, deiscência, cirurgia prévia em OA, obesidade e uso de esteróide. Neste mesmo estudo, os autores encontraram predominância de *S. aureus*, *S. epidermidis* e *Streptococos*; tendo usado antibioticoterapia venosa baseada nos achados dos germes.

O processo infeccioso no PO pode ser percebido por dor (> 90%), limitação funcional, flogose localizada, presença de fístulas (raras), hemograma infeccioso, febre (rara), derrame articular, cultura de secreção intra-articular positiva, e raios X mostrando sinais de soltura da prótese (com erosão endosteal, rara reação periosteal, podendo haver ou não a presença de ossificação heterotópica periprótese). Usamos a classificação proposta por Tsukayama e Gustilo para avaliar quanto ao grau cronológico de evolução: 1) intra-operatória – infecção latente detectada em culturas durante a cirurgia; 2) precoce – infecção com aparecimento em duas a quatro semanas; 3) tardia – infecção após quatro semanas.

As condutas de tratamento em casos de infecção pós-ATJ são bastante controversas na literatura, variando em uma ampla gama de opções, dependentes do caso e da experiência do cirurgião: A) manutenção da prótese com desbridamento articular e antibioticoterapia venosa associada (resultados pobres em casos tardios); B) desbridamento articular com retirada da prótese e colocação de cimento com antibiótico como "espaçador" em primeiro tempo, antibioticoterapia venosa associada, e reimplante da prótese em um segundo tempo após seis semanas (melhores resultados); C) amputação e antibioticoterapia venosa associada (em infecções profundas com grave comprometimento de partes moles e quadro séptico com risco de vida); D) retirada da prótese, com artrodese e antibioticoterapia venosa associada. A cefalosporina de quarta geração 1 g EV 12/12 horas é uma boa opção até a reavaliação dos resultados da cultura.

Medidas preventivas podem ser realizadas de forma detalhada, visando a evitar a chance de uma infecção: técnica cirúrgica com mínimo trauma em partes moles e evitando "espaços mortos"; tempo cirúrgico controlado; se possível, dispor de um ambiente da sala de cirurgia devidamente preparado (fluxo laminar de ar, luz ultravioleta, ou sistema de exaustão); antibioticoterapia venosa profilática (cefazolina: 2 g EV como dose inicial na indução anestésica, 1 g a cada 4 horas durante a cirurgia, e 1 g 6/6 horas por 48 horas ou cefalotina: 2 g EV na indução anestésica, 1 g a cada 2 horas durante a cirurgia, e 1 g 6/6 horas por 48 horas); irrigação com antibióticos durante a cirurgia; e melhor controle de doenças prévias imunossupressoras.

Finalmente, gostaríamos de salientar uma relação de alguns princípios necessários para evitar problemas como soltura e falência em ATJ: boa indicação, técnica cirúrgica precisa (balanço ligamentar satisfatório para corrigir deformidades em varo-valgo/flexão, bem como a apropriada colocação dos componentes da prótese para definir o correto alinhamento), escolha do material de implante compatível com a experiência do cirurgião, controle clínico rigoroso no pré e pós-operatório, e reabilitação assistida correta.

Artrodese do joelho

A artrodese do joelho tornou-se uma cirurgia de exceção, realizada como último recurso diante da falência de outras técnicas cirúrgicas ou como alternativa diante de lesões tumorais malignas. A artrodese representa então a "fusão" do joelho com perda da sua capacidade funcional, eliminando, por conseqüência, a dor articular. É uma cirurgia "antifisiológica" que contribui para um excessivo gasto de energia (20% a mais), especialmente danosa em pacientes idosos. Tem contra-indicações clássicas na literatura, não devendo ser realizada nos seguintes casos: acometimento bilateral do joelho, acometimento do quadril ou tornozelo ipsilateral, perda enorme de segmento ósseo, e amputação da perna contralateral.

Segundo Windsor, há ainda algumas possíveis indicações para artrodesar um joelho: artrose pós-traumática severa unilateral em paciente jovem, joelho com dor crônica e submetido a múltiplas cirurgias (acima de doze procedimentos), anquilose dolorosa, enfermidades paralíticas com recurvatum e dor, articulação neuropática com dor mais acentuada (para ter relativo êxito, deve ser feita associadamente uma sinovectomia ampla), certas lesões tumorais malignas e potencialmente malignas, próteses totais falidas com infecção persistente e com deficiência do mecanismo extensor. Esta última indicação é a mais absoluta de todas, justificando a própria existência da artrodese como modalidade terapêutica ainda executável atualmente.

Deve ser explicado ao paciente que a artrodese é uma cirurgia definitiva, com a possibilidade ínfima e remota de ser convertida para uma futura artroplastia total. O propósito da cirurgia deve ser plenamente absorvido e concordado com o paciente e sua família. Algumas vezes, é necessário colocar um gesso cilíndrico longo no joelho do paciente para que ele experimente, por um tempo determinado, a condição de um joelho artrodesado, e se convencer da vantagem do procedimento.

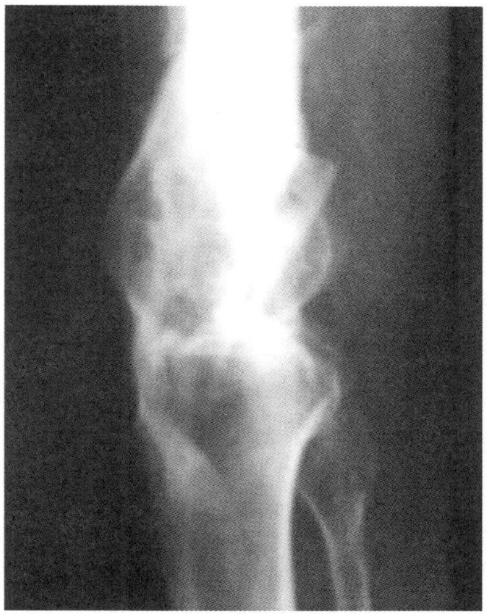

Figura 17.5. *Incidência em perfil de um joelho artrodesado*

Várias técnicas podem ser executadas visando à "anquilose cirúrgica" do joelho: uso de fixadores externos para compressão, placas com parafusos, e hastes intramedulares. A fixação externa é a ideal para "pacientes artrósicos", com falência de artroplastia total de joelho, com infecção ativa e grave comprometimento de partes moles.

A fixação externa deverá ser realizada com uma angulação de aproximadamente 3º a 5º no valgo tibiofemoral, e com o joelho em 10º a 15º de flexão (pois geralmente o encurtamento pós-artrodese é de 3 cm). O seqüenciamento desse tipo de artrodese obedece a um planejamento rígido: exposição ampla da articulação; desbridamento de partes moles periarticulares; retirada de implantes ou cimento que porventura existam; preparo das estruturas ósseas da tíbia e do fêmur com cortes mínimos (1 mm a 2 mm de osso na tíbia proximal, e 2 mm do fêmur distal); colocação de enxertia óssea de crista ilíaca na periferia da artrodese apenas se não houver infecção ativa; e aplicação de fixador externo, estabelecendo o alinhamento femoral.

As placas com parafusos são de indicação menos comum, pois, diante de uma infecção resistente pós-artroplastia, deve-se evitar uma grande quantidade de material de síntese. A exposição e o preparo cirúrgico desta artrodese é similar ao do fixador externo, só mudando no momento da fixação (o alinhamento do valgo deve ser também entre 3º e 5º). Tecnicamente, devem ser colocados pelo menos seis parafusos bicorticais de cada lado, em relação ao sítio da artrodese.

Já para a artrodese com haste intramedular, Rand realiza um alinhamento em valgo tibiofemoral de 0º, com flexão miníma do joelho. A preparação do leito artrodesado é feito conforme a rotina já estabelecida, e a haste é inserida do quadril (grande trocânter) para o joelho, em direção à tíbia, com controle do intensificador de imagem.

O pós-operatório depende da técnica utilizada e das particularidades existentes em cada caso. O fixador externo é mantido em média por 10 semanas, sempre com controle radiológico ambulatorial. Após a retirada do fixador externo, deve ser mantido um cilindro gessado inguinomaleolar por 6 semanas. Na prática, esse tempo relatado é insuficiente em alguns pacientes, necessitando do fixador externo por 6 meses até 1 ano para haver a união da artrodese. A artrodese com placa e parafusos deve ser acompanhada no PO, com a colocação de um gesso cilíndrico longo por 6 a 8 semanas. A haste intramedular deve ser protegida com um gesso cilíndrico longo por 6 semanas, e permitida carga parcial imediata. Ressalta-se que somente deve ser liberada a proteção do gesso ou *brace* em situações de comprovada união radiológica da artrodese.

As complicações mais importantes da artrodese do joelho são: falência de união com dor residual (variando de 30% a 50%), fraturas, lesão neurovascular, anquilose fibrosa, alinhamento deficiente, grande encurtamento do membro inferior e infecção.

Bibliografia

1. Aglietti P, Stringa G, Buzzi R, Pisaneschi A, Winderson RE. Correction of valgus knee deformity with a supracondilar V osteotomy. Clin Orthop 1987; 217:214-220.
2. Albach S. Osteoarthritis of the knee: a radiographic investigation. Acta Radiol 1968; 277:7-72.
3. Altman R et al. Development of criterius for the classification and reporting of osteoarthritis: classification of osteoarthritis of the knee. Arthrits Rheum 1986; 29:1039-1049.
4. Arnoldi CC, Lemperg RK, Linderholm H. Intra-osseous hypertension and pain in the knee. J Bone Joint Surg 1975; 57:360-364.
5. Becker MW, Insall JN, Faris PM. Bilateral total knee arthroplasty, one cruciate retaining and one cruciate substituting. Clin Orthop 1991; 271:122-124.
6. Bergenudd H et al. The articular cartilage after osteotomy for medial gonarthrosis: biopsies after 2 years in 19 cases. Acta Orthop Scandinavica 1992; 63:413-416.
7. Boyd Jr AD, Ewald FC, Thomas WH, Poss R, Sledge CB. Long-term complication after total knee arthroplasty with or without resurfacing of the patella. J Bone Joint Surg 1993; 75A:674-681.
8. Brause BD. Infected total knee replacement. Diagnostic, therapeutic and prophylactic consideration. Orthop Clin North Am 1982; 13:245-249.
9. Brunner CF, Weber BG. Special Techniques in Internal Fixation. New York: Springer-Verlag, 1982.
10. Calapodopulos CJ, Paccola CAJ. Desenvolvimento de um novo implante para osteotomia alta da tíbia: comparação "in vitro" com o método de Brunner e Weber de fixação. Acta Ortop Bras 2000; 8(4):192-201.
11. Camargo OPA, Severino NR, Aihara T, Cury RPL, Souza DG, Palomino EM, Cillo MSP. Osteotomia tibial alta: estudo comparativo entre os métodos de fixação por "agrafes" e aparelho de Ilizarov. Rev Bras Ortop 1995; 30(5):305-310.
12. Chahade WH. Osteoartrose (OA): enfoque terapêutico atual. T Reumat Clin 2000; 1:48-52.
13. Coventry MB. Upper tibial osteotomy for osteoarthritis. J Bone Joint Surg 1985; 67A:1136-1139.

14. Debeyre J, Patte D. Place des osteotomies de correction dans le traitement de la gonarthrose. Acta Orthop Belg 1961; 27:374-379.

15. Diduch DR, Insall JN, Scott WN, Scuderi GR, Font-Rodriguez D. Total knee replacement in young, active patients. Long-term-follow-up and functional outcome. J Bone Joint Surg 1997; 79A:575-582.

16. Gomes JLE, Ruthner RP, Marczyk LRS. Osteotomia valgizante de tíbia com placa "calço" de Puddu: apresentação de técnica. Acta Ortop Bras 2000; 8(3):134-139.

17. Greenspan A, Norman A, Tchang FKM. "Tooth" sign in patellar degenerative disease. J Bone Joint Surg 1977; 59A:483-488.

18. Insall JN. Osteotomy. In: Insall JN, Windsor RE, Scott WN, Kelly MA, Aglietti P. Surgery of the Knee. New York: Churchill Livingstone, 1993; pp. 656-696.

19. Insall JN, Joseph DM, Msika C. High tibial osteotomy for varus gonarthrosis: a long-term follow-up study. J Bone Joint Surg 1984; 66A:1040-1042.

20. Insall JN, Scott WN, Ranawat CS. The total condylar knee prosthesis: a report of two hundred and twenty cases. J Bone Joint Surg 1979; 61A: 173-180.

21. Kellgren JH, Lawrence JS. Radiologic assessment of osteoarthrosis. Ann Rheum Dis 1957; 16: 494-501.

22. Keyes GW, Carr AJ, Miller RK, Goodfelow JW. The radiographic classification of medial gonarthrosis. Acta Orthop Scand 1992; 63:497-501.

23. Koshino T, Ranawat NS. Healing process of osteoarthritis in the knee after high tibial osteotomy through observation of strontium-85 scintimetry. Clin Orthop 1972; 82:149-154.

24. Lotke PA. Primary total knees: standard principles and techniques. In: Lotke PA. Knee Arthroplasty – Master Techniques in Orthopaedics Surgery. New York: Raven Press, 1995; pp. 65-92.

25. Maquet PG. Valgus osteotomy for osteoarthritis of the knee. Clin Orthop 1976; 120:143-146.

26. Miehlke R. A "Navegação" em Artroplastia Total do Joelho – Aspectos Fundamentais e Técnica Cirúrgica. Apresentado no Congresso do Instituto de Ortopedia e Traumatologia, São Paulo, 2001.

27. Morrey BF. Upper tibial osteotomy for secondary osteoarthritis of the knee. J Bone Joint Surg 1989; 71:554-556.

28. Nagel A, Insall JN, Scuderi GR. Proximal tibial osteotomy: a subjective outcome study. J Bone Joint Surg 1996; 78A:1353-1358.

29. Puddu G, Cerullo G, Franco V, Cipolla M, Gianni E. A Plate for Open Wedge Tibial and Femoral Osteotomies. Apresentado no VIII Congresso Brasileiro de Cirurgia de Joelho, São Paulo, 1999.

30. Rand JA. Arthrodesis for the failed total knee arthroplasty. In: Lotke PA. Knee Arthroplasty – Master Techniques in Orthopaedic Surgery. New York: Raven Press, 1995; pp. 335-350.

31. Rosenberg AG, Barden RM, Galante JO. Cemented and in growth fixation of the Miller-Galante prosthesis: clinical and roentgenographic comparison after three-to six-year follow-up studies. Clin Orthop 1990; 260:71-75.

32. Rosenberg TD, Paulos LE, Parker RD, Coward DB, Scott SM. The forty-five-degree postero-anterior flexion weight-bearing radiograph of the knee. J Bone Joint Surg 1988; 70A:1479-1483.

33. Rossetti AC, Amatuzzi MA, Albuquerque RFM, Pécora JR, Olivi R. Complicações da Artroplastia Unicompartimental do Joelho Observadas em 48 Joelhos Operados. Apresentado no XXXI Congresso Brasileiro de Ortopedia e Traumatologia, Goiânia, 1998.

34. Salter RB, Gross A, Hall JH. Hydrocortisone arthropathy: an experimental investigation. Can Med Assoc 1967; 97:374-377.

35. Scott RD, Cobb AG, McQueary FG et al. Unicompartmental knee arthroplasty: eight-to twelve-year follow up with survivorship analysis. Clin Orthop 1991; 271:96-100.

36. Scuderi GR, Insall JN, Windsor RE, Moran MC. Survivorship of cemented knee replacement. J Bone Joint Surg 1989; 71:789-790.

37. Soudry M, Mestriner LA, Binazzi R, Insall JN. Total knee arthroplasty without patellar resurfacing. Clin Orthop 1986; 205:166-170.

38. Stern SH, Bowen MK, Insall JN, Scuderi GR. Cemented total knee arthroplasty for gonarthrosis in patients 55 years old or younger. Clin Orthop 1990; 260:124-128.

39. Stern SH, Insall JN. Total knee arthroplasty in obese patients. J Bone Joint Surg 1990; 72:1400-1405.

40. Tsukayama DT, Wicklund B, Gustilo RB. Supressive antibiotic therapy in chronic prosthetic joint infections. Orthopedics 1991; 14:1-4.

41. Turqueto L, Villardi A, Leite ER, Palma IM, Tejada JVH. Artroplastia total do joelho com e sem substituição da patela. Rev Bras Ortop 1994; 29:318-320.

42. Wilson MG, Kelley K, Thornhill TS. Infection as a complication of total knee replacement arthroplasty risk factors and treatment in sixty-seven cases. J Bone Joint Surg 1990; 72A:878-879.

43. Windsor RE. Arthrodesis of the knee. In: Insall JN, Windsor RE, Scott WN, Kelly MA, Aglietti P. Surgery of the Knee. New York. Churchill Livingstone, 1993; pp. 1123-1137.

44. Wright TM, Bartel DL. The problem of surface damage in polyethylene total knee components. Clin Orthop 1986; 205:67-69.

45. Yasuda K, Sasaki T. Clinical evaluation of the treatment of osteoarthritic knees using a newly designed wedged insole. Clin Orthop Rel Res 1985; 221:181-183.

Capítulo 18

Tumores no Joelho

Introdução

Neste capítulo serão abordados alguns tumores ósseos e de partes moles (malignos e benignos) que acometem a região do joelho. É de suma importância para o cirurgião de joelho o reconhecimento dessas lesões tumorais, pois o diagnóstico precoce vai influenciar decisivamente um bom prognóstico.

Tumores ósseos

No esqueleto axial, o tumor ósseo benigno mais freqüente é o osteocondroma solitário, sendo 50% deles encontrados na região do joelho.

Nas crianças, os tumores ósseos benignos mais prevalentes no joelho, em ordem crescente, são: granuloma eosinofílico, osteocondroma e cistos ósseos. Na faixa etária pediátrica, o osteossarcoma é o tumor maligno mais comum no joelho, seguido pelos tumor de Ewing e osteossarcoma paraostal.

O perfil epidemiológico dos tumores ósseos benignos muda em relação aos adultos, sendo o encondroma mais freqüentemente encontrado no joelho, seguido pelo tumor de células gigantes. Nos adultos, há uma freqüência maior do osteossarcoma como tumor maligno no joelho, quando comparado, em incidência, ao condrossarcoma.

Somente serão aqui comentados os tumores ósseos acima mencionados, pelo fato de serem os mais comuns, muitas vezes necessitando de conhecimento específico por parte do especialista em cirurgia de joelho para o diagnóstico diferencial das lesões esportivas.

Avaliação clínico-radiológica

Um exame físico rigoroso com uma boa anamnese, rastreamento por radiologia, e dúvidas compartilhadas pelo encaminhamento ao colega ortopedista oncológico – todos esses são fatores que colaboram para um diagnóstico precoce do tumor no joelho. O tumor na região do joelho simula, muitas vezes, uma lesão meniscal ou ligamentar, gerando dor e aumento de volume, com incapacidade funcional variável.

Na avaliação radiológica (o ortopedista deve sempre ser exigente na qualidade dos raios X simples e solicitá-los bilateral comparativamente, quando for necessário), devemos nos ater às "quatro perguntas de Enneking": onde está localizada a lesão (epífise, metáfise ou diáfise?), o que a lesão está fazendo com o osso (destruição parcial ou total?), o que o osso está fazendo com a lesão (tipo de reação endosteal e periosteal), e se há indícios nos raios X simples que forneçam informação a respeito do tipo de tecido dentro da lesão (mineralização de matriz – calcificação condróide; ossificação/osteóide). Este questionário permite discernir de forma lógica entre uma lesão maligna ou benigna.

Em relação aos tumores malignos, conquanto seja o ortopedista apenas o elemento que direciona e faz o encaminhamento ao cirurgião oncologista, deve-se ter em mente a real necessidade de "ganhar tempo" nestes casos, por isto a solicitação de todos os exames laboratoriais. Em caso de suspeita de lesão metastática, devem ser solicitados: hemograma completo, bioquímica do sangue (incluindo metabolismo de Ca e P e marcadores tumorais – PCA, Ca 19-1 etc.), exame de urina padrão e imunoeletroforese sérica. A avaliação por imagem é importante, e além dos raios X convencionais do joelho deve compreender cintilografia óssea e TC de tórax (quando se suspeita de lesão mais agressiva), RM em lesões de partes moles e investigação geral em caso de metástases (mamografia em mulheres, TC ou US de abdome e tiróide).

Deve-se fornecer também ao ortopedista oncológico um relatório médico minucioso, constando, em ordem cronológica, toda a história clínica e o exame físico do paciente.

Estadiamento dos tumores ósseos

É muito usado o estadiamento dos tumores do sistema musculoesquelético, proposto por Enneking.

São seis as barreiras naturais encontradas ao crescimento do tumor: cortical óssea, periósteo, fáscia profunda, placa epifisária, cartilagem articular e septo intermuscular. A relação tumor-barreiras naturais define a extensão da lesão em intra e extracompartimental.

Assim, os estágios para os tumores ósseos malignos são subdivididos em: grau histológico (G1 = baixo ou G2 = alto grau de malignidade), localização anatômica (T1 = intracompartimental, e T2 = extracompartimental), presença ou ausência de metastáses (M1 ou M0).

O estadiamento para tumores ósseos benignos é: benigno latente (B1, composto de pseudocápsula e tumor), benigno ativo (B2, composto de pseudocápsula, tumor e zona reativa formada por tecido areolar frouxo), e benigno agressivo (B3, composto de pseudocápsula, tumor com expansão digitiforme e zona reativa inflamatória extracompartimental).

O estadiamento deve ser feito por quem irá tratar a lesão, ressaltando novamente que, na maioria das vezes, o paciente com suspeita de lesão neoplásica no joelho é encaminhado para o especialista em tumor ósseo. Evita-se realizar qualquer tipo de abordagem invasiva diagnóstica, para não contaminar as margens tumorais antes da cirurgia definitiva. A biópsia percutânea com trefina de 0,2 mm a 0,3 mm, usando intensificador de imagens, deve ser realizada pelo cirurgião da equipe multidisciplinar de tumor ósseo.

Cisto ósseo unicameral

É uma lesão pseudotumoral e estadiada como benigna ativa, formada por uma cavidade cística repleta de fluido amarelo citrino e envolta por tecido conjuntivo vascular frouxo. Geralmente, o cisto latente torna-se ativo em pacientes com mais de 10 a 12 anos de idade. Apresenta localização metafisária, ou adjacente à placa epifisária, porém tende a migrar com o crescimento ósseo. Os raios X mostram lucência excêntrica metafisária, sem orla reativa, e espessamento cortical nos cistos ativos. Como está relacionada com fraturas, sempre devem ser tratadas inicialmente. A maioria dos cistos responde às injeções de corticóide (metilprednisolona), mas por vezes são necessárias várias aplicações para resolução completa.

Em casos recorrentes, pode ser curetada cirurgicamente a lesão e colocado enxerto ósseo (autólogo ou homólogo). A curetagem deve sempre proporcionar uma miníma agressão cirúrgica (com curetas escalonadas em tamanho, ou brocas elétricas), respeitando a atividade funcional do paciente. Sollacci refere que a curetagem, por ser um método com recorrência alta (40%), é um tratamento que deve ser avaliado com bastante critério, caso a caso.

Cisto ósseo aneurismático

Apresenta 10% de localização na região do joelho, tendo pico de incidência na adolescência. É estadiado como uma lesão benigna ativa ou agressiva. É formado por cavidades císticas contendo sangue e envoltas por uma membrana espessa. Os raios X mostram lesão lítica, expansível, circunscrita, com uma orla reativa fina contendo a lesão. Na TC e RM, encontra-se o nível líquido-líquido, que não é patognomônico, mas sugestivo de lesões que têm sangue em seu interior.

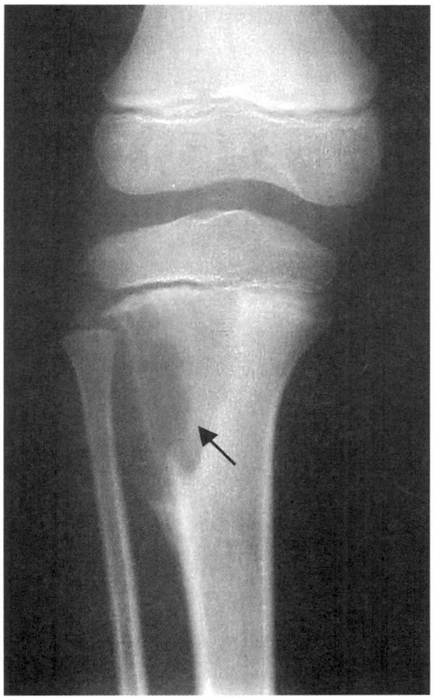

Figura 18.1. *Cisto ósseo aneurismático em um menino de 7 anos de idade*

Os tratamentos com curetagem com ou sem enxerto ósseo, ou criocirurgia, apresentam taxas de recidiva em 20% a 30% dos casos. Em virtude do caráter vascular da tumoração, pode ser realizada a embolização seletiva pré-cirúrgica, inclusive como método definitivo de tratamento. Algumas formas mais agressivas são tratadas com ressecção marginal e também pelo emprego de adjuvante local (cimentação, eletrocauterização, nitrogênio líquido ou fenol), ou ressecção ampla.

Osteocondroma solitário

Na grande maioria das vezes, o paciente com idade entre 10 e 18 anos está assintomático, sendo descoberta a lesão por raios X eventuais. O fator desencadeante do tumor é um foco aberrante de cartilagem próximo ao centro epifisário, crescendo ao longo da linha de tração do tendão. Existem duas variantes: forma séssil ou pedunculada. Especificamente em relação ao joelho, existe um tipo de osteocondroma chamado paraarticular, caracterizando-se como uma proliferação osteocartilaginosa na cápsula, e envolto pela membrana sinovial.

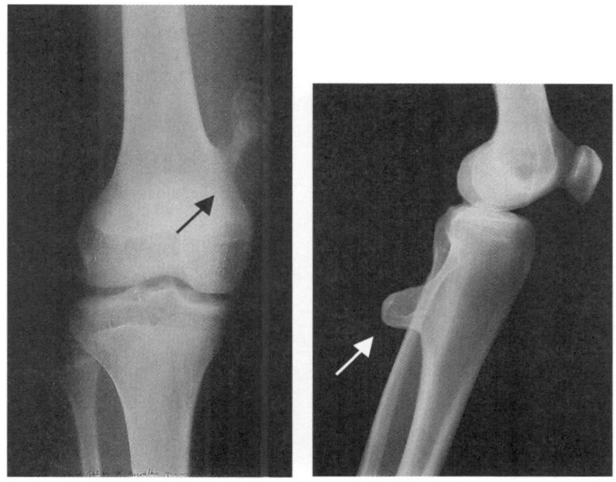

Figura 18.2. *Osteocondroma no fêmur e na tíbia*

De uma forma geral, o aspecto radiológico do osteocondroma mostra uma exostose contínua com a metáfise e sem a visualização da capa cartilaginosa.

A ressecção está indicada nos casos de dor e crescimento exacerbado da lesão. A malignização para condrossarcoma é muito rara (menos de 1%).

Granuloma eosinofílico

É uma lesão óssea pseudotumoral e benigna, ativa ou agressiva, com bom prognóstico para a cura espontânea e com quadro clínico de dor localizada. Apresenta uma maior incidência de localização diafisária. A microscopia mostra a hiperproliferação de elementos retículo-histiocitários (predominando os "histiócitos de Langerhans" com os leucócitos eosinófilos). As lesões são osteolíticas e podem ser acompanhadas de "reação periosteal em casca de cebola". Por vezes, não apresenta nenhum tipo ou modelo particular de lesão nos raios X, simulando as outras lesões tumorais.

As formas solitárias geralmente se resolvem espontaneamente, mas, em algumas situações, faz-se necessário o uso de curetagem com enxerto ósseo. Em formas difusas, usa-se o tratamento com corticosteróides.

Encondroma

É um tumor cartilaginoso benigno, latente no osso dos adultos e ativo no osso em cresci-

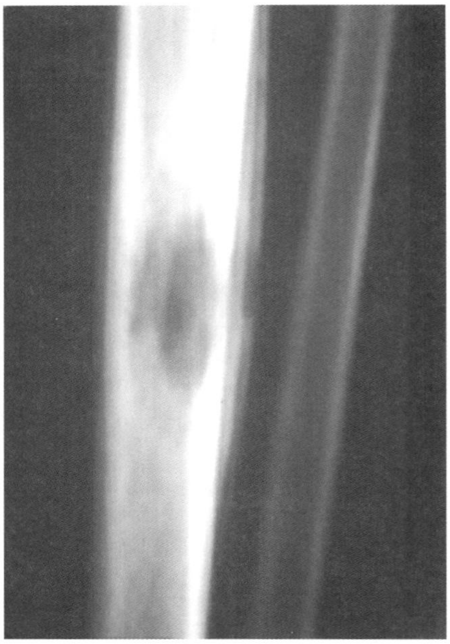

Figura 18.3. *Aspecto radiográfico de um granuloma eosinofílico*

mento, que se desenvolve dentro do canal medular. Apresenta uma incidência de 10% a 13% dos casos na região do joelho (não considerando a encondromatose múltipla). Os raios X mostram uma lucência na cavidade intramedular de forma ovóide (bem circunscrita e delimitada), pontilhada por calcificações pequenas (com o aspecto algodonoso) e sem a evidência de reação periosteal. A transformação condrossarcomatosa é mais comum em ossos largos. O tratamento do encondroma solitário geralmente consiste de curetagem e enxerto ósseo, ou criocirurgia adicionalmente. Entretanto, na maioria dos casos, a lesão é latente e não requer tratamento. É muito importante avaliar se a causa da queixa do paciente é o encondroma diagnosticado ou se trata-se de um achado radiológico.

Tumor de células gigantes

Mais da metade dos casos de TCG (52%) é de localização na região do joelho. Ocorre mais comumente em indivíduos adultos na faixa etária entre 25 e 40 anos de idade. É uma lesão benigna ativa ou mais freqüentemente agressiva e de localização epifisária, clinicamente apresentando dor na articulação, limitação funcional e aumento do volume. Os raios X mostram lucência excêntrica expansiva da epífise, sem margem esclerótica, e com disrupção cortical, muitas vezes acarretando fratura.

Campanacci classifica o TCG em três graus: grau I = quiescente e intra-ósseo; grau II = ativo com periósteo intacto; grau II F = com fratura na apresentação; e grau III = agressivo e com invasão de tecidos moles. Assim, o tratamento depende da localização tumoral, extensão e agressividade. Podem ser realizados procedimentos como curetagem com enxerto ósseo em lesões menores, curetagem com adjuvante local (nas ativas), criocirurgia, ressecção ampla em bloco, e até mesmo amputações ou, excepcionalmente, radioterapia (em grandes recorrências). Quando o procedimento cirúrgico é ineficaz, pode ser utilizada como paliativo a embolização dos vasos (o que é também pouco eficiente). O seguimento dos pacientes operados deve ser por longo prazo, para diagnosticar uma possível transformação sarcomatosa, recorrência ou metástases pulmonares.

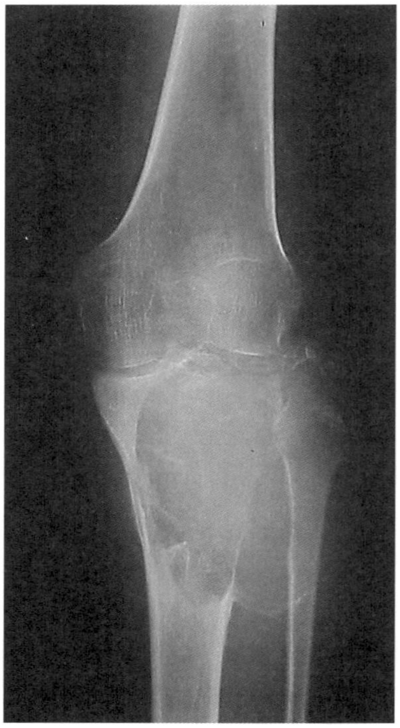

Figura 18.4. *Raios X mostrando tumor de células gigantes*

Osteossarcoma

É o segundo mais comum tumor ósseo maligno primário após o mieloma. Tem localização freqüente no fêmur distal (40% a 50% ocorrem na região do joelho), acometendo pacientes entre os 10 e os 30 anos de idade. Apresenta um comportamento bastante agressivo e com evolução muito rápida, sendo o quadro clínico revelado por dor e aumento de volume na região afetada.

O mais comum subtipo é o intra-ósseo primário, também conhecido como osteossarcoma clássico ou central. A microscopia no osteossarcoma mostra produção de osteóide, e observam-se células alongadas, poligonais, e gigantes osteoclásticas. Há comumente, também, áreas necróticas e hemorrágicas.

Os raios X simples podem mostrar um aspecto lítico e blástico, destruição da cortical, reação periosteal tipo "raio de sol" e invasão de partes moles.

O tratamento deve ser realizado preferencialmente em fase precoce, utilizando a poliquimioterapia pré-operatória (neo-adjuvante) como arsenal terapêutico para transformar uma lesão extracompartimental em intracompartimental, ou na resolução de micrometástases. A cirurgia pode ser de preservação de membro (ressecção ampla com colocação de enxerto ósseo ou endoprótese), amputação ou desarticulação. A quimioterapia deve também ser realizada pós-operatoriamente.

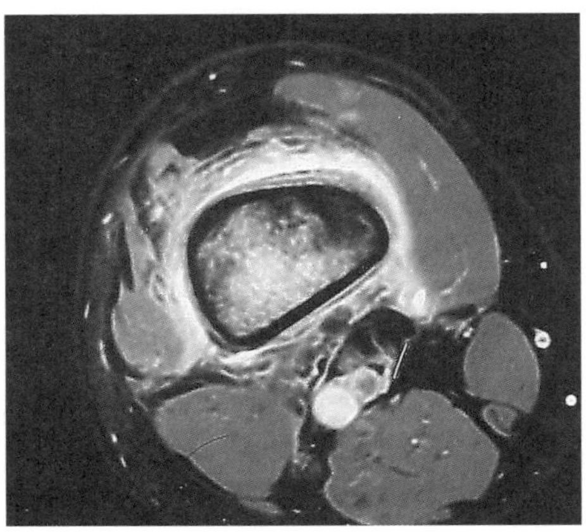

Figura 18.5. *RM mostrando osteossarcoma em paciente de 15 anos de idade*

Osteossarcoma paraostal

É uma lesão de baixo grau de malignidade, também conhecida como osteossarcoma justacortical, tendo sua origem na superfície externa do osso. Apresenta uma incidência relativamente elevada no joelho (51%). Prevalece na faixa etária entre os 10 e os 30 anos de idade, com bem melhor prognóstico em relação ao do tipo central. Microscopicamente, observa-se tecido maligno de baixo grau, com uma mistura de elementos cartilaginosos, fibrosos e ósseos.

Os raios X mostram, geralmente, massas circunscritas na metáfise, que rodeiam a cortical parcial ou totalmente, e irregular ossificação intralesional. O tratamento é a ressecção ampla, com reconstrução e colocação de endoprótese ou enxerto ósseo, a depender da quantidade de osso ressecado. A quimioterapia é de aplicação controversa nos tumores mais agressivos.

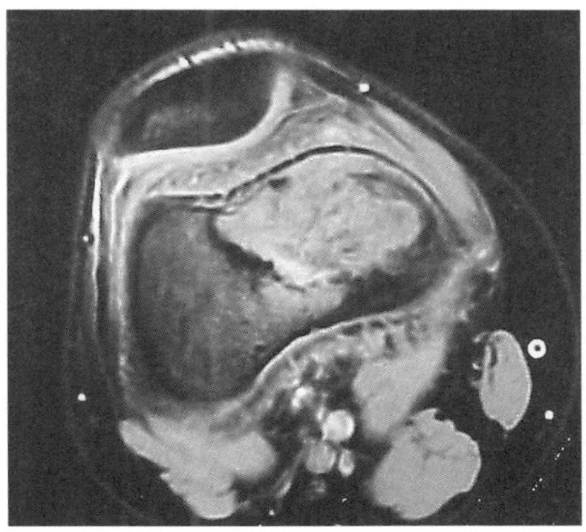

Figura 18.6. *Osteossarcoma*

Tumor de Ewing

Tem uma incidência de 10% na região do joelho, segundo o *follow-up* da Mayo Clinic. Apresenta uma ocorrência mais comum em pacientes com idade entre 5 e 15 anos. O quadro clínico mostra aumento de volume, dor e impotência funcional, associados com astenia e febre. O VHS está aumentado, e geralmente também a leucometria, com desvio à esquerda. Os raios X

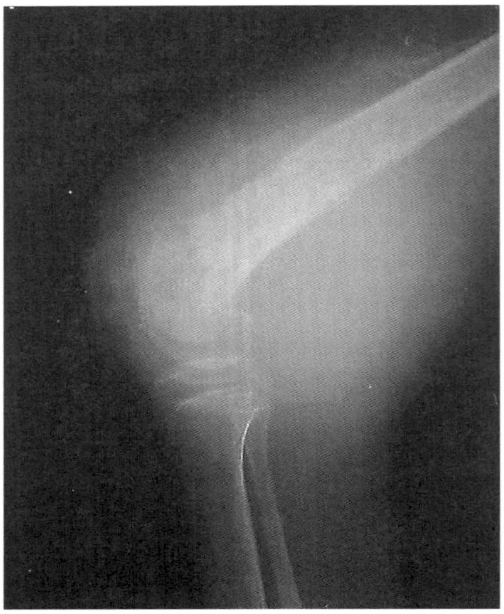

Figura 18.7. *Raios X mostrando tumor de Ewing*

podem mostrar padrão permeativo, com reação periosteal em "casca de cebola", e variável invasão de tecidos moles adjacentes.

Macroscopicamente, esse tumor pode ter um aspecto de pus na parte central necrótica, confundindo com o diagnóstico de osteomielite. A anatomia patológica mostra aspecto densamente povoado de pequenas células redondas com núcleos redondos, sendo o glicogênio citoplasmático corado pelo PAS.

O tratamento é baseado em quimioterapia seguida de ressecção cirúrgica, preferencialmente, ou radioterapia, em casos de ressecção impossível. No tumor ainda pequeno, nos pacientes mais velhos, e localizado no joelho, o prognóstico é mais favorável, pois geralmente é feito de forma mais precoce, determinando uma completa ressecção. Mas nos pacientes de faixa etária pediátrica com lesão de maior tamanho no joelho, está indicada a amputação, pois a radioterapia provoca uma inaceitável discrepância dos membros inferiores.

Condrossarcoma

É um tumor cartilaginoso maligno, preferencialmente primário ou secundário, podendo apresentar um baixo, intermediário ou alto grau de malignidade. Acomete indivíduos com idade entre 40 e 60 anos.

Consiste de estroma sarcomatoso com diferenciação de cartilagem. O de baixo grau apresenta um aspecto microscópico, com massas multinodulares de tecido condróide, que se assemelha à cartilagem hialina. O de alto grau pode exibir áreas de tecido mixóide, necrose ou hemorragia (com atipia celular e pleomorfismo). O tecido neoplásico pode ter um padrão infiltrativo entre as trabéculas ósseas.

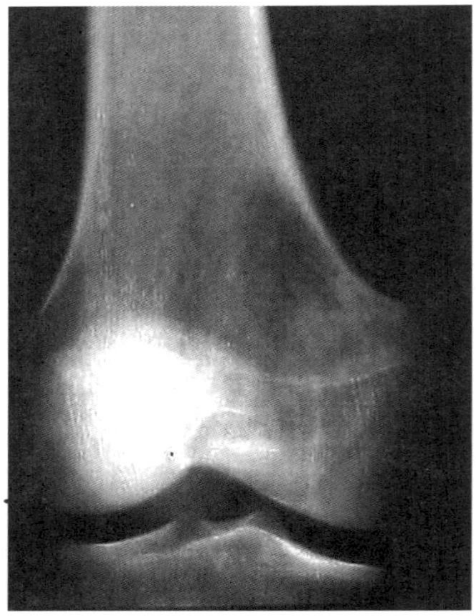

Figura 18.8. *Condrossarcoma*

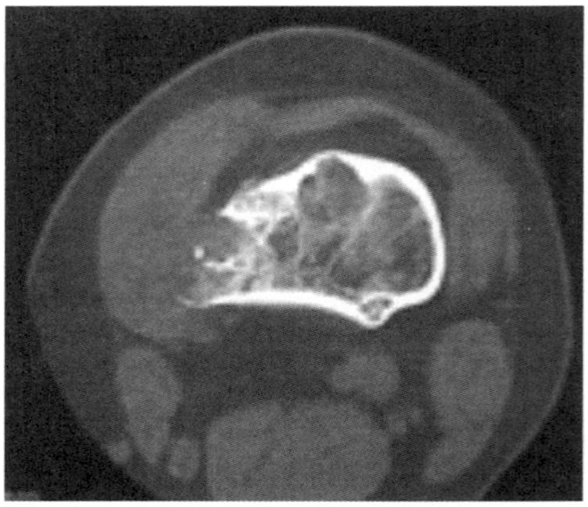

Figura 18.9. *Condrossarcoma secundário à encondromatose em uma paciente de 22 anos de idade*

O quadro clínico é muitas vezes de início insidioso, com dor e aumento variável de tamanho do membro afetado. Os raios X podem mostrar expansão medular, espessamento cortical, rugosidade endosteal, calcificações algodonosas e massas em tecidos moles.

O tratamento é eminentemente cirúrgico, com a ressecção ampla com boa margem, e reconstrução com endoprótese ou enxerto ósseo homólogo.

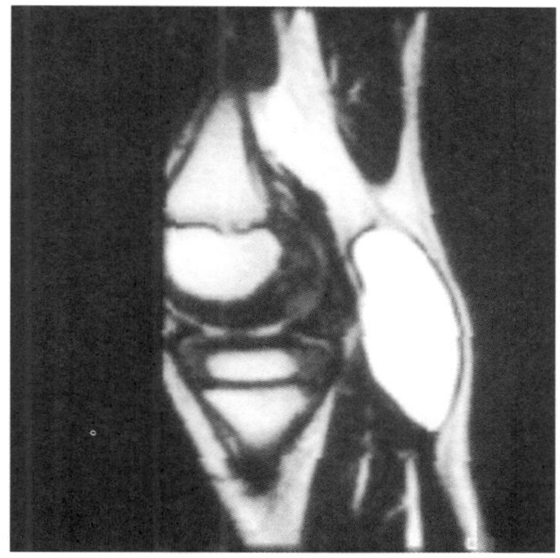

Figura 18.10. *Cisto poplíteo visto em RM*

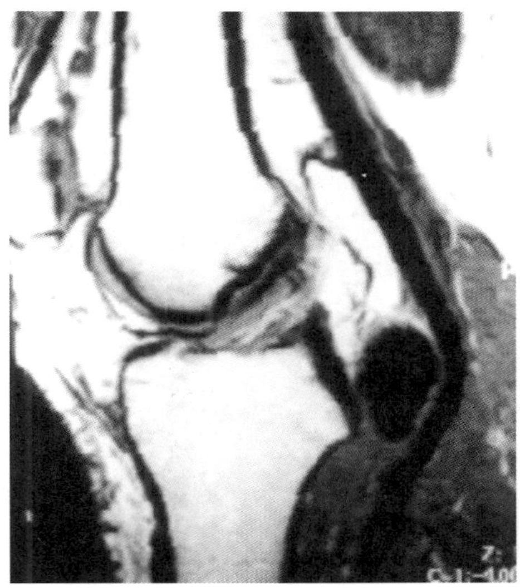

Figura 18.11. *Grande cisto poplíteo em um paciente de 41 anos de idade visto em RM sag T1 (observe o deslocamento dos vasos pelos cistos)*

Tumores de partes moles

Os tumores de partes moles dividem-se em alguns grandes grupos: fibrosos, musculares, vasculares, adiposos, sinoviais, neurogênicos e císticos. Serão comentados somente os mais comuns na região do joelho. O estadiamento de Enneking, já relatado, é usado também para tumores de partes moles benignos e malignos.

São solicitados os mesmos exames para tumores ósseos, sendo a RM (nos planos sagital, coronal e axial) o exame de predileção para delimitar a extensão do tumor. A biópsia por agulha ou aberta deve ser realizada previamente à cirurgia, nos casos de suspeita de malignidade, para o diagnóstico.

Lipomas

Os lipomas são os mais freqüentes tumores benignos de tecidos moles encontrados. São móveis, de consistência macia, indolores e lentos no crescimento. São constituídos de gordura encapsulada (células adiposas maduras), com poucas septações fibrosas. Podem ser clinicamente distintos em lipomas superficiais e profundos. Os lipomas intramusculares podem ter margens infiltrativas, com uma aparência similar a de uma lesão agressiva. O tratamento consiste em ressecção marginal, principalmente se for extenso, sendo sempre enviado para estudo histopatológico.

Cistos poplíteos

Os cistos poplíteos são benignos e apresentam etiologias distintas no adulto e na criança, determinando, assim, condutas específicas. No adulto, são ditos secundários, intrinsicamente relacionados com patologias intra-articulares, as quais aumentam a produção de líquido sinovial para a bursa do semimembranoso. Dessa forma, deve ser realizada sempre previamente uma artroscopia para tratar o fator causal, não havendo, geralmente, necessidade de ressecção dos cistos. Na criança, essas tumorações são primárias e ocorrem por mecanismo traumático e inflamatório da bursa do músculo semimembranoso. A conduta nesses casos deve ser expectante, pois geralmente desaparecem espontaneamente.

A ressonância magnética revela uma lesão cistíca que se origina na região póstero-medial da articulação do joelho, com baixa intensidade de sinal em T1 e alta intensidade de sinal em T2.

Cistos de tendão

São lesões císticas que se originam da bainha tendinosa, resultando muito provavelmente de degeneração mixóide. Em determinados casos, há dor de pequena intensidade durante a fricção ou movimento do joelho. A tumoração caracteriza-se por ser "flutuante" à palpação. O tratamento é a excisão do cisto, de forma a preservar a estrutura tendinosa.

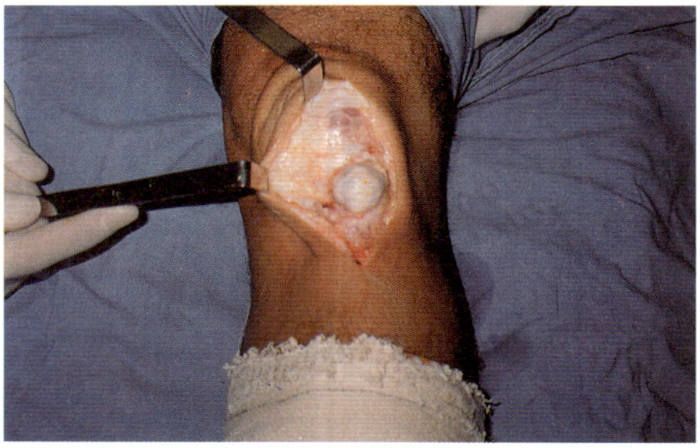

Figura 18.12. *Cisto de tendão: aspecto intra-operatório*

Sinovite vilonodular pigmentada

É uma doença caracterizada por proliferação sinovial monoarticular, de localização preferencial na articulação do joelho (75%). Acomete adultos jovens e de meia idade, com dor variável e hemartrose. O aspecto radiológico tardio mostra erosão óssea, com lucência subcondral lítica e aumento das partes moles. Macroscopicamente, a sinovial apresenta espessamento nodular vermelho-acastanhado, e microscopicamente observam-se vilosidades com capilares e células gigantes com depósitos de

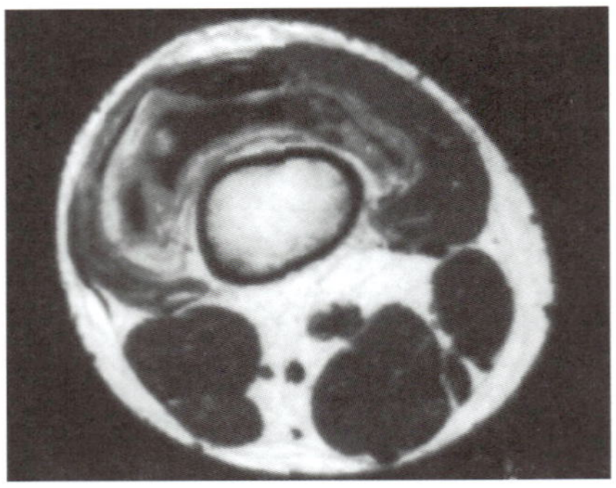

Figura 18.13. *Sinovite vilonodular RM axial T1*

hemossiderina. O tratamento é por sinovectomia total, o que é muito difícil de se conseguir, a qual pode ser "aberta" por artrotomia ou "fechada" por artroscopia (melhor resultado).

Condromatose sinovial

É uma monoartropatia que acomete o joelho em 50% dos casos. Tem como causa uma metaplasia condróide da membrana sinovial articular. Os corpos cartilaginosos podem se calcificar ou ossificar, formando corpos livres na articulação do joelho. Existe dor e aumento de volume do joelho em indivíduos jovens. Os raios X podem mostrar calcificações salpicadas no interior da articulação. O tratamento é a artroscopia, para tentar realizar sinovectomia, e retirada de corpos livres.

Miosite ossificante

Também conhecida por ossificação heterotópica, é uma formação aberrante de osso ou cartilagem em tecidos moles, geralmente após traumatismos (é comum também em lesões medulares). As localizações mais comuns são o quadríceps e a fossa poplítea.

O tratamento é conservador, pois a cirurgia tem altos índices de recorrência. Contudo, em casos selecionados, como nas lesões medulares ou em pacientes idosos, nos quais pode haver formação de escaras por compressão, indica-se cirurgia para ressecção da ossificação.

Hemangioma

É um tumor benigno do vaso sanguíneo, com grande incidência de recorrência quando não totalmente removido. Essa remoção total é muito difícil de conseguir, pois a expansão da lesão é geralmente muito maior do que os exames de estadiamento mostram. Assim, pode ocorrer profundamente na musculatura esquelética, na cápsula ou, mais raramente, superficial nas partes moles. No joelho, tende a acometer de forma peculiar o quadríceps distalmente. Uma variedade conhecida como hemangioendotelioma é formada por células endoteliais com muitas figuras mitóticas. Enneking considera o hemangioendotelioma e o hemangiopericitoma lesões malignas de baixo grau.

Sarcoma sinovial

É uma tumoração de partes moles, maligna, justa-articular, predominante em adultos jovens. Cursa com dor e aparecimento de massa palpável. Tem padrão microscópico geralmente bifásico, com elementos pseudoglandulares, células fusiformes e, eventualmente, exacerbação de células redondas indiferenciadas. Os raios X mostram calcificação envolvendo partes moles.

O tratamento é baseado em ressecção cirúrgica radical, já que os resultados com radioterapia e quimioterapia adjuvante mostram benefícios pequenos. A taxa média de sobrevida de 5 anos é de 40% a 50%.

Lipossarcoma

A incidência de lipossarcoma em torno da fossa poplítea é, em média, 10%. Ocorre de forma predominante em indivíduos de meia idade, é maligno, e clinicamente o paciente apresenta uma massa palpável mal definida, geralmente profunda, mas sem dor. Os raios X são extremamente inespecíficos, mostrando, às vezes, uma área de radiolucência em partes moles. Tem um largo espectro de achado microscópico (bem diferenciado, pleomórfico, mixóide), sendo o seu comportamento biológico também variável.

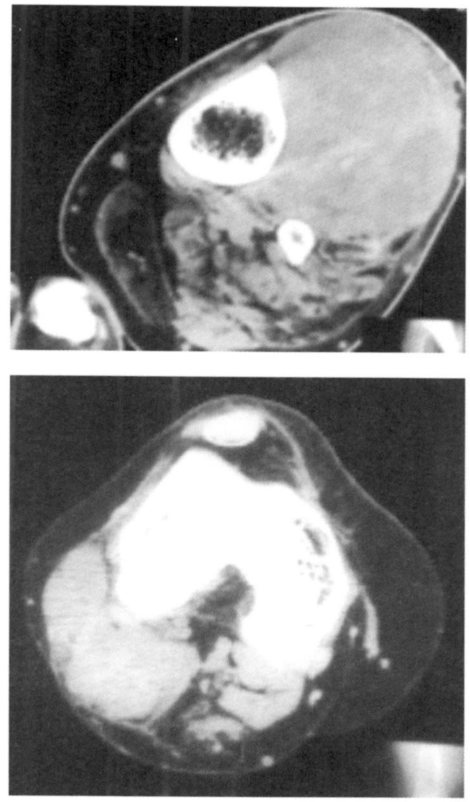

Figura 18.14. *Lipossarcoma*

O tratamento com ressecção radical e radioterapia está indicado em lipossarcoma pleomórfico de alto grau de malignidade.

Comentários finais

Na literatura encontramos a relação estatística de um tumor para cada 350 lesões esportivas. Segundo Muscolo (em um levantamento realizado em um grande hospital com enorme demanda para tumores ósseos), em um total de 667 pacientes avaliados com tumores no joelho, 52 tinham o diagnóstico inicial de lesão esportiva (lesão meniscal, sinovite crônica e lesão muscular). Destes, 20 tinham sido submetidos a procedimentos invasivos prévios, como artroscopia, artrotomia e artrografia.

O diagnóstico precoce das lesões tumorais em indivíduos jovens praticantes de atividade física depende de vários fatores, tais como bom exame físico e anamnese, cautela em procedimentos invasivos no joelho sob suspeita (com o encaminhamento ao especialista) e raios X de boa qualidade. Um diagnóstico tardio irá permitir o aumento da massa tumoral, bem como os procedimentos invasivos prévios determinarão a contaminação inaceitável de células neoplásicas, com conseqüente agravo da morbidade.

Bibliografia

1. Campanacci M, Giunt A, Olmi R. Giant-cell tumors of bone. A study of 209 cases with long term follow up in 130. Ital J Orthop Traumatol 1975; 1:249-254.
2. Enneking WF, Spanier SS, Goodman MA. A system for the surgical staging of musculoskeletal sarcoma. Clin Orthop Rel Res 1980; 153:106-115.
3. Horowitz SM, Lane JM, Healey JH, Hurson BJ. Tumors of the knee. In: Insall JN, Windsor RE, Scott WN, Kelly MA, Aglietti P. Surgery of the Knee. New York: Churchill Livingstone, 1993; pp. 1154-1170.
4. Muscolo DL. Lesiones Deportivas y Tumores de la Rodillla. Apresentado no VIII Congresso Brasileiro de Cirurgia de Joelho, São Paulo, 1999.
5. Muscolo DL, Ayerza MA, Makino A, Costa-Paz M, Apontes-Tinao LA. Tumors about the knee misdiagnosed as athletic injuries. J Bone Joint Surg Am 2003; 85:1209-1214.
6. Sollacci C. Comunicação pessoal, 2001.
7. Yawk K, Dolecki M. Tumor and related conditions. In: Fu FH, Harner CD, Vince KG. Knee Surgery. Baltimore: Williams and Wilkins, 1994; pp. 457-481.

Capítulo 19

Osteonecrose do Côndilo Femoral

Introdução

A osteonecrose do côndilo femoral, como assim preferimos chamá-la (ocorre uma necrose da zona de carga do côndilo femoral), é também conhecida como osteonecrose espontânea do joelho. O seu reconhecimento como entidade nosológica individualizada advém das últimas três décadas, já que só em 1968 foi descrita originalmente por Ahlback *et al.*

Quadro clínico

Apresenta um quadro clínico bastante típico: indivíduo com mais de 60 anos apresentando uma dor comumente unilateral, de forte intensidade, e de aparecimento extremamente rápido, localizada geralmente no compartimento medial do joelho, com rara evidência de traumatismo (10%). Agudamente pode existir bloqueio antálgico com um certo grau de derrame articular, e contratura muscular com atitude em flexo do joelho, fatores que confundem o examinador. Evolutivamente se instala a "dor noturna em repouso", relatada pelos pacientes na anamnese. É mais comum em mulheres que em homens (3:1).

Etiologia

Existem duas teorias em relação à etiologia da osteonecrose do côndilo femoral: vascular e traumática. A teoria vascular é a mais aceita, sendo explicada como um aumento da pressão da medula óssea que acarreta um quadro isquêmico, com conseqüente necrose subcondral. Os que advogam a teoria traumática baseiam-se na possibilidade de haver uma fratura de osso subcondral, com osteonecrose da área circunjacente.

Na prática clínica tem-se observado a existência da osteonecrose de joelho associada a casos de corticoterapia prolongada em pacientes de transplante renal e lúpus eritematoso sistêmico.

A terminologia "idiopática", usada para definir a osteonecrose, ainda deve persistir, pois não existem evidências concretas que identifiquem um único fator etiológico específico.

Investigação diagnóstica e estadiamento

A dor aguda pode preceder os achados nos raios X simples por 3 meses, fato que justifica o uso da cintilografia com tecnécio 99 como meio de diagnóstico no joelho sob suspeita. A cintilografia pode mostrar, na fase inicial, uma área de hipercaptação do radionuclídeo no côndilo femoral medial, pelo fato de existir uma tentativa de revascularização de osso necrótico. A ressonância magnética pode mostrar as alterações no osso subcondral muito antes dos raios X simples, e detectar indivíduos em tratamento crônico com corticóides que sejam suscetíveis à osteonecrose.

O estadiamento nos raios X simples, com a incidência em AP, é feito em cinco tipos ou graus. No grau I, as radiografias são absolutamente normais. O grau II mostra discreto aplanamento do côndilo femoral, indicando uma iminência de fratura subcondral. O grau III revela uma área de radiolucência no côndilo. O grau IV apresenta uma área de necrose com uma placa calcificada (fragmento de seqüestro). O grau V é caracterizado pela osteonecrose com artrose (estreitamento do espaço articular, osteófitos, esclerose subcondral) do compartimento medial.

Existem dois métodos de mensuração da lesão necrótica usando os raios X simples convencionais. Pode-se obter o tamanho da lesão em centímetros quadrados, multiplicando os diâmetros nos planos frontal e sagital (raios X em AP e perfil), sendo este um método que oferece maior dificuldade para medição no plano sagital. Pode-se obter também a relação percentual entre o tamanho da área de necrose e do côndilo nos raios X em AP.

Diagnóstico diferencial

O diagnóstico deve ser diferenciado das seguintes condições: osteoartrose (caracteristicamente gradual), lesões meniscais degenerativas (essas lesões no menisco medial, quando associadas, são geralmente assintomáticas), osteocondrite dissecante (embora acometa idade e sexo diferentes), e bursite de "pata de ganso".

Tratamento

São usados três indicativos para o prognóstico da osteonecrose do côndilo femoral: o tamanho da lesão, a relação percentual entre os tamanhos da lesão e do côndilo, e o estadiamento radiológico.

Geralmente está indicado tratamento conservador para lesões menores de 3,5 cm^2 e cirurgia para as maiores de 5 cm^2. Os joelhos com menos de 40% na relação área da lesão/côndilo têm melhor prognóstico clínico e radiológico. O prognóstico tende a piorar com o avanço dos graus de estadiamento.

O tratamento conservador em graus I e II consiste em descarga parcial de peso com muleta ou bengala, uso de medicamento analgésico e antiinflamatório não-hormonal, e exercícios de alongamento dos isquiotibiais. Isso preserva razoavelmente a função, abranda a sintomatologia dolorosa e estabelece uma evolução lenta da degeneração da cartilagem articular.

O tratamento cirúrgico pode ser realizado de diversas formas, de acordo com o grau de lesão e a deformidade angular: a) osteotomia valgizante da tíbia supratuberositária, com fixação para graus II e III; b) osteotomia conforme relatada, associada com artroscopia ou artrotomia e perfuração do côndilo para graus III, IV, e V; c) artroplastia unicompartimental ou total para graus IV e V. Nas lesões grau III pode ser colocado enxerto de palitos ósseos da tíbia, após a perfuração da lesão.

Na série de Insall e Aglietti não houve bons resultados com a artroplastia unicompartimental, com progressão da artrose e dor residual na articulação patelofemoral. Insall apresentou excelentes resultados em pacientes com osteonecrose avançada submetidos à artroplastia total de joelho (em 90% dos casos). As indicações de ATJ são estabelecidas em indivíduos com alto grau de necrose, idade avançada, menor expectativa de atividade física, deformidade angular e osteoartrose severa.

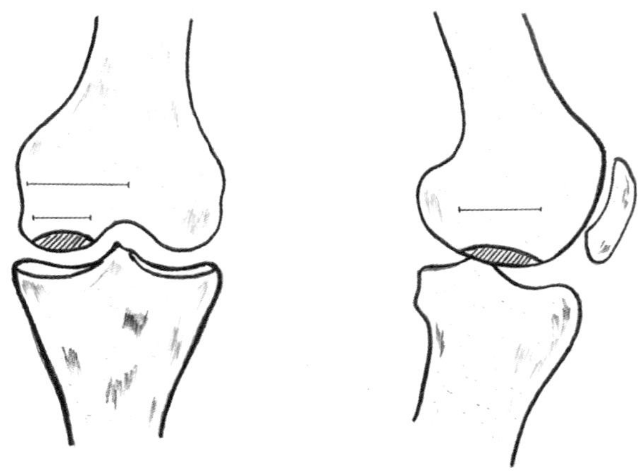

Figura 19.1. *Mensuração nos raios X do percentual de lesão da osteonecrose*

Comentários finais

A possibilidade de osteonecrose deve também sempre ser lembrada em pacientes com idade acima de 60 anos com lesões condrais e meniscais, e que após o tratamento artroscópico desenvolveram piora significativa da sintomatologia. Alguns autores sugerem uma relação entre o tratamento artroscópico de lesões condrais e meniscais nos idosos e o aparecimento tardio de osteonecrose no joelho. Por causa disto, é mister ressaltar sempre essa importante observação na prática do cirurgião artroscopista.

Bibliografia

1. Ahlback S, Bauer GCH, Bohne WH. Spontaneous osteonecrosis of the knee. Arthritis Rheum1968; 11:705-709.
2. Camanho G. Osteonecrose do côndilo femoral. In: Camanho GL. Patologia do Joelho. São Paulo: Sarvier, 1996; pp. 120-122.
3. Curl WW, Krome J, Gordon ES, Rushing J, Smith B, Poehling GG. Cartilage injuries: a review of 31.516 knee arthroscopies. Arthroscopy. J Arthroscopic and Related Surg 1997; 13(4):456-460.
4. Insall JN, Aglietti P, Bullough PG, Windson RE. Osteonecrosis. In: InsallJN, Windsor RE, Scott WN, Kelly MA, Aglietti P. Surgery of the Knee. New York: Churchill Livingstone, 1993; pp. 609-614.
5. Johnson TC, Evans JA, Gilley JA, De Lee JC. Osteonecrosis of the knee after arthroscopic surgery for meniscal tears and chondral lesions. Arthroscopy. J Arthroscopic and Related Surg 2000; 16(3): 254-261.
6. Rozing PM, Insall JN, Bohne WH. Spontaneous osteonecrosis of the knee. J Bone Joint Surg 1980; 62A:2-7.

Capítulo 20

O Joelho Pediátrico

Introdução

Este capítulo consiste de uma miscelânea dos diversos temas interessando o joelho pediátrico, e que não foram comentados nos capítulos antecedentes. Serão abordadas a luxação congênita de joelho, as deformidades angulares, a doença de Osgood-Schlatter, as fraturas da eminência intercondiliana e as fraturas da tuberosidade anterior.

Luxação congênita de joelho

A LCJ é uma deformidade rara, com incidência na população geral em torno de 1:100.000. Predomina bem mais no sexo feminino que no masculino, com uma relação de 10:3. Nos casos relacionados, um terço tem acometimento bilateral, e a incidência é igual para ambos os joelhos.

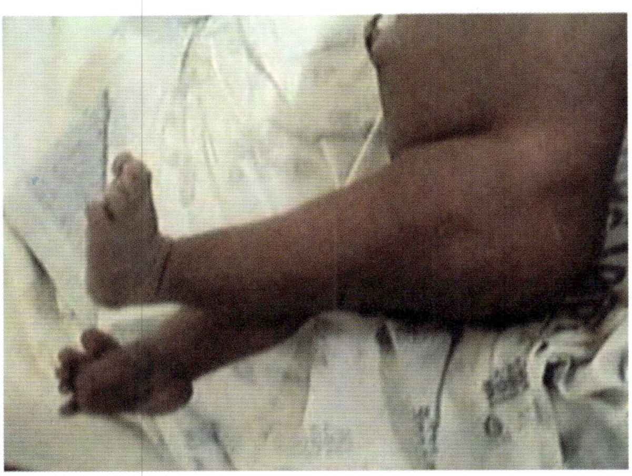

Figura 20.1. *Aspecto clínico de LCJ*

O fator mecânico representado por anormalidade no posicionamento fetal intra-uterino, com os pés colocados por debaixo da mandíbula ou axila (hiperextensão), pode determinar etiologicamente a luxação. Tachdjian relata uma incidência maior entre neonatos nascidos por apresentação de nádegas. Duas peculiaridades anatômicas do feto são importantes para o mecanismo de luxação no joelho em desenvolvimento: os côndilos femorais, que são redondos, e a inclinação posterior dos platôs tibiais em 35°. A agenesia ou hipoplasia dos ligamentos cruzados são descritas por Katz *et al.* como achados importantes na causa da luxação. A fibrose adquirida do quadríceps permanece controversa como causa ou conseqüência.

A LCJ está freqüentemente associada com síndromes diversas ou outras alterações congênitas: luxação congênita do quadril (45% dos casos), pé torto equinovaro, talus vertical congênito, luxação congênita do cotovelo, alterações do palato, síndrome de Down, Larsen, Ehler-Danlos, artrogripose, campodactilia e mielomeningocele.

A classificação mais usada obedece a um estadiamento em três graus, e é esta que usamos:

Grau I – subluxação mínima, hiperextensão do joelho em 15°-20°, podendo ser realizada a manipulação passiva até 45°-90° de flexão.

Grau II – deslocamento moderado, tíbia anteriorizada no fêmur; clinicamente, o joelho vai de 25º a 45º de hiperextensão até a posição neutra.

Grau III – deslocamento total da epífise tibial superior em frente aos côndilos femorais, sem nenhum contato entre as superfícies articulares, e clinicamente com o quadril hiperfletido e pés na mandíbula ou tórax.

Finder inclui a LCJ no grupo das deformidades com hiperextensão do joelho. Isto se torna bastante útil ao envolver os casos ditos inveterados. Assim, existem cinco grupos:

Grupo I – hiperextensão fisiológica, podendo atingir 20º, corrigindo-se naturalmente aos 8 anos de idade.

Grupo II – hiperextensão simples, persistindo na idade adulta.

Grupo III – subluxação anterior; o joelho hiperestendido pode resistir à flexão além da posição neutra; os flexores deslocados anteriormente agem como extensores; outras anormalidades congênitas podem acontecer.

Grupo IV – luxação anterior grave.

Grupo V – variantes complexas de doenças congênitas.

O diagnóstico é concluído com base no exame físico bem feito e no exame por imagem, sempre correlacionando com a classificação já descrita. O médico deve-se ater principalmente à característica "volta brusca à hiperextensão" durante a manipulação para fletir o joelho do paciente. Nos raios X, além de detectar os deslocamentos, deve ser percebida a hipoplasia do centro de ossificação da tíbia proximal e do fêmur distal. A ultra-sonografia revela, em casos positivos, a obliteração da bolsa suprapatelar.

O tratamento sempre deve iniciar com a tentativa precoce de redução por manipulação e colocação de gesso cilíndrico inguinopodálico semanalmente (ou bissemanal). A manipulação é realizada no intuito de fletir o joelho repetidamente e imobilizá-lo já reduzido na maior flexão alcançada. Xavier coloca em pacientes com grau I e II um aparelho de Pavlik após as seis semanas de gesso inguinopodálico, até mais seis semanas. Nogi e MacEwen relatam taxas de 80% de sucesso com a associação do gesso com o Pavlik. Tachidjian considera os casos de subluxação lateral rotatória dos joelhos uma contra-indicação ao uso do aparelho de Pavlik. Em situações nas quais não se consegue alcançar a flexão do joelho em 30º, pode ser realizada tração esquelética no sentido de ganhá-la (por duas semanas no máximo).

Acreditamos que três meses são um tempo relativamente suficiente para se ter algum resultado com tratamento conservador. O acompanhamento com raios X deve ser feito sistematicamente. Quando, após este período, houver a impossibilidade de se obter pelo menos 45º de

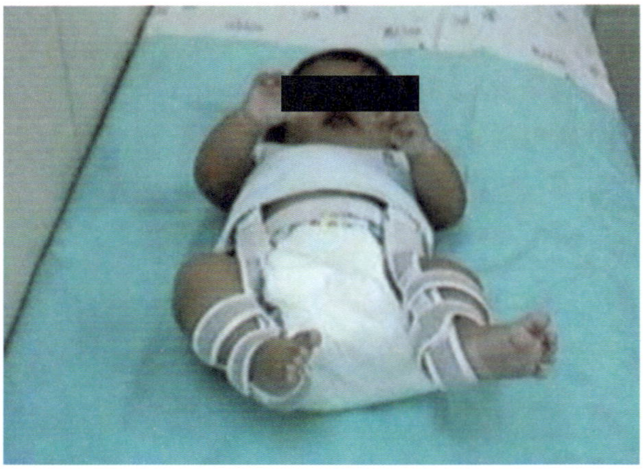

Figura 20.2. *Dispositivo de Pavlik*

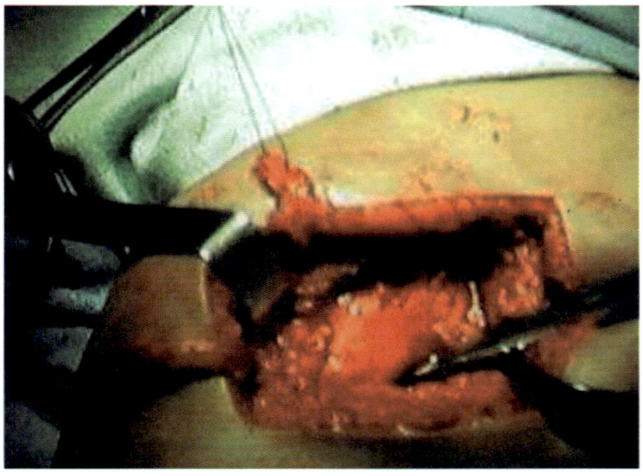

Figura 20.3. *Alongamento de quadríceps*

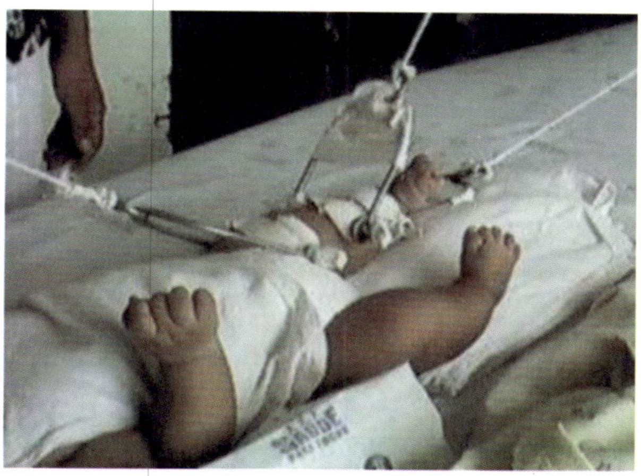

Figura 20.4. *Tração esquelética no tratamento de LCJ*

flexão do joelho e também existir a persistência da subluxação na radiografia em perfil, definimos o tratamento cirúrgico como meta.

A técnica cirúrgica mais adotada é o alongamento do tendão do quadríceps por meio de uma incisão em V invertido (ou *tongue flap*) e sutura em Y com o joelho em 40º de flexão. No inventário das lesões, o cirurgião deve julgar a necessidade de ser realizado o *release* da patela e das estruturas, como a cápsula anterior e a banda iliotibial. Nos pacientes com ausência de ligamento cruzado anterior, deve ser feita reconstrução com tendão do semitendíneo. O pós-operatório é seguido com uso de gesso inguinomaleolar em flexão de 80º a 90º, devendo ser mantido imobilizado por dois meses. A fisioterapia deve consistir em exercícios passivos e ativos após a retirada do gesso.

Deformidades angulares

Joelho varo fisiológico

Em crianças maiores, o varismo é uma condição bem menos comum do que o valgismo. É importante ressaltar que o varo de aparecimento precoce é aceito como fisiológico até a idade de 2 anos (em média apresenta 15º de varo até 1 ano de idade), quando então ocorre a mudança para o valgo também dito fisiológico (em média apresenta 12º a 15º de valgo entre 2 e 6 anos). Segundo Salenius e Vankka, após os 7 anos de idade esse valgismo tende a se corrigir para os valores do adulto normal. O médico deve tranqüilizar, neste caso, as mães (e principalmente as avós), pois isso comumente se torna motivo para consultas repetidas em ortopedistas.

Causas não-fisiológicas acarretando varismo existem, e são multifatoriais: raquitismo, displasias ósseas, tíbia vara congênita (angulação diafisária), pseudo-artrose congênita da tíbia, intoxicação metálica (fluorose), seqüelas de fraturas fisárias, tumores, e infecções. O diagnóstico diferencial de fundamental importância tem de ser feito com a tíbia vara (doença de Blount).

O exame físico é feito com mensuração da deformidade usando o goniômetro, tanto em posição ortostática quanto em decúbito dorsal horizontal. A distância intercondilar é avaliada metricamente quando os maléolos mediais se tocam. A retroversão ou anteversão femoral, bem como as rotações da tíbia, devem ser anotadas no prontuário, visando ao acompanhamento subseqüente (isto é particularmente importante, pois a torção tibial interna tende a exagerar o aspecto do arqueamento do membro inferior).

A radiologia é um instrumento de valor apenas em caso de dúvidas no diagnóstico diferencial, devendo, quando solicitada, serem medidos os ângulos femorotibial, femoral interno (formado entre o eixo do fêmur e a interlinha articular do fêmur) e tibial interno (formado entre o eixo da tíbia e a interlinha articular da tíbia). O ângulo metafisodiafisário (ângulo entre a linha transversal da metáfise tibial proximal e a linha perpendicular ao eixo longitudinal da diáfise tibial) caracteristicamente apresenta valores menores que 11º. Mais comumente se observa também nos raios X a angulação medial tibial, localizada na zona de transição proximal-média.

Diante de um quadro evolutivo de ótimo prognóstico, com diagnóstico firmado em varismo fisiológico, e uma vez descartada a possibilidade de outras doenças interativas causadoras de varismo nos joelhos, o médico ortopedista deve realizar conduta expectante, no sentido de acalmar os pais e manter um acompanhamento ambulatorial. É válido o registro fotográfico da deformidade anexado ao prontuário para caracterizar a correção espontânea com o crescimento, o qual será mostrado à família da criança nas consultas subseqüentes. Já para o varismo em crianças mais velhas ou em adolescentes, com deformidades aumentadas e assimétricas, está indicado o tratamento cirúrgico (osteotomias corretivas ou epifisiodeses).

Tíbia vara

A doença de Blount, também conhecida como tíbia vara, é definida como um distúrbio da zona medial de crescimento e das epífise e metáfise proximais da tíbia. Apresenta, de forma mais característica, a angulação e a rotação mediais na região metafisária proximal da tíbia.

Existem basicamente dois tipos quanto à faixa etária que acomete: a infantil e a de início tardio. A primeira incide em crianças até os 3 primeiros anos de vida, e a segunda pode ser juvenil (dos 4 aos 10 anos) e adolescente verdadeira (> 11 anos). Etiologicamente, dá-se em razão de um estresse repetitivo na epífise e zona de crescimento (em sua parte mais posterior e também medial) de um joelho varo durante a marcha. Esse estresse pode causar assim uma parada do crescimento desta área, aumentando significativamente o arqueamento do membro.

A tíbia vara epidemiologicamente é mais comum no sexo feminino e na raça negra, com bilateralidade em torno de 50% a 75% (mais freqüente no tipo infantil). Clinicamente, os portadores do tipo infantil iniciam marcha precocemente (9 a 10 meses de idade), fato que deve ser questionado aos pais durante a anamnese completa pelo médico. O exame físico pode mostrar uma saliência facilmente palpável na face medial do côndilo tibial proximal, instabilidade às custas de ligamento colateral medial, atitude de discreta flexão do joelho na marcha, torção tibial interna (bem mais encontrada no tipo infantil), pés pronados e pouca ou nenhuma dor referida.

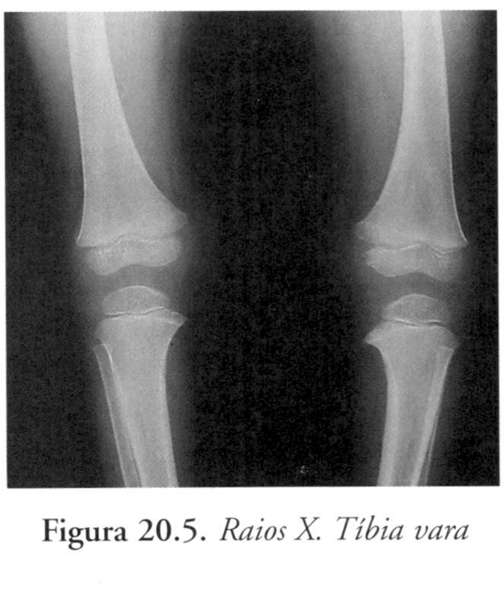

Figura 20.5. *Raios X. Tíbia vara*

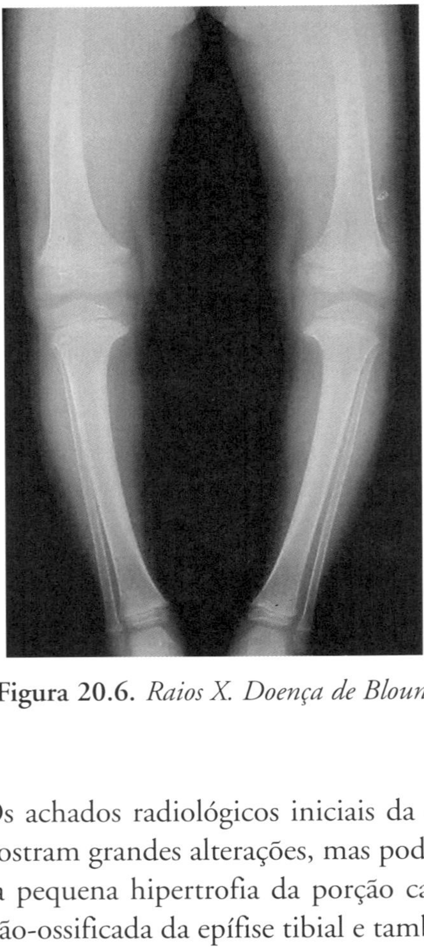

Figura 20.6. *Raios X. Doença de Blount*

Os achados radiológicos iniciais da doença não mostram grandes alterações, mas pode haver já uma pequena hipertrofia da porção cartilaginosa não-ossificada da epífise tibial e também do menisco medial (as quais, no passado, eram bem vistas na artrografia de duplo contraste), evoluindo para uma diminuição de altura da cartilagem por depressão da zona de crescimento. Assim, antes do aparecimento de sinais clássicos, o ortopedista deve valorizar o ângulo metafisodiafisário (maior que 11°). Nos casos avançados, ocorre a fusão prematura da zona de crescimento na face medial e a depressão abrupta da metáfise tibial medial para formar uma proeminência em forma de bico.

A classificação que usamos é a de Langeskjöld, que é baseada nas alterações encontradas nos raios X:

Estágio I – Deformidade em varo da tíbia; protusão medial tibial superior em forma de bico; áreas de calcificação metafisária; de 2 anos até os 3 anos de idade.

Estágio II – Depressão da porção medial da metáfise da tíbia; aumento da protusão em forma de bico, com inclinação da face medial da epífise óssea (em forma de cunha); entre 2 anos e meio e 4 anos de idade.

Estágio III – Degrau metafisário medial; pequenas calcificações no bordo da epífise medialmente; entre 4 a 6 anos de idade.

Estágio IV – Uma expansão do pólo medial da epífise óssea ocupa a depressão metafisária; entre 5 a 10 anos de idade.

Estágio V – Uma faixa radiolucente a partir da fise atravessa medialmente a epífise óssea (com a aparência de "dupla fise"); entre 9 a 11 anos de idade.

Estágio VI – Ossificação da porção medial da fise, com crescimento contínuo na sua parte lateral normal; entre 10 a 13 anos.

No estágio I, a conduta expectante em relação ao avanço da doença deve ser feita de forma ambulatorial, com consultas a cada três meses. Se houver pequena evolução perceptível do quadro clínico-radiológico, alguns autores preconizam o uso de órteses noturnas para forçar o valgismo dos joelhos. Nos estágios II e III, em que o varismo acentua-se mais, existe indicação formal de osteotomia valgizante corretiva. Isso pode ser feito por técnica percutânea para a tíbia com o uso auxiliar de intensificador de imagens e manutenção da correção com gesso inguinopodálico (geralmente evitando uma hipercorreção), e osteotomia aberta para a diáfise fibular. Em estágios III a VI, é preferível realizar a osteotomia tibial aberta em cúpula na linha da tuberosidade anterior, também associada com a osteotomia aberta da diáfise da fíbula. O acompanhamento seqüencial desses pacientes no pós-operatório deve ser rígido, para evitar perdas de correção ou recidivas precoces (nas recidivas, sempre deve ser tentada nova osteotomia tibial para correção). Em pacientes mais velhos, com maturidade esquelética estabelecida, podem ser usadas as diversas técnicas de osteotomia valgizante conforme relatadas no Capítulo 17.

Na presença de casos precoces mais graves com "barra óssea", deve ser feita ressecção e interposição de gordura, e nos pacientes com maturidade esquelética próxima de ser completada pode ser realizada epifisiodese lateral da tíbia e da fíbula antes da decisão da osteotomia. Em virtude da alta relação entre a inclinação da interlinha articular medial e o aparecimento de osteoartrose neste compartimento, Kokron indica osteotomia de elevação do planalto tibial, com adição de cunha para os casos de inclinação avançada. Nesta cirurgia tecnicamente elaborada, deve-se ter cuidado em não provocar uma fratura intra-articular ao colocar cunhas triangulares de osso ilíaco bicortical no espaço da osteotomia (fixando com parafusos esponjosos).

Finalmente, como método eficiente para o alongamento ósseo e corretivo do varismo em tíbia vara adolescente, existe uma técnica conhecida como hemicondrodiatasia. Conforme referem DeBastiani *et al.*, o uso de um fixador axial dinâmico proporciona uma distração assimétrica controlada da placa de crescimento, promovendo a correção do desvio no plano axial do membro inferior.

Joelho valgo

Já se comentou, em relação ao valgo fisiológico, a necessidade de acompanhamento para o controle da deformidade e para tranqüilizar os pais da criança (e, muitas vezes, os avós). Em situações nas quais o valgismo é decorrente de fraturas ou deslocamentos epifisários (bem como tumores benignos, síndromes com hiperfrouxidão, osteodistrofia renal e displasias epifisárias), o ortopedista deve intervir de forma terapêutica. O diagnóstico deve levar em conta um exame físico minucioso (atenção para medir a distância bimaleolar) e avaliação com raios X. Nestes últimos, devem-se observar os ângulos femorotibial, femoral interno e tibial interno, determinando inclusive se a deformidade é femoral ou tibial. Segundo Tachdjian, mais comumente a deformidade em valgo é maior na extremidade inferior do fêmur do que na extremidade superior da tíbia.

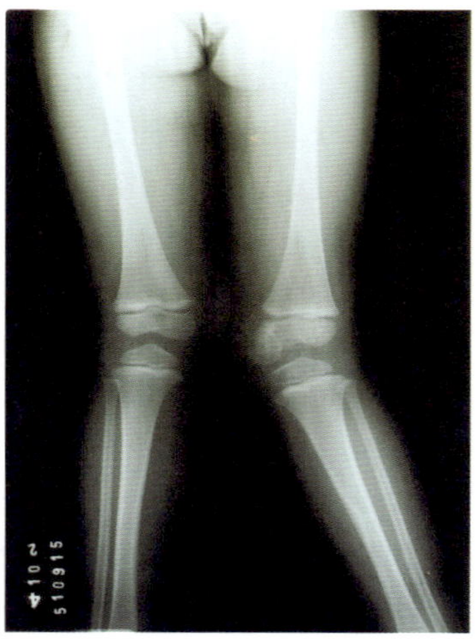

Figura 20.7. *Genu valgo assimétrico com osteocondroma epifisário (doença de Trevor)*

O genu valgo não-fisiológico que exige tratamento cirúrgico pode ser efetivamente tratado por osteotomias ou epifisiodeses. As osteotomias podem ser realizadas na área supracondiliana femoral e/ou na metáfise proximal da tíbia, mantendo extremo cuidado com a fise para não lesá-la durante o corte. Geralmente, são realizadas osteotomias percutâneas em pacientes com deformidades tanto no fêmur quanto na tíbia, estabilizando-as com pinos de Steinmann, em gesso bipolar. Em deformidades exclusivamente femorais em pacientes com maturidade esquelética, podem ser feitas quaisquer das técnicas de osteotomia supracondiliana com cunha usando-se placas. Tachdjian ressalta que quando a deformidade em valgo for maior que 12º a 15º, e a inclinação súpero-lateral da linha articular em relação à horizontal for maior do que 10º, o nível da osteotomia varizante deve ser no fêmur distal e não na tíbia proximal.

A agrafagem temporária com os grampos de Blount ("epifisiodese temporária") tem a sua indicação em pacientes ainda com potencial de crescimento (meninas com idade esquelética de 10 a 11 anos e meninos com 12 a 13 anos), e em valgismo com distância bimaleolar > 7,5 cm. Apresentam a sua consistência científica baseada na lei das pressões epifisárias de Hueter-Volkmann (em que ocorre inibição de crescimento da epífise por pressão anormal colocada). Assim, devem ser solicitadas radiografias dos punhos e das mãos para determinar a idade esquelética pelo Atlas de Greulich e Pyle, correlacionando com o gráfico

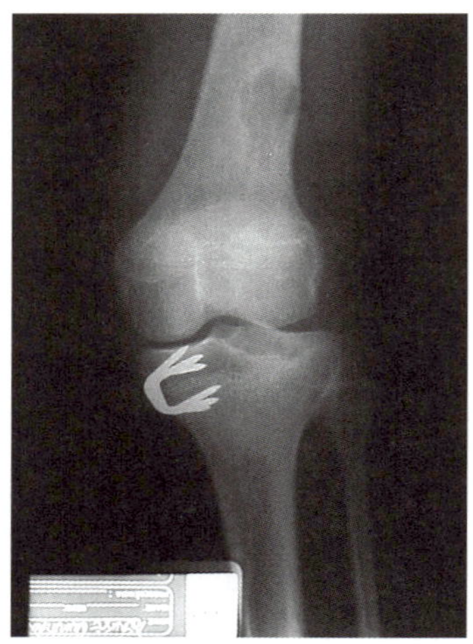

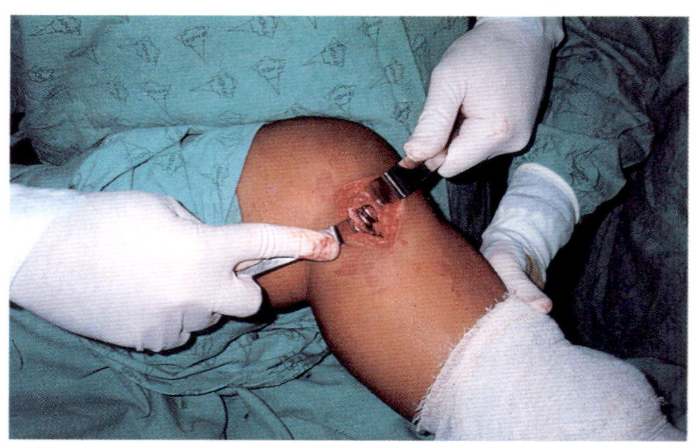

Figura 20.8. *Epifisiodese usando grampos de Blount*

de Green e Anderson, visando a predizer o crescimento. A tabela de Bowen *et al.* serve como um guia geral para determinar a idade esquelética em que a parada do crescimento fisário deverá ser realizada. Blount descreveu originalmente a técnica para retardar o crescimento ósseo. Os agrafes podem ser colocados medialmente tanto na tíbia quanto no fêmur ou em ambos (mais uma vez, dependendo da localização da deformidade), posicionados perpendiculares à linha da fise, e, preferencialmente, com a utilização de três unidades. Deve-se ter cuidado no tempo escolhido para a retirada dos agrafes, pois não é incomum o "crescimento longitudinal rebote".

A epifisiodese definitiva é um procedimento que também consta do arsenal cirúrgico do ortopedista para tratar as deformidades em valgo do joelho em crianças e adolescentes, com as mesmas indicações da agrafagem já expostas. O procedimento mais usado é a técnica de Phemister, na qual um bloco retangular de enxerto é retirado na área da fise, curetado e perfurado o leito, e reintroduzido o enxerto invertido 180º por impacção com o fechamento de periósteo sob tensão. Pode ser realizada também a epifisiodese definitiva por uma outra técnica em que se usa mínimo acesso, abordando a fise com uma trefina sob controle de intensificador de imagens.

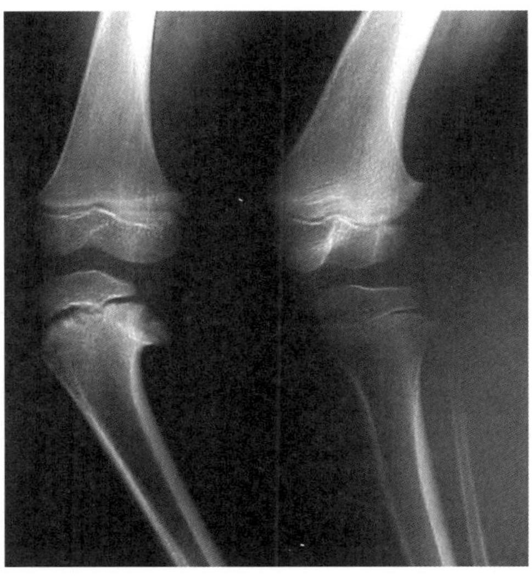

Figura 20.9. *Deformidade varo à direita e valgo à esquerda em uma criança de 6 anos*

Joelho em recurvato

O joelho em recurvato (recurvatum) também pode ser fisiológico, dependendo da idade, e não necessitar de tratamento. Neste caso, pode acontecer em crianças até os 6 anos de idade, com hipermobilidade articular. Mas, em algumas situações, pode haver um recurvatum estruturado, decorrente de doenças neuromusculares e lesões fisárias.

Considera-se recurvatum uma hiperextensão no joelho a partir de 5º, podendo ir, em certos casos, até os 20º. Um exame físico menos cuidadoso, muitas vezes em crianças mais velhas ou adolescentes, faz suspeitar de uma lesão de ligamento cruzado posterior. É por esta razão que é sempre importante confirmar o *end-point* e solicitar, em casos de dúvida, a ressonância magnética.

Nos difíceis casos de recurvatum de origem neuromuscular, pode ser tentada solução por alongamento cirúrgico do quadríceps (quadricepsplastia). Nos casos em que a causa é óssea e o fechamento fisário precoce ocorreu, mas há maturidade esquelética completa, pode ser realizada osteotomia supracondiliana em V na causa femoral ou elevação da tuberosidade com osteotomia em cunha de adição para correção da inclinação da tíbia na causa tibial. Nos casos mais graves e em pacientes de menor idade (quando a evolução não permitir a conduta expectante do médico), pode ser realizada correção usando fixador externo de Ilizarov.

Doença de Osgood-Schlatter

Em 1903, esta lesão foi primeiramente descrita por Osgood e posteriormente, no mesmo ano, por Schlatter. É caracterizada basicamente por uma osteocondrose não-articular da tuberosidade anterior da tíbia (TAT), ocasionada por tração anormal da apófise. A maioria dos autores concorda que os traumatismos ou estresse de repetição podem causar essa lesão, especialmente durante a fase de estágio apofisário em uma tuberosidade vulnerável. A faixa etária mais comumemente acometida é entre os 11 e 15 anos, e o sexo masculino predomina em relação ao feminino. É autolimitada, podendo ser sintomática em média por dois anos.

A avaliação radiológica é válida para delimitar a severidade da lesão. Os raios X simples, especialmente em incidência de perfil com rotação interna em 10º, mostram a aparência da tuberosidade anterior da tíbia. Na fase mais inicial pode existir apenas o edema de partes moles e "borramento" do ligamento patelar, sem alterações ósseas clássicas. Utilizamos a classificação radiológica de Woolfrey e Chandler, baseada nas anormalidades encontradas na TAT:

Grau I – TAT protuberante e irregular.
Grau II – TAT protuberante e irregular, com uma pequena partícula óssea livre anterior e superior.
Grau III – TAT normal, com uma pequena partícula óssea livre anterior e superior.

O quadro clínico mostra dor na região correspondente à TAT, e, na anamnese, há geralmente o relato de trauma ou exercícios desencadeadores do processo álgico. Ao exame, observam-se flogose e dor à digitopressão na tuberosidade, bem como o agravo da dor na tentativa da extensão da perna contra-resistência.

Na literatura pregressa, há relatos variados de modalidades terapêuticas cuja aplicação empírica prejudicava o bom prognóstico da lesão. A infiltração local com anestésicos e corticosteróides danifica a consolidação e traz riscos de ruptura do ligamento patelar. A excisão cirúrgica de ossículos nas crianças ou nos adolescentes não se justifica, devendo ser indicada apenas em adultos com persistência de avulsão do fragmento e dor residual. As multipuncturas na tuberosidade não trouxeram resultados consistentes, e a imobilização com gesso por curto período (preconizado por Watson-Jones) ainda tem seu espaço no tratamento atual restrito aos casos de dor e inflamação mais intensos.

O tratamento adotado por nós é feito com o acompanhamento metódico do paciente no ambulatório, inicialmente orientando-o para permanecer afastado de atividades esportivas, tanto recreacionais quanto escolares. O próprio paciente deve ter consciência da necessidade de não praticar transitoriamente (por 3 a 6 semanas) esportes relacionados com movimentos de impulsão e corrida. Medidas físicas para cessar a dor são bem aceitas neste período, e sempre as associamos com o uso de um tensor infrapatelar para absorver o estresse na área da TAT. Em uma fase posterior, quando diminuída a dor (normalmente após 3-4 semanas), deve ser realizada a reabilitação fisioterápica assistida, com alongamento de isquiotibiais e gastrocnêmio, e fortalecimento do quadríceps. A liberação para os exercícios ativos em solo ou na natação ocorre subseqüentemente.

Fraturas da eminência intercondiliana (espinhas tibiais)

Essas fraturas ocorrem com freqüência maior em crianças e em adolescentes (entre 8 e 13 anos de idade), podendo ocorrer em adultos associadamente com fraturas de platô tibial.

O mecanismo de trauma mais comumente encontrado é por queda de bicicleta (50%), com o joelho fletido e a força atuando diretamente na região anterior da tíbia, mas pode também ocorrer em razão de traumatismo indireto com forças rotacionais/em valgo/hiperextensão.

Clinicamente, existe uma incapacidade funcional do membro inferior acometido para realizar a extensão completa, ocorrendo dor e hemartrose. Geralmente, não existe gaveta anterior positiva, mas, se esta estiver presente, denota um comprometimento do ligamento colateral medial (LCM) adicionado à lesão do LCA.

As incidências de *tunnel view*, AP e perfil são recomendadas na avaliação protocolar para fraturas de eminência intercondiliana. A tomografia computadorizada e a ressonância magnética podem ser solicitadas como exames adjuvantes, se necessário (principalmente para avaliar outras lesões ocultas ou as rupturas meniscais).

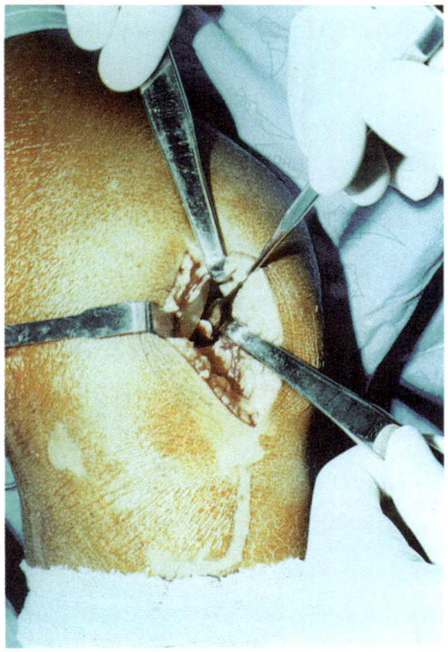

Figura 20.10. *Redução cirúrgica aberta da fratura de espinha tibial*

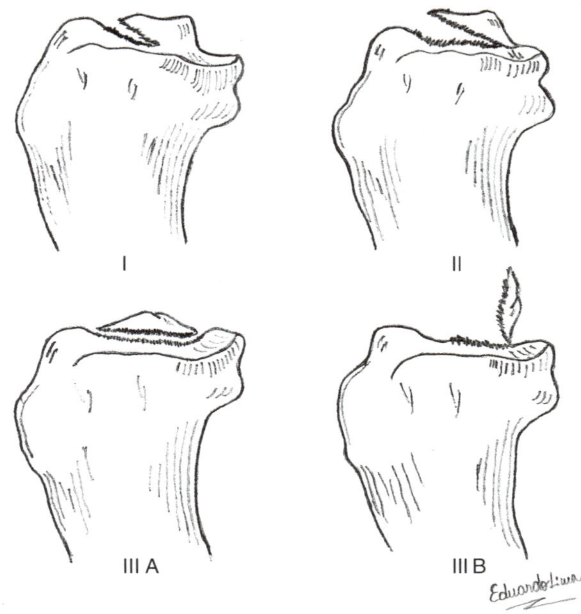

Figura 20.11. *Classificação de fratura da espinha tibial*

A classificação de Meyers e McKeever é baseada no desvio do fragmento, e consiste de três tipos:

Tipo I – sem deslocamento ou com deslocamento mínimo do fragmento.

Tipo II – elevação angular da porção anterior, com dobradiça posterior intacta.

Tipo III – deslocamento completo do fragmento ósseo com ou sem rotação (15%). Os tipos I e II representam 80% dos casos destas fraturas. Zaricznyj relata o tipo IV, quando ocorre o padrão cominutivo do fragmento.

Nas fraturas do tipo I, recomenda-se artrocentese de alívio e posterior imobilização com gesso inguinopodálico em flexão de 15º a 20º por 6 a 12 semanas. O controle radiológico será decisivo para a retirada do gesso. Já para com as fraturas do tipo II, embora a literatura mostre resultados por vezes bons no tratamento conservador, temos sido intolerantes e adotado a conduta cirúrgica em todos os casos para buscar a redução anatômica. As fraturas dos tipos III e IV são de indicação cirúrgica mandatória, seja por artrotomia ou artroscopia. A fixação pode ser realizada por pinos de Kirschner, parafusos canulados corticais de 3,5 mm e fios de sutura tipo Ethibond nº 5 (com túneis ântero-laterais). É importante salientar que durante a redução artroscópica com o *probe* ou com o guia de LCA, pode haver dificuldade pela interposição do ligamento transverso ou do corno anterior do menisco lateral. Utilizamos a via de Patel para a introdução dos pinos de Kirschner, os quais são retirados em 30 dias. A fisioterapia, tanto no tratamento conservador quanto cirúrgico, objetiva a reabilitação completa da mobilidade articular e o bom trofismo da musculatura.

Fraturas da tuberosidade anterior

Essas fraturas representam de 1% a 3% de todas as lesões fisárias, acometendo preferencialmente jovens atletas do sexo masculino. Há uma vulnerabilidade maior de acontecer a fratura na faixa etária de 13 a 16 anos. O mecanismo da lesão tende a ser, na maioria das vezes, por forças desacelerativas do mecanismo quadricipital, principalmente em joelhos com doença de Osgood-Schlatter prévia.

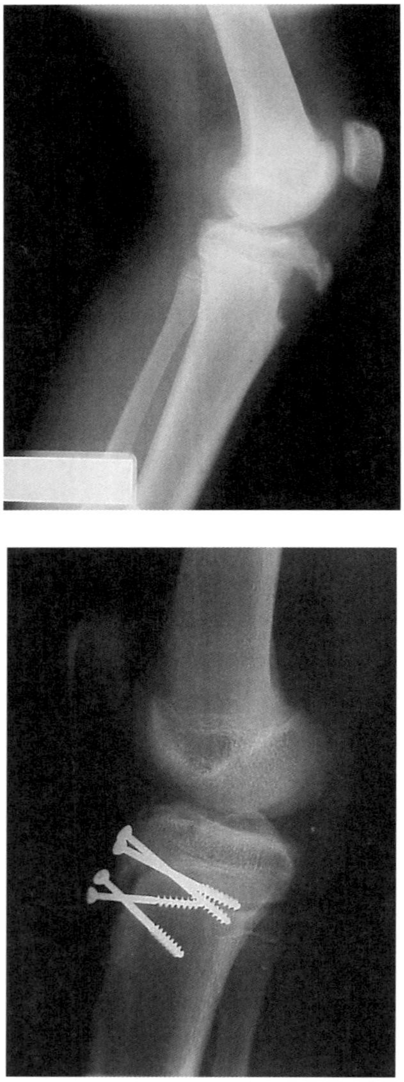

Figura 20.12. *Fratura de tuberosidade anterior*

O quadro clínico não é difícil de ser percebido, pois geralmente ocorre a presença de sinais flogísticos na tuberosidade anterior, com o fragmento de fratura palpável e patela alta. Além disso, há limitação funcional para extensão da perna, com graus variáveis de hemartrose no joelho.

Os raios X simples em AP e perfil são solicitados para a confirmação da lesão. A classificação que usamos é a de Watson-Jones, dividida em três graus:

Grau I – pequeno fragmento avulsionado e deslocado proximalmente.

Grau II – centro de ossificação secundária coalescida com a epífise tibial proximal, ocorrendo a fratura nesta junção.

Grau III – linha de fratura passando proximalmente através da epífise tibial até o espaço articular.

Em pacientes com grau I, pode ser realizado o tratamento conservador, com redução por técnica fechada e manutenção em gesso inguinopodálico. Nesses casos, a perna é colocada em extensão e o quadril é fletido, realizando-se a pressão digital no fragmento contra o seu leito original.

Em fraturas de graus II e III é realizada a cirurgia para a fixação interna, com acesso longitudinal na tuberosidade anterior da tíbia. Podem ser usados pinos de Steinmann com banda de tensão, amarrilhos transósseos com fios Ethibond nº 5, parafuso com arruela ou grampos de Blount. Em nossa experiência, costumamos usar parafusos canulados ou esponjosos, principalmente em fragmentos maiores (fixamos inicialmente com o pino e fazemos o controle com raios X para visualizar, com segurança, a fise; somente então passamos o parafuso); no único caso em que fixamos com grampos de Blount, houve perda parcial de redução no pós-operatório. Conforme Roberts, colocamos um gesso inguinopodálico por 4 semanas no pós-operatório, e o substituímos por uma tala gessada longa na quinta semana por mais 21 dias. No período de uso da tala gessada, deve então ser iniciada a reabilitação do quadríceps, de forma assistida pelo fisioterapeuta.

As possíveis complicações advindas da fratura da tuberosidade anterior em crianças são: deformidade em recurvatum pela oclusão prematura da fise anterior, perda da flexão, hipotrofia persistente do músculo quadríceps, redução insuficiente gerando patela anormalmente alta, infecção e necrose do fragmento.

Bibliografia

1. Blount WP. Tibia vara, osteochondrosis deformans tibiae. Curr Pract Orthop Surg 1966; 3:141-151.
2. DeBastiani G, Aldegheri R, Renzi-Brivio L. The Correction of Axial Limb Deviations During Growth by Controlled Asymmetric Distraction of the Growth Plate (Hemichondrodiatasis). Presented at

the International Orthopaedic Symposium on Leg Length Inequality. Utrecht, The Netherlands, 1984.

3. Elias N, Teixeira JCM, Fernandes Jr NO, Oliveira LP. Tratamento conservador da doença de Osgood-Schlatter. Rev Bras Ortop 1991; 26(6):30-36.
4. Finder JG. Congenital hyperextension of the knee. Presented at The Annual Meeting of the American Orthopaedic Association, Vancouver, British Columbia, Canada, 1964.
5. Katz MP, Grogono BJS, Soper KC. The etiology and treatment of congenital dislocation of the knee. J Bone Joint Surg 1967; 49-B:112-114.
6. Kokron A. Alterações do crescimento no sistema osteoligamentar. In: Camanho G. Patologia do Joelho. São Paulo: Sarvier, 1996; pp. 302-321.
7. Langeskjöld A. Tibia vara. A critical review. Clin Orthop 1989; 246:195-198.
8. Meyers MH, McKeever FM. Fracture of the intercondylar eminence of the tibia. J Bone Joint Surg 1970; 52A:1677-1691.
9. Nogi J, MacEwen GD. Congenital dislocation of the knee. J Pediatr Orthop 1983; 2:509-514.
10. Osgood RB. Lesions of the tibial tubercle occurring during adolescence. Boston Med Surg J 1903; 148:114-115.
11. Roberts JM. Fractures and dislocations of the knee. In: Rockwood Jr CA, Wilkins KE, King RE. Fractures in Children. Philadelphia: Lippincott, 1984; pp. 891-982.
12. Salenius P, Vankka E. The development of the tibiofemoral angle in children. J Bone Joint Surg 1975; 57A:259-261.
13. Schlatter C. Verletzungen des schnabelformigen Forsatzes der oberen Tibiaepiphyse. Beitr Klin Chir 1903; 38:874-878.
14. Tachdjian MO. Deformidades angulares dos ossos longos dos membros inferiores. In: Tachdjian MO. Ortopedia Pediátrica. São Paulo: Manole, 1995; pp. 2836-2865.
15. Watson-Jones R. Fractures and Joint Injuries. Edinburgh: E S Livingstone, 1956; pp. 23-51.
16. Woolfrey BF, Chandler EF. Manifestations of Osgood-Schlatter's disease in late teen age and early adulthood. J Bone Joint Surg 1960; 42A: 327-332.
17. Xavier R. Joelho da criança e do adolescente. In: Hebert S, Xavier R. Ortopedia e Traumatologia – Princípios e Prática. Porto Alegre: Artes Médicas, 1995; pp. 176-192.
18. Zaricznyj B. Avulsion fracture of the tibial eminence: treatment by open reduction and pinning. J Bone Joint Surg 1977; 50A:111-114.

LEMOS
EDITORIAL

Rua Rui Barbosa, 70 – Bela Vista – São Paulo, SP
CEP 01326-010 – Telefax: (0xx11) 3371-1855
Homepage: http://www.lemos.com.br
E-mail: lemos@lemos.com.br